臨床細菌学ガイド

合理的な化学療法のために

著

中村　功

前 山口県立中央病院内科部長

永井書店

献呈の辞

本書を仮死状態で産まれ心身障害者となった次男：守に捧げる。

推薦の辞

中村功博士のこの臨床細菌学ガイドは、今日進歩している数多くの感染症の知識の基本となる病原細菌のすべてを網羅したものであり、特に臨床の立場に立って、簡明に記述した優れた医学書である。

中村博士は長崎大学医学部の附属病院中央検査部時代から存じあげていたが、当時私はまだ東北大学医学部の第一内科に在籍していた。中村博士は長年月感染症、特に嫌気性菌感染症の大家として研鑽を積まれていたのである。さらに山口県立中央病院においては内科主任部長として、内科が臓器別に分化してからは主として膠原病を担当する傍ら、細菌検査室の顧問として、また病院全体を統括する感染症の専門家として著名な方であった。

私はこの本のすべてに目を通したが、第一に驚いたのは、病原細菌の進歩と分類の変貌である。それを完全に説明しつつ、臨床に特に重要な疫学と病原因子、臨床像、必要な化学療法につき要点を述べている。別な見方をすれば細菌検査の結果をみたとき、本書によって迷うことなくすぐ臨床に必要な知識を得ることができるということである。

しかも要約やメモなどで注意を喚起するなど繊細な配慮も払われている。

私は中村博士があとがきで述べているように、最近の empiric therapy の名のもとに、広範囲な抗菌薬を簡単に用いるのは愚かであり、菌交代症や耐性化を惹起している現実に警告を発している点は同感であり、極めて重要な指摘である。

読者はこの中村博士の記述に触発されて、感染症に関心をもち、病原細菌の奥深さに惹かれる医師が増えるようになることを心から願うものである。

中村博士が検査室にあって、技師の皆様と一緒になって顕微鏡をじっと見つめている姿さえ目に浮んでくる。実に優れた臨床に役立つ細菌学の本である。

心から本書を江湖の医師各位に推薦するものである。

長崎大学名誉教授　**松本慶蔵**

序

これまでに幾度となく臨床各科の医師から、**臨床に役立つ細菌学の本**を紹介してほしいと頼まれたが、推薦できるものは見当たらずその都度残念な思いをしてきた。わが国には著名な微生物学者の分担執筆による微生物学の教科書は多数出版されているが、臨床医が知りたい菌の分布、病原因子、病態、薬剤感受性などに重点がおかれていないものが多く、臨床医にとっては実用的でない。

このような状況下で筆者は約10年来、研修医の要望に応えて「感染症セミナー」を毎年15回シリーズで行ってきた。その内容は**合理的で効果的な化学療法を行うために必要な**、①臨床に直結した臨床細菌学、②化学療法剤の特徴、③病態に即した化学療法、の3部構成であった。2000年3月に筆者が定年退職を迎える際に後輩から、今後セミナーがなくなるので是非単行本として残してほしいとの強い希望が出た。

そこで研修医のみならず感染症学・化学療法学を専門としない臨床各科の医師（全医師の90%以上）が化学療法を行うにあたって必要不可欠な最低限のエッセンスを簡明に記した「臨床医のための臨床細菌学」を出版するのは極めて有意義と思い、浅学を省みずセミナー第1部の内容に最新知見を盛り込んで大幅に加筆してまとめあげた。

本書では各菌の疫学的事項と病原因子に重点をおくよう努めた。なぜなら、患者がおかれている状況、例えば基礎疾患の種類や、自宅発症か院内発症かの別、小児やペットとの接触歴、広域化学療法剤や免疫抑制剤の使用歴、手術歴、カテーテル留置などの疫学的事項と病態を考え合わせると、病原菌の菌種をかなり確実に推定することが可能である。また、ある病態が特定の菌によってのみ起こる理由は、その菌が有する病原因子を知っていれば容易に理解できるところである。

一方、病原微生物の分類、分離・同定検査あるいは薬剤耐性機序などに関する遺伝子レベルの知見は日進月歩で進展しており、本書の目的ではないので敢えて割愛した。これらに関心をもたれた読者は入手可能な最も新しい細菌学の専門書・雑誌をご覧頂きたい。

本書が病原菌に的を絞った合理的で効果的な化学療法の普及に、換言すると、病原菌の種類を一考もせず広域スペクトルの化学療法剤を安易に多用する悪習の是正に、些かでも貢献すれば幸甚である。

2003 年 4 月

中村　功

目　次

第1編　グラム陽性球菌

第1章　通性嫌気性グラム陽性球菌 —— 3

Ⅰ．*Staphylococcus* 属 ……3
Ⅱ．*Abiotrophia* 属 ……13
Ⅲ．*Enterococcus* 属 ……14
Ⅳ．*Gemella* 属 ……19
Ⅴ．*Streptococcus* 属 ……19
●通性嫌気性グラム陽性球菌の要約 ……38

第2章　嫌気性グラム陽性球菌 —— 39

Ⅰ．*Peptostreptococcus* 属 ……40
Ⅱ．*Peptococcus* 属 ……44

第2編　グラム陰性球菌

第1章　好気性グラム陰性球菌 —— 47

Ⅰ．*Neisseria* 属 ……47
Ⅱ．*Moraxella* 属 ……55

第2章　嫌気性グラム陰性球菌 —— 59

Ⅰ．*Veillonella* 属 ……59
●グラム陰性球菌の要約 ……61

第3編　グラム陽性桿菌

第1章　好気性有芽胞グラム陽性桿菌 —— 65

Ⅰ．*Bacillus* 属 ……65

第2章　好気性無芽胞グラム陽性桿菌 —— 71

Ⅰ．*Corynebacterium* 属 ……71
Ⅱ．*Gardnerella* 属 ……76
Ⅲ．*Listeria* 属 ……77
Ⅳ．*Mycobacterium* 属 ……80
Ⅴ．*Nocardia* 属 ……87
●好気性グラム陽性桿菌の要約 ……89

第 3 章　嫌気性有芽胞グラム陽性桿菌 —— 90

Ⅰ. ***Clostridium*** 属 ……91

第 4 章　嫌気性無芽胞グラム陽性桿菌 —— 102

Ⅰ. ***Actinomyces*** 属 ……102
Ⅱ. ***Bifidobacterium*** 属 ……105
Ⅲ. ***Eggerthella*** 属 ……106
Ⅳ. ***Eubacterium*** 属 ……107
Ⅴ. ***Lactobacillus*** 属 ……108
Ⅵ. ***Mobiluncus*** 属 ……110
Ⅶ. ***Propionibacterium*** 属 ……111
●嫌気性グラム陽性桿菌の要約 ……114

第 4 編　グラム陰性桿菌

第 1 章　腸内細菌科 —— 117

Ⅰ. ***Escherichia*** 属 ……118
Ⅱ. ***Shigella*** 属 ……123
Ⅲ. ***Edwardsiella*** 属 ……125
Ⅳ. ***Salmonella*** 属 ……126
Ⅴ. ***Citrobacter*** 属 ……130
Ⅵ. ***Klebsiella*** 属 ……131
Ⅶ. ***Enterobacter*** 属 ……133
Ⅷ. ***Hafnia*** 属 ……134
Ⅸ. ***Serratia*** 属 ……135
Ⅹ. ***Proteus*** 属 ……136
Ⅺ. ***Morganella*** 属と ***Providencia*** 属 ……137
Ⅻ. ***Yersinia*** 属 ……138
●大腸菌・腸内細菌科（大腸菌以外）の要約 ……143

第 2 章　ヴィブリオ科 —— 144

Ⅰ. ***Aeromonas*** 属 ……144
Ⅱ. ***Plesiomonas*** 属 ……146
Ⅲ. ***Vibrio*** 属 ……148
●ヴィブリオ科の要約 ……154

第 3 章　パスツレラ科 —— 155

Ⅰ. ***Haemophilus*** 属 ……155
Ⅱ. ***Pasteurella*** 属 ……159
●パスツレラ科の要約 ……162

第 4 章　好気性グラム陰性桿菌 ―― 163
Ⅰ. ***Achromobacter*** 属 ……164
Ⅱ. ***Acinetobacter*** 属 ……165
Ⅲ. ***Alcaligenes*** 属 ……168
Ⅳ. ***Burkholderia*** 属 ……169
Ⅴ. ***Chryseobacterium*** 属 ……173
Ⅵ. ***Pseudomonas*** 属 ……175
Ⅶ. ***Stenotrophomonas*** 属 ……179
●好気性グラム陰性桿菌の要約 ……182

第 5 章　好気性グラム陰性球桿菌 ―― 183
Ⅰ. ***Actinobacillus*** 属 ……184
Ⅱ. ***Bartonella*** 属 ……186
Ⅲ. ***Bordetella*** 属 ……191
Ⅳ. ***Brucella*** 属 ……193
Ⅴ. ***Capnocytophaga*** 属 ……195
Ⅵ. ***Eikenella*** 属 ……197
Ⅶ. ***Francisella*** 属 ……199
Ⅷ. ***Kingella*** 属 ……201
Ⅸ. ***Legionella*** 属 ……202
Ⅹ. ***Campylobacter*** 属 ……206
Ⅺ. ***Helicobacter*** 属 ……210
Ⅻ. その他のグラム陰性桿菌 ……212
A. ***Calymmatobacterium*** 属　212
B. ***Cardiobacterium*** 属　213
C. ***Streptobacillus*** 属　214
●好気性グラム陰性球桿菌の要約 ……216

第 6 章　嫌気性グラム陰性桿菌 ―― 217
Ⅰ. ***Bacteroides fragilis*** 群 ……217
Ⅱ. ***B. fragilis*** 群以外の ***Bacteroides*** 属 ……225
Ⅲ. ***Porphyromonas*** 属 ……226
Ⅳ. ***Prevotella*** 属 ……229
Ⅴ. ***Fusobacterium*** 属 ……232
Ⅵ. その他の嫌気性グラム陰性桿菌 ……234
●嫌気性グラム陰性桿菌の要約 ……235

第 5 編　スピロヘータ科

Ⅰ. ***Borrelia*** 属 ……239
Ⅱ. ***Leptospira*** 属 ……243
Ⅲ. ***Treponema*** 属 ……246

Ⅳ. ***Spirillum*** 属 ……249
●スピロヘータ科とスピリルムの要約 ……251

第6編 クラミジア科

Ⅰ. ***Chlamydia*** 属 ……255
●クラミジア科の要約 ……259

第7編 リケッチア科

Ⅰ. ***Coxiella*** 属 ……263
Ⅱ. ***Ehrlichia*** 属 ……264
Ⅲ. ***Orientia*** 属 ……266
Ⅳ. ***Rickettsia*** 属 ……268
●リケッチア科の要約 ……272

第8編 マイコプラズマ科

Ⅰ. ***Mycoplasma*** 属 ……275
Ⅱ. ***Ureaplasma*** 属 ……279
●マイコプラズマ科の要約 ……281

付録
1 常在菌叢 ――283
2 細胞内寄生菌 ――285
3 主要な化学療法剤の略語一覧表 ――286
4 感染症新法で届け出が規定されている感染症 ――287
5 参考図書 ――288

第 1 編

グラム陽性球菌

本編では人の感染症の病原となるグラム陽性球菌として通性嫌気性グラム陽性球菌と嫌気性グラム陽性球菌について概説する。

第 1 章　通性嫌気性グラム陽性球菌

通性嫌気性グラム陽性球菌には多くの菌種があるが、ここでは臨床的に重要な下記の５属；***Staphylococcus*** 属、***Abiotrophia*** 属、***Enterococcus*** 属、***Gemella*** 属および ***Streptococcus*** 属について概説する（表 1-1)。

これらの中には黄色ブドウ球菌や化膿連鎖球菌、肺炎連鎖球菌など病原性が強いものが含まれている。

表 1-1．通性嫌気性グラム陽性球菌

［１］グラム陽性球菌
１．通性嫌気性グラム陽性球菌
Ⅰ．***Staphylococcus*** 属
Ⅱ．***Abiotrophia*** 属
Ⅲ．***Enterococcus*** 属
Ⅳ．***Gemella*** 属
Ⅴ．***Streptococcus*** 属
２．嫌気性グラム陽性球菌
［２］グラム陰性球菌
［３］グラム陽性桿菌
［４］グラム陰性桿菌
［５］スピロヘータ
［６］クラミジア
［７］リッケチア
［８］マイコプラズマ

Ⅰ．ブドウ球菌属 Genus *Staphylococcus*

ブドウ球菌属には現時点では 18 の種が認められているが、臨床的に重要な種は *Staphylococcus aureus*、*Staphylococcus epidermidis*、*Staphylococcus saprophyticus* などである（表 1-2)。

表 1-2. ブドウ球菌属

種名	旧名；異名
*Staphylococcus aureus**	
Staphylococcus auricularis	
Staphylococcus capitis	
Staphylococcus caprae	
Staphylococcus cohnii	
Staphylococcus epidermidis	*Staphylococcus albus*
Staphylococcus haemolyticus	
Staphylococcus hominis	
*Staphylococcus hyicus**	
*Staphylococcus intermedius**	
Staphylococcus lugdunensis	
Staphylococcus pasteuri	
Staphylococcus saccharolyticus	*Peptococcus saccharolyticus*
Staphylococcus saprophyticus	*Micrococcus* subgroup 3
Staphylococcus schleiferi	
Staphylococcus simulans	
Staphylococcus warneri	
Staphylococcus xylosus	

*コアグラーゼ陽性

A. 黄色ブドウ球菌 *Staphylococcus aureus***

1 形態・性状

S. aureus はブドウ状配列をするグラム陽性球菌で、通性嫌気性、熱に弱く60°C30分で死滅するが、乾燥や凍結には比較的強く、20°C近くでも発育可能である。莢膜を有する株もある。コアグラーゼを産生する。

2 疫学

S. aureus は空気、土、酪農品など自然界に広く分布している。健康成人の20〜40%が保菌者で、鼻咽頭に定着しやすく、皮膚、眼、上気道、腸、尿道、膣、会陰部にも常在する。医師、看護師などの医療従事者では保菌率が高く50〜90%にも達する。

メチシリン耐性黄色ブドウ球菌 methicillin resistant *Staphylococcus aureus*（**MRSA**）が院内感染のうえで問題となる。鼻咽頭に MRSA を保菌している患者や医療従事者、あるいは気管切開部や創傷部に感染している MRSA が感染源となり、主として医療従事者の手指や聴診器その他の医療器具を介して伝播する。

3　病原因子

a．細胞壁成分

①ペプチドグリカン peptidoglycan：菌の形状を保持する細胞壁の基本的成分であり、単球からの IL-1 産生や、局所的 Schwarzman 反応、多形核白血球の走化、オプソニン抗体の産生を誘導し、補体を活性化し、内毒素様活性を有する。

②タイコ酸 teicoic acid：付着に関与し、補体を活性化し、人の IgG subclass の Fc 末端に結合する。

③莢膜：*S. aureus* の中には莢膜を有する株があり、好中球の貪喰に抵抗する。

b．毒素

S. aureus は宿主細胞の機能と形態に影響を及ぼす各種の外毒素を産生する。

①溶血毒 hemolysin：α-、β-、γ-、δ-toxin の4種がある中で、α と δ には皮膚壊死作用と白血球毒性がある。

②ロイコシジン leukocidin：白血球を選択的に破壊する。

③皮膚剝脱毒 epidermolytic toxins；exfoliatins：耐熱性の epidermolytic toxin A と易熱性の epidermolytic toxin B の2型があり、ブドウ球菌性熱傷様皮膚症候群 staphylococcal scalded skin syndrome **(SSSS)**；Ritter 病を起こす。この毒素には **superantigen** としての作用もある。

④毒素性ショック症候群毒素：*S. aureus* 感染患者に発熱、落屑性紅皮症様皮疹、血圧低下や多臓器障害をきたす原因物質である **toxic shock syndrome toxin-1 (TSST-1)** は次項の enterotoxin F と同一で、**superantigen** としての活性もある。

⑤腸管毒 enterotoxin：分離株の過半数が産生する enterotoxin は A～F 型に分けられており、耐熱性で食中毒の原因となる。Enterotoxin F は上述のごとく TSST-1 と同一で、T リンパ球を刺激してサイトカインを放出させる **superantigen** 活性を有する。

⑥ **スーパー抗原 superantigen**：*S. aureus* の TSST-1、enterotoxins、exfoliatins あるいは *Streptooccus pyogenes* の発赤毒には T 細胞を多クローン性に活性化するとともにマクロファージを刺激して IL-1、-2、-4、-6、-8、TNF-α、IF-γ などのサイトカインの産生を誘導し、発熱、血圧低下、皮疹、多臓器不全から死に至らしめるような全身性作用もある。

【Memo】 メチシリン感性黄色ブドウ球菌 methicillin-sensitive *Staphylococcus aureus*（MSSA）と MRSA を比較すると、化学療法剤感受性の面では著しい相違があるものの、病原性のうえでは差はまったくない。

4 臨床像（表 1-3）

a．限局性皮膚感染症

毛嚢炎、フルンケル、カルブンケル、膿痂疹、化膿性汗腺炎、乳腺炎、爪甲周囲炎、術後創傷感染症などの主役は *S. aureus* である。さらに、これらが軟部組織へ拡大・波及した蜂巣炎やリンパ腺炎を伴うリンパ管炎あるいは壊死性筋膜炎は *S. pyogenes* によるものと肉眼的には鑑別困難である。

b．広汎性皮疹を伴う限局性感染症

①**毒素性ショック症候群 toxic shock syndrome（TSS）**：TSST-1 産生株の感染によるもので、生理用タンポンによる月経性 TSS が有名であるが、非月経性 TSS の方が多く重要である。

表 1-3．黄色ブドウ球菌の病原因子と臨床像

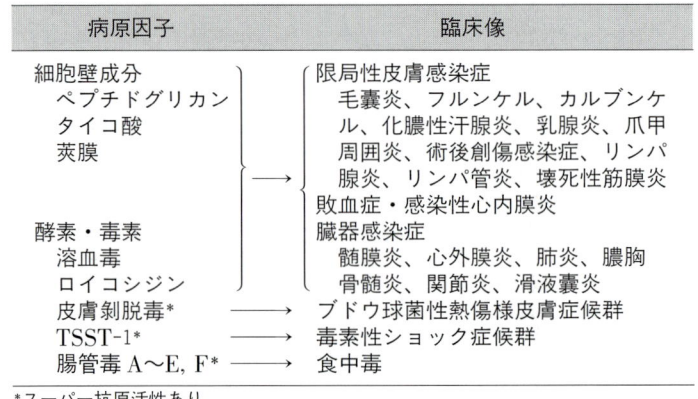

病原因子		臨床像
細胞壁成分 　ペプチドグリカン 　タイコ酸 　莢膜 酵素・毒素 　溶血毒 　ロイコシジン	→	限局性皮膚感染症 　毛嚢炎、フルンケル、カルブンケル、化膿性汗腺炎、乳腺炎、爪甲周囲炎、術後創傷感染症、リンパ腺炎、リンパ管炎、壊死性筋膜炎 敗血症・感染性心内膜炎 臓器感染症 　髄膜炎、心外膜炎、肺炎、膿胸骨髄炎、関節炎、滑液嚢炎
皮膚剝脱毒*	→	ブドウ球菌性熱傷様皮膚症候群
TSST-1*	→	毒素性ショック症候群
腸管毒 A〜E, F*	→	食中毒

*スーパー抗原活性あり

非月経性 TSS には腟に定着している株によるものもあるが、約半数は各種の外科手術後感染創に関連したものである。したがって男性にも起こり、抗生剤使用後の入院患者で起こりやすい。

TSS 患者から TSST-1 産生株が分離されたのは全症例の 75％で、残りの 23％は enterotoxin B、2％は enterotoxin C 産生株によるものであったとの報告がある。

②ブドウ球菌性皮膚剝脱症候群 staphylococcal scalded skin syndrome（SSSS）：exfoliatin 産生株によるもので、5 歳以下の小児に多く、新生児では Ritter 病と称されている。

c．敗血症・感染性心内膜炎

化学療法が普及した今日でも *S. aureus* 敗血症は急性腎不全や呼吸促拍、ショック、血小板減少などをきたして致命率が高い。菌侵入門戸としては蜂巣炎や皮膚潰瘍、火傷、骨髄炎、肺炎などの血管外病巣と並んで、静脈内カテーテルその他の血管内留置物の感染が多いが、約 30％の症例では原発巣不明である。

d．臓器感染症

①髄膜炎：院外で発症した細菌性髄膜炎の約 2％が *S. aureus* によるものである。

②心外膜炎：血行性撒布によるものと、胸壁穿通性外傷や手術に続発するものがあり、心内膜炎や心筋膿瘍を合併することがある。

③肺炎：院外ではインフルエンザ流行時に、院内では気管内挿管や誤嚥の後に *S. aureus* による吸引性肺炎が起こりやすい；大きさが不均一の複数の膿瘍を形成し、急速に空洞化する傾向があり、約 10％の症例で膿胸の合併がみられる。また、*S. aureus* が感染した血栓や vegetation 断片の塞栓あるいは静脈内留置カテーテル汚染などによる右心系血行性撒布によって発症する肺炎もある。

④膿胸：肺炎や肺膿瘍からの直接波及によって、あるいは胸部外科手術後に続発した急性膿胸の病原菌の約 30％を *S. aureus* が占めている。嫌気性菌感染の場合と異なって膿が無臭であるのが特徴的である。

⑤骨・関節感染症：菌血症に続発した骨髄炎としては、新生児では下肢が、小児では長管骨が、成人では椎骨が侵される頻度が高く、硬膜外膿瘍を併発すると神経学的徴候が出現する。

近傍の感染症に続発した骨髄炎の多くは整形外科的手術や深部に挿入され

た人工骨・関節の感染あるいは外傷によるものである。

稀に *S. aureus* による敗血症性関節炎が思春期前の小児や慢性関節リウマチ患者で起こる。

e．食中毒

汚染食品中で増殖した *S. aureus* が産生した耐熱性の enterotoxin B その他の enterotoxin を摂食すると食中毒が起こる。病原菌は人から人へ伝播し、調理人の手指の些細な化膿巣から分離される場合が多い。

5　化学療法剤感受性・治療

MRSA の増加が重大問題となっている今日、*S. aureus* 感染症の治療にあたっては、MSSA と MRSA を区別して対応しなければならない（表 1-4）。

臨床材料から分離される両者の比率は施設によって著しく異なり、MSSA は全分離株の 20〜30％に過ぎない施設から過半数を占める施設までさまざまである。したがって、各自が所属する施設における MRSA の分離状況を熟知している必要がある。

a．MSSA

MSSA に対しては penicillin G が今日でも依然として第一選択剤となる。

セファロスポリン系薬のペニシリナーゼに対する安定性はさまざまで、第一世代の cefazolin が最も安定であるので MSSA 感染症の治療に適している。

MSSA の 5〜20％が erythromycin、lincomycin、clindamycin に耐性である。

アミノグリコシド系薬にも耐性株が増加しつつあり、キノロン系薬耐性株も出現している。

b．MRSA

MRSA に有効な薬剤は限られており、主としてポリペプチド系の vancomycin と teicoplanin が用いられている。しかし、わが国では既に vancomycin 耐性株が出現しているので今後は注意が必要である。

表 1-4．黄色ブドウ球菌の治療に推奨される化学療法剤

MSSA：	Penicillin G、Cefazolin
MRSA：	Vancomycin、Teicoplanin Arbekacin、（Gentamicin）

アミノグリコジド系のarbekacinに耐性の株はほとんどないが、gentamicinには約20%の株が耐性である。

B．表皮ブドウ球菌 ***Staphylococcus epidermidis*****
(*Staphylococcus albus*)

1　疫学・臨床的意義

従来は検体採取時あるいは培養時の汚染菌として見捨てられていた *S. epidermidis* その他のコアグラーゼ陰性ブドウ球菌 caogulase-negative staphylococci（CNS）は近年、医原性感染症の病原菌として重要性が増してきた。すなわち *S. epidermidis* 感染症の多くはカテーテルや各種装置挿入時の汚染により起こるのが常である。

人に常在している15種CNS（表1-2）の中で *S. epidermidis* と *Staphylococcus saprophyticus* は人に病原性があることが認められている。さらに *Staphylococcus haemolyticus*、*Staphylococcus lugdunensis* および *Staphylococcus schleiferi* も感染症を起こすことが知られている。

S. epidermidis は人の皮膚と粘膜に常在するCNSの中で最も優勢の菌で、人から分離される *Staphylococcus* 属の65～90%を占める。

2　病原因子

S. epidermidis の病原因子としてはpolysaccharide surface antigen（PS/A）やPIAと称されるポリサッカライドが明らかにされている。菌はこれらの因子によってプラスチックカテーテルその他の異物の表面に付着し、バイオフィルムを形成する。このバイオフィルムはその中に埋もれている菌を宿主の貧喰細胞から保護するとともに、化学療法剤の効果を減弱させる役目をする。

3　臨床像（表1-5）

近年、*S. epidermidis* 感染症は皮膚を通して体内に挿入・留置される各種のカテーテルや人工弁・人工骨頭その他の体内留置・装着物の多用によって急増している。これらは進行が緩徐で、分離株の多くが多剤耐性であり、治療のためにはカテーテルや人工装置の除去を必要とする場合が多い。

表 1-5．表皮ブドウ球菌による感染症

菌血症：院内発症
感染性心内膜炎：人工弁
静脈カテーテル感染
脳脊髄シャント感染
腹膜炎：腹膜透析
骨髄炎：心臓手術後の胸骨
関節炎：人工関節
人工血管感染
眼内縁：白内障手術後

a．院内で発生した菌血症

S. epidermidis は血管内留置カテーテルを多用している病院で発生する菌血症の最も多い原因菌の 1 つである。しかし、本菌は血液培養時の最もありふれた汚染菌でもあるので、分離株の病原的意義を検討するにあたって真の菌血症と断定するには、採血部位を異にして複数回の血液培養を行うとともに、厳しい診断基準を適用しなければならない。

新生児の *S. epidermidis* を主とする CNS 菌血症が NICU で著増し問題となっている。

b．感染性心内膜炎 infective endocarditis（IE）

CNS は自然弁を侵す頻度は低い反面、人工弁感染の最も多い病原菌である。中でも *S. epidermidis* は人工弁の IE の病原菌の約 40%を占めている。

S. epidermidis による人工弁の IE はほとんどすべて手術時の汚染が原因と推定されており、術後 1 年以内に起こる(他の菌では 2 カ月以内)。また弁輪膿瘍が血管外に生じる関係上、通常の IE と異なって**血液培養が連続・頻回陽性とならない**点を診断にあたっては特に注意する必要がある。

c．静脈内カテーテル感染

末梢静脈カテーテル、中心静脈カテーテル、Swan-Ganz カテーテルなどの静脈内に長期間留置されたカテーテルの約 10～40%が感染を起こし、その 50～75%が *S. epidermidis* の感染であるとの報告が多い。入院中の感染であるため院内に定着している多剤耐性株の感染が多く、適切な治療が遅れると肺膿瘍その他の死に至るような重篤な合併症を引き起こす可能性がある。

d．脳脊髄液シャント感染

脳脊髄液シャントの感染を起こす最も多い病原菌が *S. epidermidis* である。感染は通常シャントの植え込み、修正、操作後２週間以内に起こる。多くの場合髄膜炎の徴候を欠き、微熱とシャント機能不全を呈するのみで、腰椎穿刺で採取した髄液は培養陰性である。

e．腹膜透析カテーテルに関連した腹膜炎

持続式携帯型腹膜透析法を行っている患者の約40%が腹膜炎を起こし、その回数は患者１人あたり年0.6〜6.3回との報告がある。この腹膜炎患者から最も多く分離される菌が *S. epidermidis* で、全体の20〜50%を占めている。但し、菌検出にあたっては腹水を少量培養しても菌は生えず、100 m*l* 以上の大量の培養を必要とする場合がある。

f．骨髄炎・関節炎

一般に *S. epidermidis* は慢性骨髄炎の病原菌としては認められていないが、例外がある；心臓外科手術時の胸骨正中切開後の胸骨骨髄炎、人工関節周囲の骨の感染および血液透析シャントの感染による血行性の骨髄炎では *S. epidermidis* の病原性が確認されている。

人工関節の *S. epidermidis* 感染の過半数が、人工関節装着後１年以上経過してから診断されている。

g．人工血管の感染

CNS は *S. aureus* とともに人工血管の感染を起こす病原菌の首位を占めている。*S. aureus* 感染の多くは手術後早期に起こるのに反し、CNS 感染は術後数カ月〜数年後に診断される。*S. epidermidis* 感染例の過半数が術後10年以上経過した後に診断され、これらの大多数が手術時の感染によると推定された報告がある。

h．眼内炎

S. epidermidis は眼科手術、特に白内障の手術後および眼外傷後の眼内炎の最も多い病原菌である。

i．その他

ペースメーカーの電線、血液透析シャントなど体内に留置される装置でも *S. epidermidis* 感染がみられる。

S. epidermidis による尿路感染症が尿路カテーテル留置、その他の泌尿器科的処置・疾患を有する50歳以上の入院患者で稀にみられる。

4 化学療法剤感受性・治療

院内で分離されるCNS、特に*S. epidermidis*の大多数はβ-lactamaseを産生する多剤耐性株である。さらに過半数の株がerythromycin、clindamycin、chloramphenicol、tetracylineにも耐性である。

*S. epidermidis*を含むCNSはvancomycinとrifampicinに感性である。後者は治療中に耐性化が起こるし、わが国では保険適応がない。したがってmethicillin耐性株に対する化学療法の中心はvancomycinで、これにgentamicinやrifampicinを併用すると治療効果が上がることが知られている。

脳脊髄液シャント感染症ではvancomycinやgentamicinの脳室内注入も行われる。

methicillin感性の*S. epidermidis*感染に対してはpenicillinaseに安定なペニシリン剤の静注が有効である。例外的に腹膜炎患者から分離される*S. epidermidis*の大多数はmethicillin感性株であることが知られている。

C. *Staphylococcus saprophyticus*

1 疫学

*S. saprophyticus*は若い女性の尿生殖器粘膜から分離されるコアグラーゼ陰性のブドウ球菌で、大腸菌に次ぐ第2位の急性膀胱炎の病原菌として認められている。

2 病原因子

*S. saprophyticus*の尿路粘膜上皮細胞への付着因子として赤血球凝集素とsurface fibrillar proteinが、膀胱への侵入因子としてureaseが明らかにされている。

3 臨床像

基礎疾患がない若年女性外来患者の急性単純性膀胱炎の約20%が*S. saprophyticus*によるものである。本菌による尿路感染症は夏季に多発する傾向があり、患者の約70%に発症前24時間以内の性交歴があったとの報告がある。

4　化学療法剤感受性・治療

S. saprophyticus は nalidixic acid 酸に耐性であるが、これ以外の化学療法剤は有効である。

Ⅱ. Genus *Abiotrophia*

Abiotrophia 属は従来 nutritionally variant streptococci（NVS）と称されていた菌群で、現時点では *Abiotrophia adiacens*、*Abiotrophia defectiva*、*Abiotrophia elegans* の３種がある。

1　形態・性状

Abiotrophia 属は増殖に pyridoxal あるいは thiol 群を必要とし、固形培地上では微小な集落を形成する。菌体は多形性を示し、グラム染色性は不定である。

2　疫学

Abiotrophia 属は人の上気道、消化管、尿生殖器に常在している。

3　病原因子

Abiothophia 属の病原因子にはいまだ明らかにされていない。

4　臨床像

a．感染性心内膜炎

感染性心内膜炎（IE）の約5%は *A. adiacens* を主とする *Abiotrophia* 属によるものである。*Abiotrophia* 属による IE は概して緑色連鎖球菌による IE よりも重症かつ難治性で致命率が高い。すなわち塞栓症と心不全の合併頻度が高く、心エコーによる vegetation の証明率が高く、化学療法の効果が悪くて再発率が高く、手術療法の必要性が大であることが知られている。

b．その他

Abiotrphia 属は中耳炎、結膜炎、膵膿瘍、分娩・流産後の感染症からも分離されている。

5　化学療法剤感受性・治療

Abiotrophia 属は緑色連鎖球菌よりも penicillin G に対する感受性が乏しく、33～65％の株が比較的耐性（MIC 0.2～2.0 μg/m*l*）で、MIC が 4 μg/m*l* 以上の高度耐性株もある。

アミノグリコシド系薬（AGs）の本菌に対する抗菌力は不定で MIC は 0.5～32 μg/m*l* である。

Abiotrophia 属のすべての株が vancomycin に感性、大多数の株が chloramphenicol、erythromycin、clindamycin に感性である。

セファロスポリン系薬とテトラサイクリン系薬の本菌に対する抗菌力は不定である。

Abiotrophia 属に対する penicillin G または vancomycin とアミノグリコシド系薬の併用は相乗効果が認められており、IE の治療には penicillin G と gentamicin の 4～6 週間併用が推奨されている。しかし、本法でも菌が陰性化しない例や再発例が少なくない。

【Memo】　近年 *Abiotrophia* 属が発育に必要とする pyridoxal あるいは thiol 群を培地に添加することによって分離・培養が比較的容易となったが、以前の固形培地上では本菌の発育は貧弱であったため見逃されていた可能性が大である。したがって従来の報告でしばしばみられる「培養陰性の心内膜炎」と診断された症例の大多数が *Abiotrophia* 属によるものであった可能性がある。

Ⅲ．腸球菌属 Genus *Enterococcus*

腸球菌属には 1999 年の時点では 15 種が認められている（表 1-6）。これらの中で臨床的に重要な菌種は今日繁用されている大多数の化学療法剤に耐性の *Enterococcus faecalis*** と *Enterococcus faecium* で、今後院内感染を起こ

表 1-6. 腸球菌属

種名	旧名；異名
Enterococcus avium	*Streptococcus avium* Group D enterococcus
Enterococcus casseliflavus	*Streptococcus casseliflavus*
Enterococcus cecorum	*Streptococcus cecorum*
Enterococcus dispar	
Enterococcus durans	*Streptococcus durans* Group D enterococcus
Enterococcus faecalis	*Streptococcus faecalis* Group D enterococcus
Enterococcus faecium	*Streptococcus faecium* Group D enterococcus
Enterococcus flavescens	
Enterococcus gallinarum	*Streptococcus gallinarum*
Enterococcus hirae	
Enterococcus malodoratus	
Enterococcus mundtii	
Enterococcus pseudoavium	
Enterococcus raffinosus	
Enterococcus solitarius	

す病原菌として重要性が増すと思われる。

1 形態・性状

腸球菌属は単在・対・短鎖状をなす通性嫌気性のグラム陽性球菌で、比較的過酷な環境でも生存～増殖する能力がある；10～45°Cで増殖し、60°C30分の加熱でも死滅しないことがある。

2 疫学

腸球菌属は土、水、食品、各種の動物から分離される。本属は人と動物の腸管の常在菌叢を構成する主要な一員である。少数の腸球菌属が時には口腔咽頭、腟、皮膚、特に会陰部にも存在している。

臨床材料から分離される腸球菌属の80～90%は*E. faecalis*である。臨床分離株の5～10%を占める*E. faecium*は多剤耐性株が多く、分離率が上昇しつつあり、臨床的に重要性が増してきた。その他の*Enterococcus durans*、*Enterococcus avium*、*Enterococcus casseliflavus*、*Enterococcus gallinarum*、

Enterococcus raffinosus、*Enterococcus hirae* も稀に臨床材料から分離されることがある。

従来、大多数の腸球菌感染症は患者の常在菌による内因感染症であると思われていたが、近年、入院患者や腹膜・血液透析などを受けている患者では外因感染症とみなされる症例が多くなっている。このような院内感染を起こす株はしばしば施設環境から、稀には医療従事者の手指から検出され、患者間のみならず、施設間の拡散も証明されている。近年米国では腸球菌属が院内感染を起こす病原菌の第2〜3位を占めるようになったとの報告がある。

院内感染による腸球菌属感染症発生の危険因子として重篤な基礎疾患、長期入院、手術歴、腎不全、好中球減少、骨髄・肝移植、血管・尿路カテーテル留置、ICU入室、化学療法剤(中でもvancomycin、セファロスポリン系薬、アミノグリコシド系薬、aztreonam、imipenem/cilastatin、ciprofloxacin)の使用が挙げられている。

3 病原因子

腸球菌属の病原因子に関してはいまだ驚くほどわずかしか解明されていない。

腸球菌属には心弁膜と腎上皮細胞へ付着する能力があり、心内膜炎や尿路感染症を起こす要因と考えられている。

腸球菌属は繁用されている化学療法剤に多剤耐性であり、これによって化学療法中の患者においても菌の生存・増殖が可能となり、重複感染を起こす要因となる。

4 臨床像

a. 尿路感染症

腸球菌属による感染症の中で最も多いのが単純性膀胱炎、腎盂腎炎、腎周囲膿瘍、前立腺炎などの尿路感染症で、その大多数は院内感染として尿路カテーテル・器具操作に関連したものである。菌血症を併発することは比較的稀である。

b. 菌血症

院内で発症した腸球菌属による菌血症は通常はグラム陰性桿菌との複数菌感染で、ショックやDICを起こして致命率が高い。菌侵入門戸は尿路が最も多く、腹腔内感染症、胆管炎、熱傷、褥瘡潰瘍、糖尿病性足感染症、血管内カテーテルの順である。

重篤な基礎疾患に対する免疫抑制剤使用中の患者における腸球菌属単独の菌血症はしばしば一過性で、self-limited であり、ショックや DIC は稀である。

未熟児の *E. faecium* や *E. faecalis* による菌血症（髄膜炎を合併するものあり）の院内集団発生も報告されている。

c．心内膜炎

感染性心内膜炎の全症例の 5〜15％が腸球菌属によるもので、大多数は *E. faecalis* の感染であるが、*E. faecium*、*E. avium*、*E. casseliflavus*、*E. durans*、*E. gallinarum*、*E. raffinosus* 感染例も報告されている。

腸球菌属による感染性心内膜炎の大多数は基礎に弁膜疾患や人工弁を有する患者であるが、本菌は正常弁を侵すこともあり、高齢の男性および人工弁置換者で増加傾向にある。

d．腹腔内・骨盤内感染症

腹腔内・骨盤内感染症で腸球菌属はしばしば好気性菌や嫌気性菌との混合感染の一員として検出されるので、真の病原的役割は不明である。しかし、本菌はネフローゼ症候群や肝硬変症の患者では spontaneous peritonitis を、CAPD を行っている患者でも腹膜炎を起こすことが知られている。また、腸球菌属単独による腹膜炎が腹部手術・外傷の合併症として稀に起こることがある。さらに本菌は子宮内膜炎や急性卵管炎、帝王切開の合併症として膿瘍や菌血症を起こし得る。

e．創傷感染症

腸球菌属は外科的創傷感染症、褥瘡潰瘍、糖尿病性足感染症でしばしばグラム陰性桿菌や嫌気性菌と混合感染しているが、その病原的意義を評価するのは困難である。稀に蜂巣炎、その他の深部組織感染症を起こすことがある。

f．髄膜炎

腸球菌属による髄膜炎の大多数は中枢神経系の解剖学的欠陥、脳神経系の手術後、頭部外傷の患者に起こるが、稀には健康成人において、あるいは感染性心内膜炎や免疫不全状態にある患者ならびに新生児の菌血症の合併症として髄膜炎が起こることがある。

g．呼吸器感染症

極めて稀に腸球菌属による肺炎や肺膿瘍が衰弱した重症患者で起こる。

表 1-7．腸球菌属の化学療法剤感受性

菌	感性	耐性
E. faecalis	**PCG**、**ABPC**、PIPC ABPC/SBT、IPM/CS VCM、TEIC、ST	EM、CLDM
E. faecium	VCM、TEIC	
E. casseliflavus	VCM、TEIC	
E. avium	VCM、TEIC、ST	

【法規】　VRE 感染症は感染症新法で 4 類感染症に指定されているので、保健所長へ届け出なければならない。

5　化学療法剤感受性・治療

腸球菌属の最も著しい特性はグラム陽性球菌感染症の治療に通常使用される各種の化学療法剤に耐性を示す点である。さらに、近年ヴァンコマイシン耐性腸球菌 vancomycin-resistant enterococci（**VRE**）が出現し、これによる院内感染も報告されており、今後注意が必要である（表 1-7）。

E. faecalis は penicillin G、ampicillin、piperacillin、ampicillin/sulbactam、imipenem/cilastatin、vancomycin、teicoplanin および sulfamethoxazole-trimethoprim (ST) に感性であるが、tosufloxacin には耐性株があり、erythromycin, clindamycin には耐性である。

E. faecium と *E. casseliflavus* は vancomycin と teicoplanin にのみ感性である。

E. avium は vancomycin、teicoplanin、ST に感性であるが、penicillin G、ampicillin、ampicillin/sulbactam、imipenem/cilastatin、tosufloxacin には耐性株がある。

尿路感染症や腹膜炎、創傷感染症などの多くの腸球菌感染症の治療には原則として penicillin G または ampicillin が第一選択剤である。

腸球菌属による感染性心内膜炎や髄膜炎あるいは重症患者に起こった菌血症の治療には細胞壁合成阻害薬（penicillin G あるいは ampicillin のいずれか）とアミノグリコシド系薬（streptomycin あるいは gentamicin のいずれか）の相乗作用を期待して併用する。

【Memo】　臨床分離株の感受性試験の結果が penicillin G に中等度感性、vancomycin に感性であれば、後者が優れていると判断されがちであるが、臨床的には正しくない。

Vancomycin あるいは teicolanin はペニシリンアレルギー患者および *E. faecium* を主とする penicillin G 高度耐性株にのみ使用すべきである。

Ⅳ. Genus *Gemella*

近年新設された *Gemella* 属には現時点では *Gemella bergeri*（旧名 *Gemella bergeriae*）、*Gemella haemolysans*（旧名 *Neisseria haemolysans*）、*Gemella morbillorum*（旧名 *Streptococcus morbillorum*、*Peptostreptococcus morbillorum*）および *Gemella sanguis* の4種がある。

Gemella 属は、*Streptococcus intermedius* group と同様に、臨床材料からは嫌気培養で分離される場合が多いが、継代培養で微好気的に増殖するようになる。

Gemella 属による感染症としては感染性心内膜炎がよく知られており、その病態と治療の原則は緑色連鎖球菌によるものと同様である。

Ⅴ. 連鎖球菌属 Genus *Streptococcus*

連鎖球菌属には臨床的に極めて重要な *Streptococcus pyogenes*、*Streptococcus agalactiae*、*Streptococcus pneumoniae* のほか、従来、緑色連鎖球菌 viridans streptococci と総称されていた *Streptococcus intermedius* group や *Streptococcus mutans* group など多数の菌が含まれている（表1-8）。

表 1-8. 連鎖球菌属

種名	旧名；異名
Streptococcus acidominimus	
Streptococcus bovis group	
Streptococcus bovis	
Streptococcus equinus	
Streptococcus alactolyticus	
Streptococcus intermedius group	*Streptococcus milleri* group
Streptococcus anginosus	
Streptococcus constellatus	
Streptococcus intermedius	
Streptococcus mitis group	Viridans streptococci
Streptococcus mitis	
Streptococcus mitior	
Streptococcus sanguis II	
Streptococcus oralis	
Streptococcus mutans group	Viridans streptococci
Streptococcus cricetus	
Streptococcus mutans	
Streptococcus rattus	
Streptococcus sobrinus	
Streptococcus pneumoniae	*Diplococcus pneumoniae*
Streptococcus pyogenes group	
Streptococcus pyogenes	Group A streptococci
Streptococcus agalactiae	Group B streptococci
Streptococcus canis	Group G streptococci
Streptococcus dysgalactiae	Group C streptococci *Streptococcus equi* *Streptococcus zooepidermidis* *Streptococcus equisimilis*
Streptococcus iniae	*Streptococcus shiloi*
Streptococcus porcinus	
Streptococcus salivarius group	Viridans streptococci
Streptococcus salivarius	
Streptococcus thermophilus	
Streptococcus vestibularis	
Streptococcus sanguis group	Viridans streptococci
Streptococcus crista	
Streptococcus gordonii	
Streptococcus parasanguis	
Streptococcus sanguis I	
Streptococcus suis	

A. 化膿連鎖球菌 *Streptococcus pyogenes***
（A 群連鎖球菌）

1 形態・性状

S. pyogenes は球状あるいは卵形の菌体が対をなすか、あるいは種々の長さの連鎖を形成するグラム陽性の通性嫌気性菌である。多くの株が莢膜を形成し、β溶血を起こす。

2 疫学

人は *S. pyogenes* の自然宿主で、菌はしばしば無症状者の咽頭に定着しており、学童の保菌率は 15〜20％であるが、健康成人ではこれより低い。本菌の伝播様式は主として唾液・鼻汁の飛沫感染である。したがって、学校や自衛隊の兵舎など人が群集したところで人から人への伝播が起こりやすい。稀ながら食品や水による爆発的な集団感染も報告されている。

3 病原因子

a. 莢膜

莢膜は多形核白血球やマクロファージによる貪喰を遅らせる病原因子として働く。

b. M 蛋白

細胞壁成分の１つである M 蛋白は *S. pyogenes* の主要な病原因子で、好中球による貪喰・殺菌に抵抗する作用がある。この M 蛋白の fragment は **superantigen** として作用することが指摘されている。

c. Lipoteichoic acid

細胞壁成分である lipoteichoic acid は上皮細胞表面の fibronectin への付着に重要な役割を果たす。さらに TNF-α や IL-1β のごとき炎症性サイトカインを誘導する。

d. Peptidase

細胞壁に結合した peptidase は補体成分 C5a を分解し、好中球の遊走を阻止する。

e. 発熱毒素

以前は猩紅熱の発疹の病原として発赤毒素 erythrogenic toxins と称され

ていた発熱毒素 streptococcal pyrogenic exotoxin（SPE）は発熱原性、細胞毒性、内毒素に対する感受性増強作用、IgM 抗体産生抑制作用をも有する。この SPE には A、B、C 型があり、SPE A は *S. aureus* の TTS-1 と同様に **superantigen** として作用し、連鎖球菌性毒素性ショック様症候群 streptococcal toxic shock like syndrome（TSLS）の発症に関与する。さらに SPE には mitogen factor としての作用も認められている。

f．溶血毒

溶血毒には streptolysin O と S の 2 種がある。Streptolysin O は赤血球、多形核白血球、血小板、lysosome、心臓に毒性を示す。さらに単核球を刺激して TNF-α や IL-1β を産生させる。この streptolysin O には抗原性があり、ASO 抗体の測定は本菌感染の指標として診断に利用されている。

Streptolysin S は多形核白血球や血小板に障害を与えるが、抗原性はない。

g．その他の酵素

膿の液状化や菌の拡散に寄与する酵素として DNA を分解する DNase A〜D、結合組織の基質である hyaluronic acid を分解する hyaluronidase、繊維素溶解作用のある streptokinase が知られている。

4 臨床像

a．咽頭炎 streptococcal pharyngitis

b．猩紅熱 scarlet fever

c．膿痂疹 streptococcal impetigo

d．丹毒 erysipelas

e．蜂巣織炎 streptococcal cellulitis

f．壊死性筋膜炎 necrotizing fasciitis（連鎖球菌性壊疽 streptococcal gangrene）

g．連鎖球菌性毒素性ショック様症候群 streptococcal toxic shock like syndrome（TSLS）

劇症型 A 群連鎖球菌感染症とも称され、SPE A を産生する M-1、M-3 型により起こる。皮膚・軟部組織の炎症とともにショックや多臓器不全を起こし致命率が高い。

【法規】　劇症型 A 群溶連菌感染症は感染症新法で届け出が必要な 4 類感染症に指定されている。

h．筋炎 Myositis

上記の壊死性筋膜炎や TSLS に併発することが多い。

i．菌血症

TSLS の増加に伴って *S. pyogenes* 菌血症が近年増加傾向にある。菌侵入門戸は通常は皮膚で、小児では火傷や水痘が、高齢者では糖尿病や末梢血管障害が基礎疾患となる。

菌血症による血行感染の結果として心内膜炎、髄膜炎、脳膿瘍、肝膿瘍、化膿性関節炎、骨髄炎などが起こることがある。

j．その他の感染症・合併症

咽頭炎からの拡大による扁桃周囲蜂巣炎・膿瘍、咽後膿瘍、急性中耳炎、急性副鼻腔炎、頸部リンパ腺炎、乳様突起炎、髄膜炎、脳膿瘍、頭蓋内静脈洞血栓症などが知られている。

また、リンパ管炎、産褥熱とこれに続発する骨盤内蜂巣炎・血栓性静脈炎・膿瘍、あるいは肺炎とこれに続発する膿胸、心外膜炎、従隔炎などがある。

k．非化膿性後遺症

S. pyogenes 感染による非化膿性後遺症として急性リウマチ熱と急性糸球体腎炎がよく知られている。

5　化学療法剤感受性・治療

S. pyogenes は penicillin G を含むほとんどすべての化学療法剤に感性であるが、本菌感染症治療の第一選択薬はペニシリン系薬である。

TSLS の治療には penicillin G 大量と clindamycin の併用が推奨されている。Clindamycin には *S. pyogenes* による SPE と M 蛋白の産生を抑制する一方、単核球によるサイトカインの産生を抑制する作用も認められている。

B．*Streptococcus agalactiae* *
(B 群連鎖球菌)

1　形態・性状

S. agalactiae は通性嫌気性のグラム陽性双球菌で、大多数の株が β 溶血を示す。莢膜多糖体の血清学的特徴によりⅠa、Ⅰb、Ⅰc、Ⅱ～Ⅷ型に分けられる。

2 疫学

S. agalactiae は下部腸管、肛門部、膣、尿道周囲に5〜40%の頻度で常在している。

児の主要な感染経路は上行性の子宮内感染と産道感染などの垂直感染であるが、院内感染もある。

新生児ではⅠa、Ⅲ、Ⅴ型が、非妊娠成人ではⅠaとⅤ型による感染率が高いが、わが国の妊婦ではⅥとⅧ型の感染が多いとの報告がある。

3 病原因子

Ⅰa、Ⅲ、Ⅴ型の *S. agalactiae* は好中球の Fc receptor Ⅲを遮断して殺菌を阻止することが明らかにされている。

またⅠa、Ⅰb、Ⅲ型の莢膜多糖体の成分である sialic acid は補体の副経路の活性化を阻止する作用がある。

S. agalactiae は TNF-α, IL-1β, IL-6, IL-8 などの炎症性サイトカインの放出を誘導することも示されている。

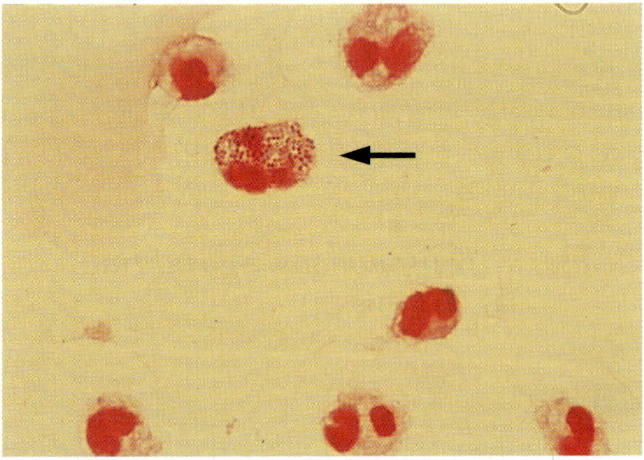

図 1-1. ***Streptococcus agalactiae***
髄膜炎患児の髄液のグラム染色標本で好中球内（矢印）に多数認められるグラム陽性球菌が *Streptococcus agalactiae* で、莢膜は認め難い。

4 臨床像

a．新生児の *S. agalactiae* 感染症

①生後 6 日以内：平均 12 時間に発症する早期発症型として菌血症、肺炎、髄膜炎（図 1-1）があり、致命率はそれぞれ 60、30、10％と高い。

②生後 7 日～3 カ月：平均 24 日頃に起こる晩期発症型としてはIII型による菌血症と髄膜炎が多く、急激な経過で死の転帰をとる劇症型がある。また骨髄炎や関節炎も比較的多い。その他稀に蜂巣炎、リンパ節炎、中耳炎、結膜炎、心内膜炎、膿胸、腹膜炎なども起こることがある。

b．成人の *S. agalactiae* 感染症

①菌血症：原発巣不明例の致命率は約 50％と高い。救命例では心内膜炎や骨髄炎の如き感染巣が潜在するため再発がみられることがある。また、心臓カテーテル術後の菌血症も報告されている。

②心内膜炎：*S. agalactiae* による心内膜炎には特徴がある；急性型と亜急性型があり、高齢者（平均年齢 50 歳台）に多く、僧帽弁が最も侵されやすく、大きな砕けやすい vegetation を形成するので早期に塞栓症を起こしやすい。さらに急速な弁破壊のため、弁置換術を必要とする場合が少なくない。本菌による心内膜炎の致命率は約 50％と報告されている。

③肺炎：*S. agalactiae* は糖尿病や神経系疾患などで免疫不全状態にある患者で肺炎を起こす日和見感染菌となる。膿胸を合併することがあり、致命率 30～85％との報告がある。

④女性性器感染症：帝王切開に関連した子宮内膜炎と創傷感染症が多く、稀には骨盤膿瘍や血栓性静脈炎も起こす。妊婦では本菌による尿路感染症がしばしばみられる。

⑤皮膚・軟部組織感染症：*S. agalactiae* 感染症の中では蜂巣炎、足潰瘍、褥瘡潰瘍、化膿性筋炎、水疱性指炎、壊死性筋膜炎などの皮膚・軟部組織感染症が比較的多い。

⑥その他の比較的稀な感染症：本菌は稀に髄膜炎、心ペースメーカー線の感染、角膜炎、眼内炎、喉頭蓋膿瘍、肝膿瘍、腹膜炎、乳腺膿瘍、中年女性の尿路感染症、男性の尿道炎などを起こすことがある。

5 化学療法剤感受性・治療

S. agalactiae は penicillin G を含む大多数のペニシリン系薬と第 1～3 世

代のセファロスポリン系薬に感性であるが、本菌による感染と確定すればpenicillin Gが第一選択薬となる。但し本菌にはampicillinやcefaclor、erythromycin、clindamycin、テトラサイクリン系薬には耐性の株があり、さらに本菌はnalidixic acidやST、アミノグリコシド系薬には耐性である。

C. 肺炎連鎖球菌 *Streptococcus pneumoniae*＊＊
（肺炎双球菌 *Diplococcus pneumoniae*）

1 形態・性状

*S. pneumoniae*は2個の菌体が対を成す双球菌状ないし短い連鎖状の配列をするグラム陽性球菌で、莢膜を形成する。

2 疫学

*S. pneumoniae*は鼻咽頭に常在しており、健康な成人の5～10%、健康な小児の20～40%が保菌している。保菌率は真冬に高率となる。成人におけるある1つの血清型の保菌期間は比較的短く、通常2～4週間である。

人から人への伝播は自衛隊の兵舎、形務所などにおける密接な接触で起こるが、学校や職場ではほとんど起こらない。

3 病原因子

a. 莢膜

*S. pneumoniae*の莢膜が貧喰細胞による喰菌・殺菌から逃れる因子として中心的役割を果たしている。

抗莢膜抗体は本菌感染症に対して防御的に働く。

b. 細胞壁成分

細胞壁成分のteichoic acidとpeptidoglycanは莢膜多糖体とともに補体の副経路を活性化してC5aを放出し、好中球を誘導して貪喰を起こさせる。また、細胞壁多糖体に対する抗体は補体の古典経路を活性化する。このような補体の活性化によって強い炎症反応が惹起される。

c. その他の病原因子

*S. pneumoniae*が産生するpneumolysinは貧喰細胞と呼吸器上皮細胞に毒性があり、抗体の存在なしに菌体表面のC1qに直接結合することによって

補体の古典経路を活性化して炎症反応を起こし、さらに炎症性サイトカイン；TNF-α や IL-1 の産生を誘導する。

そのほか、菌自身の細胞壁を崩壊させる autolysin や、粘膜表面上の sialic acid を分解して付着・定着に寄与する neuraminidase などにも病原的役割が指摘されている。

4　臨床像

a．鼻咽頭定着菌の直接感染

S. pneumoniae は肺炎（膿胸を併発することもある）のみならず急性中耳炎、急性副鼻腔炎の主要な病原菌である。

b．菌血症

肺炎や急性中耳炎・副鼻腔炎の患者で化学療法前に血液培養を行えば *S. pneumoniae* 菌血症がかなり高頻度に証明されるはずである。*S. pneumoniae* 菌血症の原発巣として最も多いのは肺炎 70.8%で、髄膜炎 7.5%、中耳炎・副鼻腔炎 4.2%、原発巣不明 17.5%であったとの 1997 年の報告がある。

c．血行感染

本菌はまた菌血症による血行性撒布により髄膜炎（図 1-2）、心内膜炎、心外膜炎、腹膜炎、関節炎、骨髄炎、脳膿瘍、硬膜外膿瘍、軟部組織感染症を起こすことがある。

5　化学療法剤感受性・治療

S. pneumoniae は vancomycin を除くすべての化学療法剤に耐性化しつつある。

a．Penicillin G（PCG）

近年臨床材料から分離される *S. pneumoniae* の中で PCG 感性株（MIC≦0.06 μg/m*l*）が占める割合は減少しており、施設によって 40～80%と差が著しい。この PCG 感性株 penicillin susceptible *S. pneumoniae*（**PSSP**）は他のほとんどすべての化学療法剤に感性である。これに対して PCG 中等度耐性株 penicillin intermediately resistant *S. pneumoniae*（**PISP**；MIC 0.1～1.0 μg/m*l*）が約 20%、PCG 高度耐性株 penicillin resistant *S. pneumoniae*（**PRSP**；MIC ＞2.0 μg/m*l*）が 10%台に増加している。

PISP は第 1～2 世代のセファロスポリン系薬に耐性であるが、第 3 世代の

a.

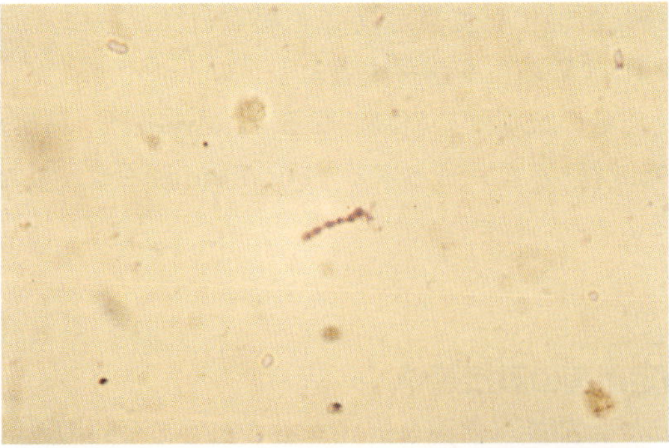

b.

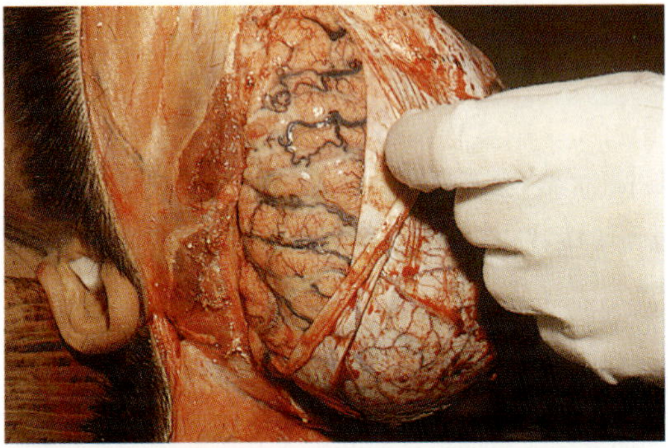

c.

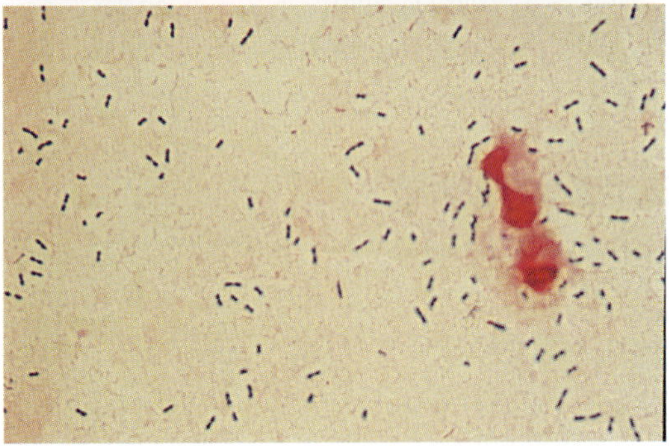

図 1-2. ***Streptococcus pneumoniae***

a. 髄膜炎患者 A (43 歳、男)の髄液のグラム染色標本上の *Streptococcus pneumoniae*：短い連鎖を形成したグラム陽性双球菌、莢膜は不明瞭である。

b. 同上患者の剖検所見：硬膜下の脳溝に貯留していた淡黄色の膿からも *Streptococcus pneumoniae* が分離された。

c. 髄膜炎患者 B (小児)の髄液のグラム染色標本でみられた *Streptococcus pneumoniae*：莢膜が菌体周囲の均質透明帯として認められる。

cefotaxime、ceftriaxone、cefepime、cefpodoxime には感性である。PISP による肺炎はこれらの薬剤に反応するが、中耳炎と副鼻腔炎は十分には反応しない。

PRSP の大多数は第3世代のセファロスポリン系薬のみならず imipenem/cilastatin にも耐性を示す。

b．マクロライド系薬（MLs）

S. pneumoniae には erythromycin 耐性株も増加しており、これらは同時に azithromycin や clarithromycin などの新マクロライド系薬にも耐性であるが、clindamycin には感性の株が少なくない。

c．Vancomycin

現在のところすべての *S. pneumoniae* に有効な薬剤は vancomycin のみである。

d．新キノロン系薬

新キノロン系薬は PSSP のみならず PRSP にも抗菌力を有する。

e．アミノグリコシド系薬（AGs）

S. pneumoniae はすべて AGs に耐性である。

D．*Streptococcus intermedius* Group*（*Streptococcus milleri* group）

従来 *Streptococcus milleri* group と称されていた *Streptococcus intermedius* group は *Streptococcus intermedius*、*Streptococcus constellatus* および *Streptococcus anginosus* からなる。本菌群は viridans streptococci に属するが、他の viridans 群の菌と異なって侵襲的な化膿性感染症を起こし、膿瘍を形成する傾向がある。

1　形態・性状

S. intermedius group の菌は、対あるいは連鎖を形成する球形ないし卵形のグラム陽性球菌で、発育には微好気的あるいは嫌気的な環境を必要とする。寒天平板上では直径 5 mm 以下の微小な集落を形成し、特徴的なキャラメル臭を認めれば診断的価値があるが、無臭のものもある。

2 疫学

S. intermedius group の菌は人の口腔内に無害な共生菌として存在しており、歯肉溝、歯性プラーク、歯根管、咽頭、鼻腔あるいは消化管や糞便から分離される。

S. intermedius は歯性プラークから最も多くに分離される。これに対して、*S. anginosus* は消化管から最も高頻度に分離され、腟にも常在している。腟分離株の多くは莢膜を有し、新生児の産道感染を起こすが、尿路感染症を起こすことは稀である。

3 病原因子

a．増殖特性

S. intermedius group の菌は膿瘍内など酸性の環境でも良く増殖する能力があり、これが病原性を発揮するうえで重要と考えられている。本菌群の発育は口腔内に常在している嫌気性菌によって相乗的に増強され、両者の肺・胸膜感染症における重要性が臨床的に認められている。

b．付着因子

S. intermdius group の菌は細胞壁蛋白の adhesin によって血小板や fibrinogen、fibrin と結合する能力があり、これが心内膜炎を起こす病原因子となる。本菌群の中では *S. anginosus* の付着能が強い。

c．莢膜

S. intermedius group の菌の多くに存在する莢膜は貪喰・殺菌に抵抗する病原因子となる。

d．Intermedilysin

S. intermedius は人の赤血球を溶血させる毒素 intermedilysin を産生する。近年、この毒素の **superantigen** としての作用が重視されている。

e．加水分解酵素

S. intermedius と *S. constellatus* は菌の増殖因子となる栄養素の供給と膿の液状化に関与する各種の酵素；hyaluronidase、deoxyribonuclease、chondroitin sulfatase を産生する。

f．90-kD 蛋白

S. intermedius の 90-kD 蛋白はリンパ球と繊維芽細胞の増殖を抑制して宿主の免疫反応を低下させる。

g．Fc receptor の欠如

S. intermedius group の菌は人の IgG の Fc fragment に対する receptor を欠如しており、これも病原性に関与すると考えられている。

4　臨床像（表 1-9）

a．菌血症と心内膜炎

近年、好中球が減少した癌患者に院内で発生する連鎖球菌菌血症の増加が重要問題になっており、*S. intermedius* group を含む viridans streptococci が約半数に関与している。

S. intermedius と *S. constellatus* は *S. aureus* による TSS 類似の臨床像と成人呼吸促迫症候群を起こし、致命率が高い。

一方、*S. intermedius* group は心内膜炎患者から分離される連鎖球菌の 3〜15％を占め（図 1-3）、心筋膿瘍や転移性膿瘍を合併する傾向がある。

b．中枢神経系感染症

S. intermedius group、中でも *S. intermedius* は脳膿瘍と極めて密接な関連があり、本菌単独で、あるいは嫌気性菌とともに検出され、検出率は 50〜80％にも達する。

また、本菌群は稀に髄膜炎や脊椎椎間板炎、硬膜外膿瘍などを起こす。

c．頭・頸部感染症

S. intermedius group の菌は抜歯や手術、外傷後の歯性膿瘍や急性副鼻腔炎あるいは扁桃周囲膿瘍の主要な病原菌の一員として単独で、あるいは嫌気性菌とともに分離される。菌血症を伴うことも稀ではなく、頭蓋内膿瘍や致命的な頭頸部の劇症型筋膜炎を起こすこともある。

d．肺・胸膜感染症

口腔・咽頭に常在している *S. intermedius* group は誤嚥性肺炎や肺膿瘍、膿胸の過半数から、稀には縦隔炎からも分離され、病原的意義が認められている。呼吸器感染症から最も高頻度に分離される菌は *S. constellatus* である。

e．腹部感染症

消化管に常在している *S. intermedius* group は腹膜炎、横隔膜下膿瘍、肝膿瘍、胆管炎、腹部創傷感染症などの腹腔内感染症の病原菌となる。特に術前の化学療法が本菌群に無効な場合に多い。腹腔内感染症からの分離頻度が最も高い菌は *S. anginosus* である。

表 1-9. ***Streptococcus intermedius* group** が関与する頻度が高い感染症

菌　種	最優勢常在部	関与頻度が高い感染症
S. intermedius	歯・口腔	脳膿瘍
S. constellatus		誤嚥性肺炎、肺膿瘍、膿胸
S. anginosus	消化管	腹膜炎、腹腔内膿瘍、胆管炎

a.

b.

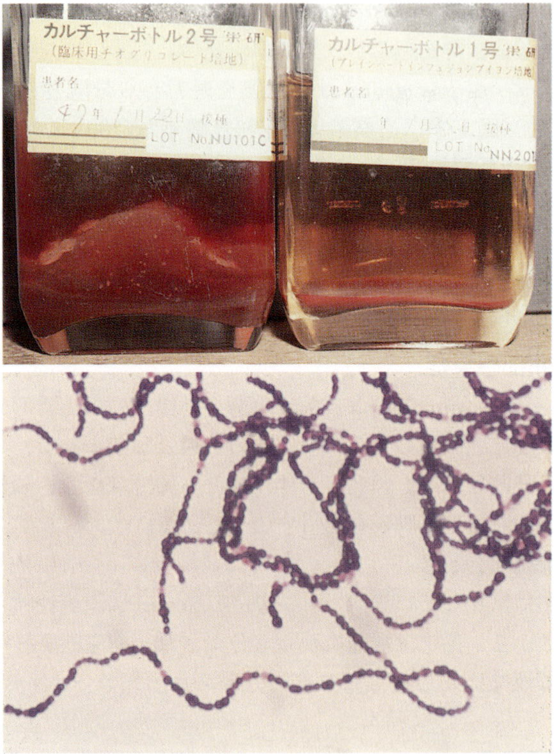

図 1-3. ***Streptococcus intermedius***

a. 心内膜炎患者（67 歳、男*）の動脈血を接種した culture bottle No. 2 と、静脈血を接種した culture bottle No. 1 の底部血球層に生じた集落。
　*父、弟、娘に心疾患あり。

b. Culture bottle No. 2 に生じた集落の塗装標本のグラム染色所見：液体培地中で長い連鎖を形成したグラム陽性球菌。

f．その他の感染症

S. intermedius group の菌は骨髄炎、化膿性関節炎、肛門・会陰部の慢性化膿性汗腺炎なども起こす。

5　化学療法剤感受性・治療

S. intermedius group を含む viridans streptococci の約3割が penicillin G（PCG）に中等度耐性（MIC 0.25〜2 μg/m*l*）、約1割が PCG 高度耐性（MIC 4 μg/m*l* 以上）との報告がある。

S. intermedius group の PCG 耐性株は2％以下で、PCG 耐性がみられるのは主として *S. anginosus* と *S. intermedius* である。

本菌群の大多数の株はアミノグリコシド系薬（AGs）に比較的耐性であるが、β-lactam 系薬との相乗作用が認められているので、PCG 中等度耐性株による心内膜炎の治療にあたって PCG と AGs を併用するのは合理的である。

菌血症の治療に用いるセファロスポリン系薬としては cefotaxime、ceftriaxone、cefepime が優れている。

マクロライド系薬には耐性株が多い。

新キノロン系の levofloxacin や sparfloxacin などの本菌群を含む viridans streptococci に対する有効性が指摘されている。

E．緑色連鎖球菌群 Viridans streptococci*
（口腔連鎖球菌 Oral streptococci）

本項では前項の *S. intermedius* group 以外の主として α 溶血を示す連鎖球菌群；*S. mitis* group、*S. mutans* group、*S. salivarius* group、*S. sanguis* group などについて概説する（表1-10）。

1　形態・性状

Viridans streptococci は連鎖または対をなす球状ないし卵形のグラム陽性球菌で、多くの種は通性嫌気性で α 溶血を示すが、capnophilic ないし微好気性で非溶血性のものもある。

2　疫学

口腔連鎖球菌とも称される viridans streptococci は口腔に最も多いが、上

表 1-10. 緑色連鎖球菌群 **Viridans streptococci**
(***S. intermedius*** **group** 以外)

Streptococcus mitis group
Streptococcus mitis
Streptococcus mitior
Streptococcus sanguis II
Streptococcus oralis
Streptococcus mutans group
Streptococcus cricetus
Streptococcus mutans
Streptococcus rattus
Streptococcus sobrinus
Streptococcus salivarius group
Streptococcus salivarius
Streptococcus thermophilus
Streptococcus vestibularis
Streptococcus sanguis group
Streptococcus crista
Streptococcus gordonii
Streptococcus parasanguis
Streptococcus sanguis I

気道や消化管、女性性器にも常在している。頬粘膜では *S. sanguis* と *S. mitis* が、舌背では *S. mitis* と *S. salivarius* が、歯では *S. mutans*、*S. sanguis*、*S. mitis*、*S. oralis*、*S. gordonii*、*S. anginosus* が優勢である。

Viridans streptococci の口腔内への付着は宿主の防御機構として重要で、より病原性が強い細菌の定着を阻止する役割を果たしている。口腔上皮細胞表面に存在する糖蛋白複合体の fibronectin は *S. salivarius*、*S. mutans* その他のグラム陽性球菌の付着を選択的に助長している。もし慢性疾患患者や入院患者でこの fibronectin が減少～消失すると、緑膿菌などの粘膜への付着が増加する。

3 病原因子

Viridans streptococci は内毒素をもたず、外毒素を産生せず、血清と lysosome の酵素によって完全に溶菌されるので、病原性は低いと考えられている。とはいえ viridans streptococci の病原性は心内膜炎を起こす能力によって実証されている。

a．Dextran

Viridans streptococci が細胞外に産生した dextran は心弁膜への菌の付着と増殖に重要な役割を果たす。臨床的に dextran 産生株による菌血症のあとには非産生株感染の場合よりも感染性心内膜炎の発生頻度が高いことが観察されている。Dextran 産生株による心内膜炎は大きな vegetation を形成し、ペニシリン系薬による治療に抵抗性を示す傾向がある。

b．Fibronectin

血管の損傷に反応して内皮細胞や血小板、繊維芽細胞から分泌される fibrnectin は viridans streptococci の心弁膜への付着を媒介する。一度弁膜表面に付着すると streptococci は感染性 vegetation の増殖と血小板のさらなる凝集を誘導する。

c．Glucan

S. mutans は齲歯の発生と関連が強い。本菌は蔗糖を利用して glucan その他多くの細胞外多糖体を合成し、歯のエナメル質や他の細菌への結合を助ける。本菌の高い**齲歯原性**は歯に大量付着するとともに、食餌中の糖類を発酵して高濃度の酸を生じる能力によると考えられている。

d．TNF-α

ショック患者から分離された viridans streptococci に TNF-α 産生能が証明されている。

4　臨床像

a．心内膜炎

今日でも感染性心内膜炎の病原菌の 30〜40%を viridans streptococci が占めている。心内膜炎から分離される菌としては *S. mitis*、*S. sanguis*、*S. mutans*、*S. salivarius*、*S. gordonii*、*S. oralis* などがある。菌種による臨床像と予後に差は認められない。

b．菌血症

Viridans streptococci 菌血症のすべてが臨床的に有意ではないが、好中球が減少した発熱患者の持続的な菌血症は真の菌血症である場合が多い。免疫抑制剤使用による高度の好中球減少、S-T 合剤やキノロン系薬の予防的使用、口腔の炎症･潰瘍、静脈カテーテル留置などが risk factor となる。約 25%の症例で劇症ショック症候群が起こったとの報告もある。

c．髄膜炎

Viridans streptococci による髄膜炎は比較的稀であるが、培養陽性例の0.3～5%を占めている。髄膜炎の病原菌として分離頻度が最も高いのは *S. salivarius* で、*S. mitis* や *S. sanguis* による症例も報告されている。感染源は患者の常在菌叢で、菌侵入門戸としては耳・鼻・咽頭の病巣、心内膜炎、頭部外傷、脳神経外科手術などが多い。腰椎穿刺後に発生した医原性のものもある。

菌血症合併例では基礎疾患として心内膜炎の存在が強く疑われる。

d．肺炎

Viridans streptococci は口腔内に常在しているとはいえ、嫌気性菌とともに誤嚥性肺炎の病原菌の一員となり得ることが TTA で採取した検体の検索によって明らかにされている。また、血液培養陽性で確認された viridans streptococci 単独による急性肺炎も報告されている。

e．その他

Viridans streptococci 単独による心外膜炎、腹膜炎、唾液腺炎、中耳炎、副鼻腔炎、歯・口腔感染症、内眼炎などが報告されており、菌血症を合併していることからその病原的意義が確認されている。

5　化学療法剤感受性・治療

Viridans streptococci の化学療法剤感受性は在宅発症患者分離株と入院患者分離株とでは著しく異なるので、分けて考える必要がある。

a．PCG その他の β-lactam 系薬

自宅で発症した患者から分離された viridans streptococci の大多数は依然として PCG に感性を保っており、心内膜炎分離株の感受性は最近数十年間ほとんど変わっていないので、PCG が viridans streptococci 心内膜炎治療の中心となる。

これに対して、入院患者の血液分離株および免疫不全患者分離株の PCG その他の β-lactam 系薬に対する耐性化(約 40%)が近年重要な問題となっている。PCG の MIC 4.0 μg/ml 以上の高度耐性株が約 10%を占めるとの報告がある。この PCG 高度耐性株は ceftriaxone その他の β-lactam 系薬にも耐性を示すものが多い。

Viridans streptococci の中でも種によって PCG に対する感受性に差異がある；*S. mitis* が最も抵抗性で、0.125 μg/ml 以下の PCG で発育を阻止され

る株は 40%に過ぎない。これに次いで抵抗性を示すのは *S. sanguis* で、約30%の株が PCG 耐性である。

b．アミノグリコシド系薬（AGs）

Viridans streptococci は AGs に耐性であるが、心内膜炎の治療にあたって PCG と AGs の併用は相乗効果が証明されている。

c．その他

Chloramphenicol と vancomycin は viridans streptococci に対して in vitro では常に良好な抗菌活性を示す。Ofloxacin その他の新キノロン系薬の in vitro の抗菌活性も良好である。

テトラサイクリン系薬、erythromycin、clindamycin には耐性の株が多い。

ST 合剤にはほとんどの株が耐性である。

●通性嫌気性グラム陽性球菌の要約●

菌	棲息部	病原因子	主要病態	治療
S. aureus	鼻咽頭 皮膚 腸管	exfoliatins TSST-1 enterotoxin など	限局性皮膚感染症 敗血症、心内膜炎 臓器感染症、食中毒 TSS、SSSS	MSSA：PCG、CEZ MRSA：VCM、 TEIC、ABK
S. epidermidis	皮膚 粘膜	PS/A	カテーテル・体内留置器 具関連の菌血症 心内膜炎	VCM、GM、(RFP)
A. adiacens	上気道 腸管	—	心内膜炎	PCG＋GM、VCM
E. faecalis	腸管	—	尿路感染症、菌血症 心内膜炎 腹腔・骨盤内感染症	PCG、ABPC、GM (VCM、TEIC)
S. pyogenes	咽頭	M 蛋白、SPE-A streptolysin-O	咽頭炎、膿痂疹、蜂巣炎 壊死性筋膜炎、菌血症 TSLS	PCG
S. agalactiae	腸管 腟	sialic acid	新生児：菌血症、肺炎 髄膜炎 成人：心内膜炎、菌血症	PCG
S. pneumoniae	鼻咽頭	莢膜、 teichoic acid peptidoglycan	肺炎、中耳・副鼻腔炎 菌血症	PISP：CTX、CTRX、 IPM、CLDM PRSP：VCM、NQs、 CLDM
S. intermedius group	口腔・歯 腸管	付着因子、莢膜 intermedilysin	脳膿瘍、誤嚥性肺炎 腹部感染症、心内膜炎	CTX、CTRX、CFPM、 NQs 心内膜炎：PCG+AGs
Viridans streptococci	口腔 腸管	dextran、glucan	心内膜炎	自宅発症：PCG 院内発症：VCM、NQs

第2章　嫌気性グラム陽性球菌

1999年10月の時点で嫌気性グラム陽性球菌としては ***Gemella***、***Peptococcus***、***Peptostreptococcus***、***Ruminococcus***、***Staphylococcus***、および ***Streptococcus*** の6属24種が記載されている。しかし厳密な意味での嫌気性グラム陽性球菌は ***Peptococcus*** 属1種、***Peptostreptococcus*** 属14種および ***Ruminococcus*** 属2種に絞られる（表1-11）。

以前は嫌気性菌に含まれていた *Streptococcus anginosus*、*Streptococcus constellatus*、*Streptococcus intermedius* は、*Gemella morbillorum* と同様に、臨床材料からは嫌気培養で分離される場合が多いが、継代培養により微好気化する微好気連鎖球菌であり、既に第1章で述べた通りである。

表1-11．嫌気性グラム陽性球菌

［1］グラム陽性球菌
1．通性嫌気性グラム陽性球菌
2．嫌気性グラム陽性球菌
Ⅰ．***Peptococcus*** 属
Ⅱ．***Peptostreptococcus*** 属
Ⅲ．***Ruminococcus*** 属
［2］グラム陰性球菌
［3］グラム陽性桿菌
［4］グラム陰性桿菌
［5］スピロヘータ
［6］クラミジア
［7］リケッチア
［8］マイコプラズマ

I. Genus *Peptostreptococcus*

本稿では *Peptostreptococcus* 属の中で臨床的に重要な人由来の 10 種；*Peptostreptococcus anaerobius**、*Peptostreptococcus asaccharolyticus*、*Peptostreptococcus hydrogenalis*、*Peptostreptococcus lacrimalis*、*Peptostreptococcus lactolyticus*、*Peptostreptococcus magnus**、*Peptostreptococcus micros**、*Peptostreptococcus prevotii**、*Peptostreptococcus tetradius* および *Peptostreptococcus vaginalis* について概説する（表 1-12）。

【Memo】 極最近、嫌気性グラム陽性球菌では再分類が進み、*P. magnus* は *Finegoldia magna* に、*P. asaccharolyticus* は *Peptoniphilus asaccharolyticus* に、*P. prevotii* は *Anaerococcus prevotii* に転属されたが、ここでは周知の旧名のままで述べることとする。

表 1-12. 嫌気性グラム陽性球菌 3 属の構成員

種名	旧名・異名
Peptostreptococcus 属	
P. anaerobius#	
P. asaccharolyticus#	*Peptococcus asaccharolyticus*
P. harei	
P. hydrogenalis#	
P. ivorii	
P. indolicus	*Peptococcus indolicus*
P. lacrimalis#	
P. lactolyticus#	
P. magnus#	*Peptococcus magnus* *Peptococcus variabilis*
P. micros#	
P. octavius	
P. prevotii#	*Peptococcus prevotii*
P. tetradius#	*Gaffkya anaerobia*
P. vaginalis#	
Peptococcus 属	
P. niger	
Ruminococcus 属	
R. hansenii	*Streptococcus hansenii*
R. productus	*Peptostreptococcus productus*

#人由来

1　形態・性状

以前、嫌気性グラム陽性球菌は連鎖を形成する *Peptostreptococcus* 属と連鎖を形成しない *Peptococcus* 属に分類されていたが、菌の配列は培養条件などにより変化するので、両属の分別に適した性状とはいえない。

Peptostreptococcus 属の配列はさまざまで、双球菌、4 連球菌、不規則な集塊、連鎖を呈する。

Peptostreptococcus 属は主要なエネルギー源として蛋白質やアミノ酸を利用し、炭水化物を必要としないので、炭水化物発酵反応に基づく同定法は利用できない。本属は主要な代謝終末産物として乳酸を産生しない。

2　疫学

Peptostreptococcus 属は人の口腔、上気道、腸管、膣および皮膚の常在菌叢の主要な構成員である。口腔〜咽頭には *Staphylococcus epidermidis* や *Streptococcus* 属、*Neisseria* 属あるいは嫌気性菌の *Fusobacterium* 属や *Veillonella* 属とほぼ同数；唾液 1 m*l* 中に $10^{7\sim8}$個常在している。大腸・糞便には最優勢の嫌気性菌である *Bacteroides* 属よりは少ないが、大腸菌、腸球菌、*Clostridium* 属と同程度；糞便 1 g 中に $10^{3\sim10}$個常在している。

3　病原因子

臨床材料からの分離頻度が高いにもかかわらず *Peptostreptococcus* 属の病原因子に関する研究は意外なほど少ない。

Peptostreptococcus 属の抗貪喰能は *Bacteroides fragilis* や *Prevotella melaninogenica* よりは弱いが、大腸菌や腸球菌の約 10 倍強いことが明らかにされている。

乳腺膿瘍と糖尿病性足感染症から分離された *P. magnus* は腹部感染症からの分離株よりも collagenase、serine dehydratase、gelatinase、hippurate hydrolase、alkaline phosphatase 活性が強いことから、*Peptostreptococcus* 属が産生する蛋白分解酵素は軟部組織感染症の重要な病原因子の 1 つであると考えられる。

感染病巣内で *Peptostreptococcus* 属は多くの場合、共存している他の通性嫌気性菌や嫌気性グラム陰性桿菌などとの相乗作用によって病原性を発揮していると思われている。とはいえ、*Peptostreptococus* 属単独による各種の感染症が存在する事実は本属の病原性を示す証と考えてよい。

今後この分野の研究進展によって *Peptostreptococcus* 属の病原性が明確になることを期待する。

4 臨床像

Peptostreptococcus 属は広範な各種の感染症に関与する(表 1-13)。

a. 菌血症

Peptostreptococcus 属による菌血症は *Bacteroides fragilis* group による菌血症ほどは多くなく、かつ重篤ではないが、主として口腔・咽頭、肺、婦人性器を原発巣として、抜歯、悪性腫瘍、消化管・産婦人科の手術、四肢の潰瘍などが誘因となる。

血液からの分離頻度が高いものは *P. prevotii*、*P. asaccharolyticus*、*P. magnus* である。

b. 感染性心内膜炎

Peptostreptococcus 属による感染性心内膜炎は比較的多く、*P. micros*、*P. magnus*、*P. anaerobius* などによる単独菌感染例が多い(図 1-4)が、*Prevotella* 属や *Fusobacterium* 属との複数菌感染例も報告されている。

c. 脳膿瘍

Peptostreptococcus 属は慢性中耳炎、乳様突起炎、慢性副鼻腔炎、肺・胸膜感染症に続発した脳膿瘍の最も重要な病原菌の1つである。

d. 口腔・上気道感染症

近年 *P. micros* は慢性歯周病、歯性膿瘍、扁桃周囲膿瘍、慢性副鼻腔炎、慢性中耳炎の主要な病原菌の一員として重要であることが明らかになった。

表 1-13. ***Peptostreptococcus*** 属の分離頻度が高い感染症

菌	菌血症 心内膜炎	口腔・上気道感染症*	肺・胸膜感染症	腹腔内感染症	骨・関節感染症	軟部組織感染症	婦人性器感染症
P. anaerobius	○		○	○	○	○	○
P. asaccharolyticus	○				○	○	○
P. magnus	○		○		○	○	
P. micros	○	○	○	○	○		
P. prevotii	○				○		○

*慢性中耳炎、慢性副鼻腔炎、慢性歯周病、歯性膿瘍、扁桃周囲膿瘍

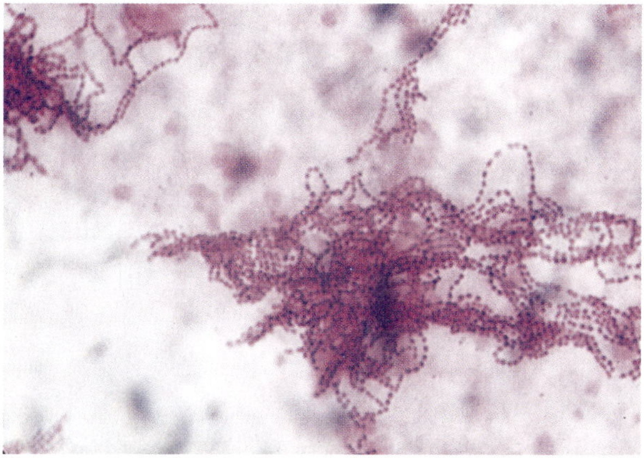

図 1-4. ***Peptostreptococcus micros***
基礎疾患として僧帽弁閉鎖不全症を有する心内膜炎患者（16 歳、男）の動脈血を接種した culture bottle からの直接塗抹標本：液体培地中で連鎖を形成した小型のグラム陽性球菌。

e．肺・胸膜感染症

P. micros、*P. magnus*、*P. anaerobius* などの *Peptostreptococcus* 属は誤嚥性肺炎と、これが進展した肺膿瘍、膿胸などの主要な病原菌の一員である。特に P. micros の分離頻度が高く、これは嫌気性菌による肺・胸膜感染症の病原菌が主として口腔由来のものであることを示している。

f．腹腔内感染症

Peptostreptococcus 属は大腸内に大腸菌よりも多数常在している割には化膿性腹膜炎や腹腔内膿瘍などからの分離頻度が低い。腹腔内病巣からしばしば分離されるのは *P. anaerobius* と *P. micros* である。

g．骨・関節感染症

四肢の骨髄炎と *P. magnus* との強い関連性が指摘されており、骨髄炎から最も多く分離される嫌気性菌は *P. magnus* で、*P. prevotii*、*P. asaccharolyticus*、*P. anaerobius*、*P. micros* などもしばしば分離されている。*P. magnus* 単独による関節炎や骨髄炎も多数報告されている。

h．軟部組織感染症

躯幹の表在性感染症からは *P. magnus* が、外陰部・肛門周囲や下肢の感染症からは *P. asaccharolyticus* と *P. anaerobius* が多く分離される傾向がある。

ｉ．産婦人科領域の感染症

子宮内膜炎、卵管炎、骨盤膿瘍などの婦人性器感染症に関与する頻度が高いのは *P. asaccharolyticus*、*P. anaerobius*、*P. prevotii* などである。

5 化学療法剤感受性・治療

Peptostreptococcus 属にはいまだ β-lactamase 産生株は出現していないので、*Peptostreptocuccus* 属による感染症の治療には原則としてペニシリン系薬が第１選択剤となる。

但し *P. anaerobius* だけは例外的存在で、本菌は系統発生的に他の *Peptostreptococcus* 群からやや隔たっているためか、第３世代のセファロスポリン系薬やキノロン系薬、fosfomycin などに耐性の株が存在する。

Peptostreptococcus 属に対するマクロライド系薬とテトラサイクリン系薬の抗菌活性は弱く、clindamycin の使用量が多い施設では耐性株が出現している。

Peptostreptococcus 属は他の嫌気性菌と同様にアミノグリコシド系薬と aztreonam には耐性である。

【Memo】 *Peptostreptococcus* 属は metronidazole に感性であるのに反して、微好気連鎖球菌は本剤に耐性である。このことは菌の同定に有用な性状であるばかりでなく、化学療法剤の選択にあたっても重要な根拠となる。

Ⅱ．Genus *Peptococcus*

以前 *Peptococcus* 属として分類されていた大多数の種が *Peptostreptococcus* 属に移された今日、*Peptococcus* 属に唯一残っているのが *Peptococcus niger* である。

P. niger は双球菌、短い連鎖、集塊状を呈するグラム陽性球菌で、血液寒天上で黒色集落を形成する。本菌は人の粘膜に存在するが、臨床材料からは極めて稀にしか分離されない。

第 2 編

グラム陰性球菌

人の感染症を惹起するグラム陰性球菌には好気性の *Neisseria* 属と *Moraxella* 属および嫌気性の *Veillonella* 属がある。

第 1 章　好気性グラム陰性球菌

臨床的に問題となる好気性グラム陰性球菌として ***Neisseria*** 属と **Moraxella** 属について概説する。

I. Genus *Neisseria*

現在 14 種記載されている *Neisseria* 属（表 2-1）の中には臨床的に重要な淋菌 *Neisseria gonorrhoeae* と髄膜炎菌 *Neisseria meningitidis* が含まれている。

表 2-1. ***Neisseria*** 属

種名	旧名・異名
Neisseria canis	
Neisseria cinerea	*Micrococcus cinereus* *Neisseria pharyngis*
Neisseria elongata	
Neisseria flavescens	
Neisseria gonorrhoeae	
Neisseria kochii	
Neisseria lactamica	
Neisseria meningitidis	
Neisseria mucosa	
Neisseria parelongata	
Neisseria polysaccharea	
Neisseria sicca	
Neisseria subflava	
Neisseria weaveri	

A. 淋菌 *Neisseria gonorrhoeae***

1　形態・性状

腎臓形のグラム陰性球菌で、2 個の細胞が凹面で向かい合った双球菌として、臨床材料の塗抹標本では主として好中球内に認められる。患者分離株は繊毛を有する。

淋菌は発育・増殖のための栄養要求が複雑で普通寒天培地には発育しないので、本菌培養用に開発されたGC培地かThayer-Martin培地を使用しなければならない。

本菌は好気性菌であるが培養には3～10%のCO_2と十分な湿度が必要である。

淋菌は抵抗力が弱く、熱のみならず**低温**にも非常に弱く、さらに**乾燥**や**消毒剤**にも弱い。30℃以下では発育せず、42℃では2～5時間で死滅し、**空気に曝されると1～2時間で死滅する**。

【Memo】　淋菌および髄膜炎筋の分離・同定を依頼するにあたっては、目的菌名を明示するとともに、検体を密閉容器に入れ、37℃前後に保ち、検査室へ速やかに提出する必要がある。決して検体を冷蔵庫に入れて保存してはならない。

2　疫学

淋菌は自然界には棲息せず、人のみが唯一の宿主である。健康人には常在せず、患者にのみ棲息している。感染様式はほとんどが性交による直接感染であるが、感受性が高い少女ではタオルや浴場での間接感染もある。新生児では産道感染が問題となる。

補体成分C8欠損者は本菌による感染を受けやすい。

3　病原因子

a．繊毛

新鮮分離株の菌体表面に存在する繊毛は定着因子として重要である。繊毛を有する株は好中球による貪喰に抵抗性を示す。

b．Lipooligosaccharide

淋菌のlipooligosaccaride(LOS)は強いendotoxin活性を有し、粘膜細胞を傷害する重要な病原因子である。

c．IgA protease

淋菌は粘膜局所の防御因子である分泌型IgA_1を分解するIgA proteaseを産生して菌自身を防護する。

d．外膜成分

外膜の一成分であるporin(Por)は血清の殺菌作用に抵抗し、opacity protein(Opa)は淋菌相互ならびに貪喰細胞への付着に関与する病原因子として知られている。

4　臨床像

a．男性の淋疾

急性尿道炎、副睾丸炎、前立腺炎、尿道周囲膿瘍、Cowper腺膿瘍、亀頭炎、肛門直腸炎、咽頭炎。

b．女性の淋疾

子宮頸管炎、尿道炎、子宮内膜炎、卵管炎、不妊症、骨盤腹膜炎、肝周囲炎(Fitz-Hugh-Curtis syndrome)、腟炎(思春期前、閉経後)、Bartholin腺炎。

c．肛門・直腸淋疾

女性淋疾患者の5%、同性愛男性の90%でみられ、多剤耐性株の感染が多い。

d．咽頭淋疾

咽頭炎症状を有する患者では通常性器淋疾が共存している。

e．眼淋疾

成人では性器淋疾からの自己接種により、新生児では分娩時の産道感染による。

f．妊婦の淋疾

妊娠初期には卵管炎、骨盤感染症、胎児死亡が、後期には早産、chorioamnionitis、胎児敗血症などが起こる。

g．播種性淋菌感染症

penicillin Gに高度感性であるが血清の殺菌活性に抵抗性を示し播種を起こしやすい特別な菌株による菌血症の結果として起こる。補体欠損(C 5～9)が素因となり、月経がリスクファクターとなる。高熱、多発関節痛、化膿性関節炎、丘疹～膿疱(しばしば出血性)を生じ、稀には骨髄炎、心内膜炎、髄膜炎をも起こす。

5　化学療法剤感受性・治療

淋菌に対して第3世代のセファロスポリン系薬は強い抗菌力を保っており、ceftriaxone 1回筋注やcefixime 1回内服が推奨されている。

表 2-2. 淋菌感染症の治療薬

推奨されている薬剤	使用すべきでない薬剤
第3世代セファロスポリン系 Ceftriaxone 筋注 Cefixime 内服 新キノロン系： Ofloxacin Ciprofloxacin	Penicillin G Ampicillin Tetracycline

Spectinomycin には耐性株が報告されているが、多剤耐性株感染患者に使用される。

Ofloxacin や ciprofloxacin の1回内服も有効である。

淋菌には penicillinase を産生する penicillinase-producing *Neisseria gonorrhoeae*（PPNG）や tetracycline 耐性の tetracycline-resistant Neisseria gonorrhoeae（TRNG）が増加しているので、penicillin G、ampicillin および tetracycline は使用すべきでない（表 2-2）。

なお *Chlamydia* の混合感染を考慮して azithromycin か doxycycline が併用されることがある。

B. 髄膜炎菌 *Neisseria meningitidis*＊＊

1 形態・性状

髄膜炎菌の形態と性状は淋菌と同様であるが、常用の栄養豊富な培地によく発育するので特別な選択培地は必要としない。

本菌は他の *Neisseria* 属の菌と異なって、患者からの新鮮分離株は多糖体からなる**莢膜**を有する。この莢膜多糖体の抗原性に基づいて 13 の serogroup；A、B、C、D、X、Y、Z、E、W-135、H、I、K、L に分けられる。本菌感染症の多くは serogroup A、B、C、29 E、W-135、Y に因るものである。

2 疫学

人のみが髄膜炎菌の保菌宿主で、鼻咽頭粘膜に棲息している。菌は鼻咽頭分泌液の飛沫の吸入、あるいは直接・間接的な口の接触によって人から人へ伝達される。

非流行時の本菌保菌率は約10%であるが、自衛隊の新兵の兵舎や学校などの密閉集団では60〜80%に達することがある。また患者と濃厚に接触した家族その他でも保菌率が高い。

保菌者が最も重要な感染源となる。菌が鼻咽頭に定着すると、やがて定着株に対する特異的抗体が産生されて菌は消失するので、保菌状態は通常は数カ月間で終わる。浸襲的な髄膜炎菌感染症は新しい株の定着直後数日以内の特異的抗体が出現する前に起こりやすい。

本菌感染症は1〜3月に好発する。これは乾燥して塵埃が多い季節に鼻咽頭粘膜局所におけるIgA分泌が妨げられて宿主の防御能が低下するためである。

髄膜炎菌感染症は母親から受動的に移行した抗体が消失する6〜12カ月の小児で多く発生するが、流行時には5〜19歳の患者が多くなる。

先進国における散発的な髄膜炎菌による髄膜炎の致命率は10%以下であるのに対して、髄膜炎を伴わない菌血症の致命率は約20%と高い。

3　病原因子

a．繊毛

髄膜炎菌の繊毛が付着因子となって鼻咽頭粘膜に付着して感染が始まる。

b．莢膜

髄膜炎菌の莢膜は貪喰細胞による喰菌に抵抗する。

c．リポ多糖体

髄膜炎菌の外膜リポ多糖体(LPS)が本菌感染症の重篤な病態の出現に中心的な役割を果たし、血漿中のLPSレベルと疾患の重症度が相関する。

d．IgA protease

髄膜炎菌もIgA_1を切断するIgA proteaseを産生する。

4　臨床像

髄膜炎菌感染症の臨床像は著しく変化に富み、軽症例から劇症型まで多彩である。

a．髄膜炎

髄膜炎菌による髄膜炎ではしばしば菌血症を伴っている。髄膜炎菌に特徴的な症状や徴候はない。高齢者や劇症型髄膜炎菌菌血症患者では髄膜刺激症状が認められなくても髄膜炎が起こっている可能性があり注意を要する。

【Memo】　従来は流行性脳脊髄膜炎として法定伝染病に指定されていた髄膜炎菌髄膜炎は、感染症新法では 4 類感染症に格下げとなったが、疾患の本質はなんら変わっていない。

b．菌血症

髄膜炎菌感染症患者の 30〜40％で菌血症が起こっている。症状が軽微な一過性の菌血症から数時間で死の転帰をとる劇症型まで変化に富んでいる。典型例の発症は急激で高熱、悪寒、悪心、嘔吐、皮疹を伴う。最も注目すべきは出血性の皮疹；点状出血〜斑状出血である（図 2-1）。

a．
b．

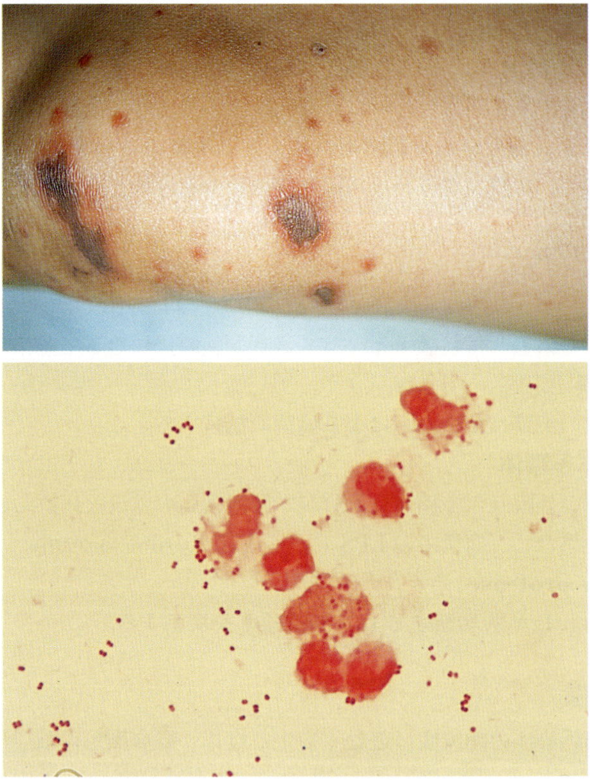

図 2-1．*Neisseria meningitidis*

a．多発性骨髄腫を基礎疾患として有する髄膜炎患者（57 歳、女性）の躯幹と下肢に多発した点状〜斑状出血斑；大きな皮疹は融合し、中心部は水疱化している。

b．同上患者の髄液のグラム染色標本：多形核白血球の内外に多数のグラム陰性双球菌を認め診断を確定し、直ちに治療を開始した。

従来Waterhouse-Friderichsen症候群と称されていた**劇症型髄膜炎菌菌血症**は急激に進行して紫斑病性病変、ショック、DIC、多臓器不全を起こして致命率が高い。

一方、反復性の発熱、斑丘疹状皮疹、関節痛が数週間〜数カ月間続く慢性髄膜炎菌菌血症があり、さらには感冒様症状のみで化学療法を行わなくても恢復する一過性の菌血症も存在する。

C．稀な病変

髄膜炎菌感染症患者の5〜10%で関節炎が起こる。そのほか本菌による肺炎(serogroup Y による)、副鼻腔炎、中耳炎、結膜炎、眼内炎、心内膜炎、心外膜炎、尿道炎、子宮内膜炎などが報告されている。

【Memo】　髄液の塗抹標本で菌が認められない場合のラテックス凝集反応による抗原検出は迅速診断法として極めて有用である。但し本法の特異度は高いが感度は低いので、陰性であるからといって髄膜炎菌感染を否定してはならない。

また、化学療法中や恢復期にはPCR法による遺伝子診断が有用である。本法の特異度と感度はともに90%以上と高い。

5　化学療法剤感受性・治療

髄膜炎菌感染症に対する第1選択剤は今日でもpenicillin Gである。しかし欧米では既にPCGのMICが0.1〜1.0 μg/mlの軽度耐性株が出現しているので今後わが国でも注意が必要である。さらにペニシリン結合蛋白PBP 2の親和性低下によるPCG耐性株の存在も報告されている。したがって本菌感染症を疑った時点で、病原菌不明のまま、髄膜炎の有無にかかわらずcefotaximeかceftriaxoneによるempiric therapyを開始するのが最善である。その後臨床材料からPCG感性株が単独で検出されたことが判明した時点でPCGに変更するのは合理的である。

ペニシリン系薬やセフェム系薬に対するアレルギー患者にはchloramphenicolが推奨されてきたが、1998年に本剤耐性株の出現が報告されたことに留意しなければならない。

C. その他の *Neisseria* 属

表 2-1 に列挙した *Neisseria* 属の中で淋菌と髄膜炎菌以外の種は人の上気道に常在している。*Neisseria sicca*、*Neisseria subflava*、*Neisseria cinerea*、*Neisseria lactamica*、*Neisseria mucosa* などは、繊毛その他の病原因子を欠如しているが、髄膜炎、心内膜炎 (図 2-2)、菌血症、心外膜炎、膿胸、眼感染症、関節炎、骨髄炎などの浸襲的な感染症を惹起することが報告されている。

犬の口腔・咽頭に常在している *Neisseria weaveri* は犬咬傷の重要な病原

a.

b.

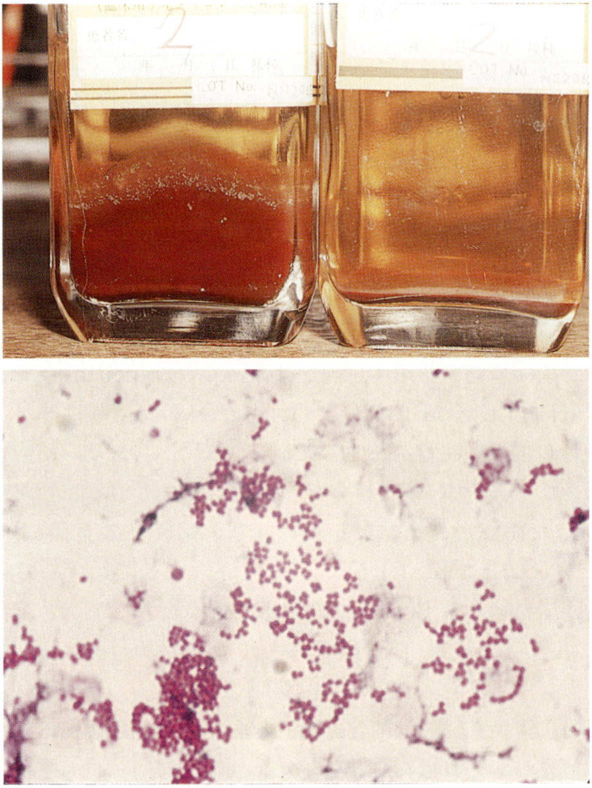

図 2-2. ***Neisseria mucosa***

a. リウマチ性連合弁膜症を基礎疾患として有する心内膜炎患者(32 歳、男性)の動脈血培養で血球層上部に生じた白色粒状の集落。

b. Culture bottle 中に生じた集落の直接塗抹標本のグラム染色所見：連鎖や集塊を形成したグラム陰性双球菌。

菌の一員で、菌血症を伴うことがある。

これらの *Neisseria* 感染症は従来ペニシリン系薬で治療されてきたが、近年これらの *Neisseria* 属の菌にも penicillin 耐性株が増加しているので、分離株の感受性検査が必要である。

Ⅱ. Genus *Moraxella*

Moraxella 属には現在 *Moraxella atlantae*、*Moraxella canis*、*Moraxella catarrhalis*、*Moraxella lacunata*、*Moraxella lincolnii*、*Moraxella nonliquefaciens*、*Moraxella osloensis* の7種が記載されている(表2-3)。

表2-3. ***Moraxella* 属**

種名	旧名・異名
Moaxella atlantae	
Moraxella canis	
Moraxella catarrhalis	*Branhamella catarrhalis* *Neisseria catarrhalis*
Moraxella lacunata	*Moraxella liquefaciens*
Moraxella lincolnii	
Moraxella nonliquefaciens	
Moraxella osloensis	

A. *Moraxella catarrhalis*** (旧名 *Branhamella catarrhalis*, *Neisseria catarrhalis*)

M. catarrhalis の菌名は3回変更され今日に至っている；最初は *Micrococcus catarrhalis* と称されていたが、1960年代に *Neisseria catarrhalis*、1970年代に *Branhamella catarrhalis* となり、1979年に Moraxella 属へ移された。

M. catarrhalis は上気道の常在菌叢の一員であるが、近年、中耳炎、副鼻腔炎、気管支炎、肺炎の病原菌として重視されている。

1 形態・性状

M. catarrhalis はグラム染色では *Neisseria* 属と鑑別困難なグラム陰性の双球菌である。

2 疫学

M. catarrhalis は人のみから分離され、健康な学童の50%、健康成人の約1〜7%の上気道に定着している。本菌の上気道への定着はダイナミックで、定着率は冬季に高く、再々新たな株と入れ替わる傾向がある。

本菌は急性感染症の徴候を欠く慢性気管支炎患者の約10%、気管支拡張症患者の25%の喀痰から分離されている。

3 病原因子

M. catarrhalis の外膜蛋白 outer membrane protein は *Enterobacteriaceae* 以外のグラム陰性桿菌のものと類似した lipo-oligosaccharide を含んでおり、これが本菌の病原因子と考えられている。

M. catarrhalis の大多数の株で認められる繊毛は上皮細胞への付着に重要な役割を果たす。

4 臨床像

a. 下気道感染症・肺炎

M. catarrhalis は慢性閉塞性肺疾患 COPD の再燃を起こす病原菌としては nontypable *H. influenzae* に次いで第2位を占めている。また、COPD や心不全、糖尿病、肺癌などを基礎疾患として有する高齢者の自宅発症肺炎の10%が本菌によるものであったとの報告がある。この *M. catarrhalis* 肺炎(図 2-3)は重篤な基礎疾患のマーカーであり、約半数の患者が発症後3カ月以内に死亡している。

一方、*M. catarrhalis* による下気道感染症の**院内感染**も起こっており、同一株による人-人伝播が確認されている。

b. 中耳炎・副鼻腔炎

M. catarrhalis は中耳炎の主要な病原菌の一員で、*S. pneumoniae*、*nontypable H. influennzae* に次ぎ、中耳炎の15〜25%が本菌によるものである。

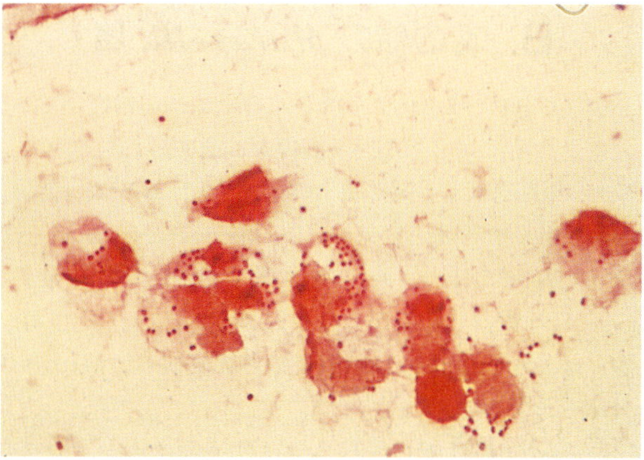

図 2-3. ***Moraxella catarrhalis***
喀痰のグラム染色標本：好中球の内外に多数認められるグラム陰性双球菌。

M. catarrhalis は成人と小児の副鼻腔炎の病原菌としても nontypable *H. influenzae*、*S. pneumoniae* に次ぐ第３位にある。

C．その他

M. catarrhalis 菌血症は稀に心・肺疾患や悪性腫瘍、慢性消耗性疾患などを基礎疾患として有する小児と高齢者でみられ、致命率が高い。また、本菌による髄膜炎や心内膜炎、膿胸、関節炎なども極めて稀に報告されている。

5　化学療法剤感受性・治療

臨床材料から分離された *M. catarrhalis* の大多数は β-lactamase を産生するので penicillin　G や methicillin、ampicillin および clindamycin、vancomycin に耐性である。しかし ampicillin/clavulanate などの β-lactamase 阻害剤を配合した penicillin 剤や piperacillin、ticarcillin、第２〜３世代のセファロスポリン系薬、アミノグリコシド系薬、新マクロライド系薬、新キノロン系薬には感性である。

肺炎患者には感受性試験の結果が判明するまでは ampicillin/clavulanate か第３世代のセファロスポリン系薬を用いるのが望ましい。

B．その他の *Moraxella* 属

M. catarrhalis 以外の *Moraxella* 属も人の上気道の常在菌で、皮膚や泌尿生殖器から分離されることもあるが、髄膜炎、菌血症、心内膜炎、心外膜炎、気管支炎、肺炎、尿路感染症、関節炎、創傷感染症、蜂巣炎、結膜炎など種々な感染症を惹起することがある。

Moraxella osloensis は血液、呼吸器、髄液、尿から、*Moraxella nonliquefaciens* は呼吸器と血液からの分離頻度が高い。また *M. canis* は犬咬傷から、*Moraxella lacunata* は結膜炎や角膜炎から、*Moraxella atlantae* は血液から分離されている。

これらの *Moraxella* 属は概してペニシリン系薬やセファロスポリン系薬に感性である。

第2章 嫌気性グラム陰性球菌

3属からなる嫌気性グラム陰性球菌の中で臨床的に問題となる *Veillonella* 属について述べる。

Ⅰ. Genus *Veillonella*

現時点で *Veillonella* 属には *Veillonella dispar* と *Veillonella parvula* の2種が記載されている。

1 形態・性状

Veillonella 属は直径0.3〜0.5 μm の小さなグラム陰性球菌で、双球菌状、短鎖、塊状を呈する。増殖に CO_2 を必要とする。

2 疫学

V. parvula は人の口腔と腸管に、*V. dispar* は人の口腔と上気道に常在している。

3 病原因子

Veillonella 属が有するリポ多糖体(LPS)の生物学的活性は、嫌気性グラム陰性桿菌の *Bacteroides* 属の LPS とは異なり、大腸菌などの腸内細菌科のものと同様に強い。

4 臨床像

Veillonella 属は嫌気培養を行った臨床材料の0.5〜4%から複数菌感染の一員として分離される場合が多い。分離頻度が高い *V. parvula* は、しばしば汚染菌と判定されている。しかし、中枢神経系、副鼻腔、心、肺、肝、骨などの病巣から本菌が単独で分離され病原菌と認められた症例も多い。すなわち *V. parvula* による感染症として最も多く報告されているのは骨髄炎で、そのほかに菌血症、心内膜炎、髄膜炎、慢性副鼻腔炎、肺胸膜感染症、火傷感

染症などがある。

5 化学療法剤感受性・治療

Veillonella 属による感染症にはペニシリン系薬や clindamycin が奏効する。

Veillonella 属は概して vancomycin と tetracycline に耐性であり、erythromycin にも感受性が乏しい。嫌気性菌の常としてアミノグリコシド系薬、aztreonam および ST 合剤にも耐性である。

グラム陰性球菌の要約

菌名	棲息部	病原因子	主要病態	治療
N. gonorrhoeae	人のみ	繊毛、LOS IgA protease Por、Opa	淋疾	CTRX CFIX N-QLs
N. meningitidis	人のみ 鼻咽頭	繊毛、莢膜 LPS IgA protease	髄膜炎 菌血症	PCG CTX、CTRX
M. catarrhalis	人のみ 上気道	繊毛 外膜蛋白	肺炎 気管支炎 中耳炎 副鼻腔炎	AMPC/CVA II～III CEPs AGs、N-MLs N-QLs

第３編

グラム陽性桿菌

グラム陽性桿菌には好気性と嫌気性のものがあり、それぞれに芽胞を形成するものと形成しないものがある。

第1章 好気性有芽胞グラム陽性桿菌

芽胞を形成する好気性グラム陽性桿菌は ***Bacillus*** 属のみでる。

Ⅰ. Genus *Bacillus*

現在 *Bacillus* 属には炭疽菌 *B. anthracis*、*B. cereus*、*B. subtilis* など11種が記載されている(表3-1)。

Bacillus 属の中で人に病原性が明確なものは炭疽菌 *B. anthracis* とセレウス菌 *B. cereus* の2種である。しかし枯草菌 *B. subtilis* その他の菌も菌血症、髄膜炎、眼感染症、肺炎、腹膜炎、食中毒などを惹起することが知られている。

表3-1. ***Bacillus*** 属

Bacillus anthracis
Bacillus cereus
Bacillus circulans
Bacillus coagulans
Bacillus licheniformis
Bacillus megaterium
Bacillus mycoides
Bacillus pumilus
Bacillus sphaericus
Bacillus subtilis
Bacillus thuringiensis

A. 炭疽菌 ***Bacillus anthracis****

1 形態・性状

炭疽菌は大型の好気性グラム陽性桿菌で、芽胞を形成する。臨床材料中では単在〜短い連鎖をなし、莢膜が認められる。培養した菌は菌端が角張って竹の節状の長い連鎖を形成する。菌は汚染地域の土や水の中に存在し、芽胞は乾燥した土中では年余にわたって生存するが、煮沸 10 分間、過マンガン酸カリウムや過酸化水素などの酸化剤、稀釈したフォルマリンで死滅する。

2　疫学

炭疽はもともと草食動物の伝染性疾患であるが、罹患動物や死体に接触した者、あるいはその製品：肉や羊毛などを介して人も感染する**人獣共通感染症** zoonosis の 1 つである。

炭疽の発生頻度は先進国では減少しており、わが国では近年報告例は見当たらないが、発展途上国ではいまだに重要な疾患の一員である。

【Memo】　炭疽菌の芽胞は生物兵器として過去に日本、英国、米国、イラク、ソ連で開発され、2001 年 9 月に米国がテロ攻撃を受けた歴史があり、今後ともテロや戦争に使われる可能性があるので、常に炭疽を念頭において診療にあたる必要がある。

3　病原因子

a．莢膜

炭疽菌の莢膜は抗貪喰作用を有する。

b．外毒素

炭疽菌が産生する毒素は 3 種の蛋白質；edema factor(EF)、lethal factor (LF)、protective antigen(PA)からなっている。これらは単独では毒性を示さないが、EF＋PA は浮腫毒素として血管透過性亢進作用により浮腫を起こし、LF＋PA は致死毒素として致死作用を発揮する。後者が炭疽菌の主要な病原因子である。さらに致死毒素と浮腫毒素が組み合わさると喰菌・殺菌阻止作用を示すことが判明している。

4　臨床像

炭疽は稀な疾患であるために、本症を経験した医療従事者は皆無に近く、診断と適切な治療ならびに感染予防対策が遅れると致命率が著しく高くなる。そこで、本項では例外的に臨床像についてやや詳しく述べておく。

a．皮膚炭疽

1～4 日の潜伏期の後、炭疽菌の芽胞が感染した露出部皮膚に、刺虫症様の痒感のある小赤色斑を生じ、その後丘疹、水疱、膿疱、さらに潰瘍形成へ進展する。潰瘍の中心部に本症に特徴的な黒色壊死性痂皮を生じ、潰瘍周囲を著しい発赤・浮腫帯が取り囲む。この時期の病変部は無痛性で、他菌の混合感染がない限り膿を生じない。有痛性の所属リンパ節腫脹を認める。無治療例の80～90％で自然治癒が起こり、病変部は1～2週間後に乾燥し、その後黒色痂皮は脱落して瘢痕を残す。無治療例の10～20％は菌血症へと進展し、急激に死亡する。

b．肺炭疽(吸入炭疽)

吸入した炭疽菌芽胞が縦隔リンパ節で発芽、増殖して**出血性縦隔炎**を起こし、高熱、呼吸困難、喘鳴、低酸素血症、ショックをきたして1～2日で死亡する。胸部X線で縦隔陰影の拡大が診断の手がかりとなる。

c．胃腸炭疽

炭疽菌で汚染された肉その他の摂取で発症する。

①腸炭疽：主として回盲部が侵され、腹痛、吐血、血性下痢、ショックを起こして数日以内に死亡する。

②中咽頭炭疽：扁桃腺に病変が生じ、頸部の浮腫と壊死を起こして咽頭痛、嚥下障害、呼吸障害、有痛性頸部リンパ節腫脹で死亡する。

d．髄膜炎

病型の如何にかかわらず、炭疽患者の5％以下で菌血症の結果として起こる。**開口障害**が特異的であるとの報告がある。髄液は血性で、塗抹標本で菌を認めることが多い。致命率が高く、2～4日後に昏睡に陥り死亡する。

【法規】　炭疽は感染症新法で4類に指定されているので、保健所長へ届け出なければならない。

5　化学療法剤感受性・治療と予防

炭疽菌は原則としてpenicillin Gに感性であるから、PCGが第1選択剤となる。通常PCGを1日1,600～2,400万単位静注する。Streptomycinあるいはgentamicinの併用は有益と思われる。

ペニシリンアレルギー患者にはciprofloxacinかdoxycyclineを代用する。

予防目的にはciprofloxacin 500 mg 1日2回か、doxycycline 100 mg 1日2回60日間内服が推奨されている。

米国ではPAを含むワクチンが人に使用されているが、効果不十分で副作用もあることから、さらに優れた製品を求めて開発中である。

B．セレウス菌 *Bacillus cereus**

1 形態・性状

B. cereus は芽胞を形成する好気性グラム陽性桿菌である。

2 疫学

B. cereus は土、塵埃、水、食品、植物など自然界に広く存在している。

本菌による食中毒は従来からよく知られているが、近年、人工呼吸器や血液透析装置、血管内留置カテーテルなどの汚染による菌血症や髄膜炎などの院内感染の増加が注目されている。

3 病原因子

a．Enterotoxins

B. cereus は食中毒の原因となる2種の enterotoxin；emetic toxin と少なくとも2つの diarrheal enterotoxin（BceT と HBL）が明らかにされている。

b．酵素

組織破壊性の lecithinase；phospholipase C が眼感染症に関与する。

4 臨床像

炭疽菌以外の *Bacillus* 属の菌は従来、人に病原性はほとんどないと思われていた。しかし近年、*B. cereus* その他の菌も免疫不全患者のみならず免疫正常者に対しても病原性を発揮することが明らかになってきた。したがって *Bacillus* 属の細菌が血液、髄液、胸水などの臨床材料から分離された場合、検査室では汚染菌として、臨床側では非病原菌として無視することなく、分離株の病原的意義を慎重に検討する必要がある。

a．食中毒

B. cereus 食中毒には嘔吐型と下痢型の2型がある。嘔吐型は米飯などの食品中で増殖した菌が産生した emetic toxin を摂取して起こるものであるから潜伏期が1〜6時間と短い。下痢型は汚染した肉類などを摂取後に腸管内で発芽、増殖した菌が産生した enterotoxin によるもので、潜伏期は10〜12

時間とやや長い。これらの toxin は耐熱性である。

b．菌血症

髄膜炎や肺炎に随伴した菌血症のほか、上記のような医療技術の進歩に伴った *B. cereus* 菌血症が増加している。基礎疾患として多いのが血液疾患などの免疫不全と麻薬静注である。

c．心内膜炎

麻薬静注者、人工弁置換術後、ペースメーカー装着者に多い。三尖弁が侵されやすく、比較的緩徐な経過をとる。

d．髄膜炎

B. cereus は稀に化膿性髄膜炎を起こし、菌血症を伴い、致命率が高い。

e．眼感染症

近年 *B. cereus* は全眼球炎や眼内炎などの眼感染症の主要な病原菌の１つと認められるようになってきた。

f．肺炎

B. cereus は単独でも重篤な肺炎を起こし得る。空洞を生じ、気管支胸膜瘻を形成して膿胸を続発することもある。多くの患者で菌血症を合併しており、致命率が高い。

g．その他

B. cereus は腹膜炎、骨髄炎、ガス壊疽様の軟部組織炎などを起こすことがある。

5　化学療法剤感受性・治療

B. cereus は β-lactamase を産生するのでペニシリン系薬とセファロスポリン系薬は無効である。本菌は clindamycin、gentamicin、vancomycin に感性で、本菌による重症感染症の治療には殺菌的相乗作用を発揮する clindamycin と gentamicin の併用が推奨されている。新キノロン系薬の中では trovafloxacin の抗菌力が優れている。

C．枯草菌 *Bacillus subtilis* その他

前記の２菌以外で自然界に広く分布している *Bacillus* 属の中で *B. subtilis*、*B. licheniformis*、*B. megaterium* は莢膜を形成する。*B. subtilis* の芽胞は数時間の煮沸に耐える。

B. subtilis、*B. licheniformis*、*B. pumilus* および *B. thuringiensis* は食中毒を起こすことがある。

周知のように従来 *B. subtilis* が全眼球炎その他各種の眼感染症の病原菌として多数報告されてきたが、近年になって *B. cereus* が *B. subtilis* と誤って同定されていた可能性が指摘されている。

B. cereus のみならず *B. subtilis*、*B. licheniformis*、*B. circulans*、*B. pumilus* も留置カテーテル関連の菌血症を起こし、カテーテルの抜去を要する場合がある。

主として腰椎麻酔後に起こった *B. subtilis*、*B. megaterium*、*B. circulans*、*B. sphaericus* による髄膜炎も報告されている。

B. cereus 以外の *Bacillus* 属の菌には β-lactam 剤に感性のものがある。

第 2 章　好気性無芽胞グラム陽性桿菌

本章では芽胞を形成しないグラム陽性桿菌として ***Corynebacterium*** 属、***Mycobacterium*** 属、***Nocardia*** 属、***Gardnerella*** 属および ***Listeria*** 属の 5 属について述べる（表 3-2）。

表 3-2．好気性無芽胞グラム陽性桿菌

[1] グラム陽性球菌
[2] グラム陰性球菌
[3] **グラム陽性桿菌**
1．好気性有芽胞グラム陽性桿菌
2．好気性無芽胞グラム陽性桿菌
I．*Corynebacterium* 属
II．*Gardnerella* 属
III．*Listeria* 属
IV．*Mycobacterium* 属
V．*Nocardia* 属
3．嫌気性有芽胞グラム陽性桿菌
4．嫌気性無芽胞グラム陽性桿菌
[4] グラム陰性桿菌
[5] スピロヘータ
[6] クラミジア
[7] リケッチア
[8] マイコプラズマ

I．Genus *Corynebacterium*

現在 32 種が記載されている *Corynebacterium* 属は表 3-3 に示す 3 群に分けられている。近年、先進国ではジフテリアが激減している反面、ジフテリア菌以外の種による感染症が増加する傾向にある。

表 3-3. ***Corynebacterium* 属**

Nonlipophilic, fermentatives：
Corynebacterium amycolatum
Corynebacterium diphtheriae
Corynebacterium minutissimum
Corynebacterium pseudotuberculosis
Corynebacterium striatum
Corynebacterium ulcerans
Corynebacterium xerosis
etc.
Nonlipophilic, nonfermentatives：
Corynebacterium pseudodiphthericum
etc.
Lipophilic：
Corynebacterium jeikeium
Corynebacterium urealyticum
etc.

A. ジフテリア菌 *Corynebacterium diphtheriae**

1 形態・性状

C. diphtheria は好気性～通性嫌気性の多形性を示すグラム陽性桿菌で、一端が棍棒状に膨大している。菌体内に異染小体と称される顆粒が存在する。菌の配列が特異的で柵状、松葉状、指開状、L、V、W、Y 字状などと表現される。培養した菌の抵抗性は比較的弱いが、偽膜内では抵抗性が強い。

2 疫学

ジフテリア菌は人のみが保菌し、感染様式は主として患者から飛沫感染であるが、皮膚ジフテリアは他の原因による皮膚病変への二次感染である。近年、患者は予防接種を受けたことがないか booster 接種を受けていない高齢者が多くなっている。

3　病原因子

呼吸器ジフテリアは主に毒素産生株(tox+)の感染によって、皮膚ジフテリアは毒素非産生株(tox−)によって起こる。毒素非産生株は毒素遺伝子(tox遺伝子)をもつファージが感染すると毒素産生株になる。

ジフテリア菌は感染局所で増殖しながら毒素を産生して病原性を発揮する。蛋白合成を抑制するジフテリア毒素は感染局所で偽膜形成に与る一方、血行性に全身に拡がり心筋炎、神経炎あるいは肝、腎、副腎など諸臓器の巣状壊死を起こす。さらに局所病変回復後にジフテリア後麻痺：眼筋、軟口蓋、下肢筋などの弛緩性麻痺や心筋障害を起こすことがある。

4　臨床像

a．呼吸器ジフテリア

原発巣は扁桃・咽頭が最も多く、偽膜の形成が特徴的である。偽膜が二次的に口蓋垂、軟口蓋、鼻粘膜あるいは喉頭、気管・気管支へ拡大するほど重症となる。少数ながら頸部浮腫 bull neck、呼吸困難、頸部リンパ節腫脹を呈する重症の悪性ジフテリアがある。

b．ジフテリア毒素による病変

①心筋炎による不整脈、心不全が起こり、房室ブロックや左脚ブロックは致命率が高い。

②神経障害：軟口蓋・咽頭麻痺、眼筋麻痺、四肢麻痺、知覚障害などが感染局所病変の重症度に比例して起こる。

c．その他

稀ながらジフテリア菌による既存皮膚病変の二次感染や菌血症、心内膜炎、脳炎、結膜炎、尿性器感染症なども報告されている。

5　化学療法剤感受性・治療

a．抗毒素療法

ジフテリアの疑いがあれば直ちに毒素を中和する目的で抗毒素(馬血清)の使用を開始する。

b．化学療法

患者および保菌者のジフテリア菌を根絶する目的でerythromycinかpenicillin Gの使用が推奨されている。

c．予防

DPT 3 種混合ワクチンが有効である。

【法規】　ジフテリアは 2 類感染症に指定されているので、診断後直ちに保健所へ届け出なければならない。患者は第 2 種指定医療機関へ入院させる。

B．その他の *Corynebacterium* 属

a．*Corynebacterium ulcerans*

元来、馬や牛に共生している *C. ulcerans* は牛の乳腺炎を起こすことが知られている。*C. ulcerans* の多くの株がジフテリア毒素 tox^+ を産生し、人に呼吸器ジフテリア類似の咽頭炎を起こす。治療にはジフテリア抗毒素が有効である。皮膚壊死毒素を産生する株もあり、肺炎や四肢潰瘍を起こすことがある。本菌は in vitro では大多数の化学療法剤に感性であるが、臨床的には erythromycin が推奨されている。

b．*Corynebacterium pseudotuberculosis*

本来は家畜の病原菌で皮膚壊死毒素を産生する *C. pseudotuberculosis* は、稀に人にも感染して化膿性肉芽腫性リンパ節炎を起こす。治療には erythromycin か tetracycline の長期使用と外科的処置が必要である。

c．*Corynebacterium xerosis*

C. xerosis は結膜嚢、鼻咽頭、皮膚に常在しており、毒素産生は認められていない。しかし免疫不全患者や手術後あるいは人工装置装着者に菌血症、心内膜炎、髄膜炎、角膜炎、肺炎、縦隔炎、腹腔内感染症、骨髄炎、関節炎などを起こす。本菌はほとんどの化学療法剤に感性である。

d．*Corynebacterium striatum*

人の前鼻孔や顔面と胴の皮膚に常在している *C. striatum* による感染症の報告例が最近増加している；好中球減少や免疫不全がある患者の菌血症、心内膜炎、カテーテル挿入部の感染症、髄膜炎、脊髄液シャント感染、化膿性結膜炎、肺胸膜感染症、腹膜炎など。

C. striatum は vancomycin と penicillin G に高度感性、大多数の株がセファロスポリン系薬とカルバペネム系薬に感性であるが、アミノグリコシド系薬、erythromycin、tetracycline、キノロン系薬に耐性である。

e．*Corynebacterium minutissimum*

人に常在している *C. minutissimum* は紅色陰癬 erythrasma から他菌とと

もにしばしば分離される。本菌は稀に菌血症、心内膜炎、腹膜炎、腎盂腎炎、中心静脈カテーテル感染、乳腺膿瘍などを起こし、各種の化学療法剤に耐性を示す。

ｆ．*Corynebacterium amycolatum*

C. amycolatum は長年にわたって *C. minutissimum*、*C. striatum* あるいは *C. xerosis* と誤って同定されていた。本菌はこれらの諸菌と異なって β-ラクタム系薬、マクロライド系薬、アミノグリコシド系薬、キノロン系薬などに耐性である反面、ポリペプチド系薬に感性であり、大多数の株が tetracycline に感性である。

ｇ．*Corynebacterium pseudodiphthericum*

人の咽頭に常在している *C. pseudodiphthericum* はいまだ毒素産生性は証明されていないが、近年、重要な病原菌の一員として認められるようになった。免疫不全のない患者にも心内膜炎、肺炎、肺膿瘍、壊死性気管炎、気管気管支炎、化膿性リンパ節炎などを起こす。化学療法剤感受性は一定していないので、感受性試験が必要である。

ｈ．*Corynebacterium jeikeium*

C. jeikeium は悪性腫瘍や免疫不全のある男性入院患者の皮膚(特に腋窩、会陰部、肛門周囲)に定着しており、病院内環境や医療スタッフの手からも分離される。本菌は免疫正常者にも感染症を起こすが、特に好中球減少患者に**院内感染**としての敗血症、人工弁の心内膜炎、脳室シャント患者の髄膜炎、空洞形成性肺臓炎、肝膿瘍、腹膜炎、骨髄炎、関節炎などを起こす。

本菌は大多数の化学療法剤に耐性を示すので、治療には vancomycin が用いられている。

ｉ．*Corynebacterium urealyticum*

女性入院患者の皮膚に広く分布している *C. urealyticum* は免疫不全や泌尿器疾患を有する患者に重症で難治性の膀胱炎や腎盂腎炎を起こすほか、菌血症、心内膜炎、肺炎、腹膜炎、骨髄炎なども起こす。

本菌は大多数の化学療法剤に高度耐性であるので、治療には vancomycin が必要である。

Ⅱ. Genus *Gardnerella*

Gardnerella 属は *Gardnerella vaginalis* 1種のみである。

A. *Gardnerella vaginalis*
(旧名 *Haemophilus vaginalis*、*Corynebacterium vaginalis*)

1 形態・性状

G. vaginalis は通性嫌気性、多形性、グラム染色性不定の桿菌である。稀に偏性嫌気性の株も存在する。

2 疫学

G. vaginalis の棲息部位は人の腟で、腟感染症の症状や徴候がない婦人の約70%、少女の約14%から分離される。一方、本菌は細菌性腟症 bacterial vaginosis(BV)を有する婦人のほぼ100%から検出され、腟症患者の男性パートナーの尿道からも分離される。

3 病原因子

G. vaginalis は腟および尿路上皮細胞に付着する能力があり、これがBVで病原的役割を果たすと考えられている。

本菌は cytolytic toxin(hemolysin)を産生する。この toxin に反応する特異的 IgA が BV 患者の約60%に認められるのに反して健常婦人では9%しか認められていない。

G. vaginalis は血清の抗菌活性に抵抗性を示す。

本菌には endotoxin 活性が証明されているが、lipid A は存在しない。

4 臨床像

a. 細菌性腟症

G. vaginalis は BV 患者の腟に複数の嫌気性菌とともに遍く存在している。

b．尿路感染症

G. vaginalis は稀に尿路感染症を起こす。

c．菌血症

産褥熱、分娩後子宮内膜炎、流産、帝王切開後の感染症などの際に *G. vaginalis* 菌血症が起こる。経過は比較的良好で、適切な化学療法なしで治まることがある。

5　化学療法剤感受性・治療

大多数の *G. vaginalis* は penicillin G、ampicillin、clindamycin、vancomycin、metronidazole に感性である反面、tetracycline、colistin、キノロン系薬に耐性である。

BV の治療には metronidazole か clindamycin が承認されている。

Ⅲ．Genus *Listeria*

5種記載されている *Listeria* 属の中で人に病原性を発揮してリステリア症を惹起するのは *Listeria moncytogenes* のみである。

A．*Listeria monocytogenes**

1　形態・性状

L. monocytogenes は小型のグラム陽性桿菌であるが、臨床材料中の菌はグラム染色性不定で、球菌状、双球菌状あるいは短桿菌状を呈する。通性嫌気性、冷蔵庫内の温度：4～10℃でもよく増殖する（cold enrichment）。本菌は中性～弱アルカリ性では発育良好であるが、pH 5.5 以下の酸性では死滅する。下痢便から病原菌を分離する目的で通常使用されている培地では本菌の増殖が阻害されるので、本菌分離には特別な配慮が必要である。

2 疫学

L. monocytogenes は人獣共通感染症の病原菌の１つで、土、腐朽植物、あるいは多くの哺乳動物の糞便など自然界に広く分布している。本菌は健康成人の約5%の糞便から分離され、患者家族からの分離率はさらに高い。

多くの食品が本菌で汚染されており、生野菜、生乳、チーズ、魚、チキンなどの家禽、生･加工肉の15〜70%から *L. monocytoenes* が分離されている。したがって人はごく普通に本菌を摂取していると思われる。

臨床的に問題となるリステリア症は主として生後１カ月以内の新生児、妊婦、60歳以上の高齢者あるいは血液疾患患者、臓器移植者、ステロイド剤使用者、細胞性免疫能低下者などで起こる。

人のリステリア症の大多数は食品を介したものであるが、胎盤を介する母子感染や産道感染、新生児室内での交叉感染、経皮感染なども起こる。

L. monocytogenes は14の血清型に型別されているが、わが国のリステリア症は主に4bと1/2bによるものである。

3 病原因子

L. monocytogenes は細胞内寄生菌である。本菌は菌体表面蛋白(internalin)と上皮細胞のレセプター(E-cadherin)との相互作用によって貪喰を誘導する。ひとたび貪喰されると主要な病原因子である listerolysin O が phagosome から菌を逃れさせることにより菌は細胞内殺菌を免れて細胞質内で増殖する。次いで菌は偽莢状の突起(filopods)を伸ばして隣接する細胞：マクロファージや赤血球、肝細胞などへ入り込む。また Act A と呼ばれる菌の表面蛋白も細胞間の伝播に重要な病原因子である。このようにして *L. monocytogenes* は抗体や補体あるいは好中球に曝露されることなしに細胞間での伝播が可能である。

鉄は *L. monocytogenes* の重要な病原因子と思われている。ヘモクロマトーシス患者や輸血による鉄過剰症をきたした透析患者におけるリステリア症の発生がこれを立証している。

制酸剤や H_2-blocker あるいは胃切除による胃の酸度低下〜アルカリ化が本菌感染を助長する。

4　臨床像

L. monocytogenes は中枢神経系と胎盤に特に親和性がある。

a．妊婦のリステリア症

細胞性免疫が低下する妊娠 26～30 週に妊婦は菌血症を起こしやすい。菌血症では発熱、頭痛、筋肉痛、関節痛を伴うことが多く、無治療でも自然に治まるが、胎児死亡や未熟分娩が起こりやすい。早期診断・治療により健康児の出産が可能である。

b．新生児のリステリア症

胎児が胎盤を介して子宮内で感染すると早産か胎児敗血症性肉芽腫症による死産が起こる。産道で感染すると分娩後 2 週間頃に髄膜炎が起こり重篤である。

c．菌血症

免疫不全患者におけるリステリア症で最も多いのが原発巣不明の菌血症で、臨床徴候は他の菌と同様である。

d．中枢神経系感染症

L. monocytogenes は、髄膜炎の主要病原菌である *S. pneumoniae*、*N. meningitidis*、*H. influenzae* と異なって、脳自体特に脳幹と髄膜に指向性があるので大多数の患者が髄膜脳炎を起こしている。

世界的に *L. monocytogenes* は新生児髄膜炎の三大病原菌の 1 つであり、50 歳以上の成人の髄膜炎の病原菌として肺炎球菌に次いで第 2 位にあり、免疫不全患者では髄膜炎の病原菌の第 1 位を占めている。

健康成人では脳幹の脳炎が起こり、菌血症を伴い、致命率が高い。

本菌による中枢神経系感染症の約 10％で視床、橋、延髄の皮質下膿瘍がみられる。菌血症と髄膜炎を合併し、予後不良である。

e．その他

L. monocytogenes 菌血症の結果としての心内膜炎、心外膜炎、心筋炎、動脈炎、眼内炎、肝炎、肝膿瘍、脾膿瘍、胆嚢炎、腹膜炎、骨髄炎、関節炎などが報告されている。

また、本菌の直接接種により結膜炎、皮膚感染症、リンパ節炎なども起こる。

近年、本菌に汚染された牛乳よる食中毒の集団発生が報告され注目されている。

f．合併症

L. monocytogenes 感染症の重症例では DIC、ARDS、急性腎不全を伴う横紋筋融解を合併することがある。

5 化学療法剤感受性・治療

L. monocytogenes 感染症の治療には ampicillin が最適と考えられている。β-ラクタム系薬のみならず imipenem や vancomycin も本菌に対しては静菌作用しか発揮しないといわれている。したがって、髄膜炎や心内膜炎あるいは免疫不全患者の菌血症の治療には ampicillin と gentamicin の併用が推奨されている。

髄膜脳炎には ampicillin と ST 合剤の併用が優れているとの報告がある。

Chloramphenicol やセファロスポリン系薬は使用すべきでない。

Ⅳ．Genus *Mycobacterium*

Mycobacterium 属は好気性で抗酸性を示すグラム陽性桿菌で、発育の仕方から遅発育菌群と迅速発育菌群および培養不能菌に分けられ、人に病原性を発揮するものと発揮しないものがある。

ここでは 55 種記載されている *Mycobacterium* 属の中で人に病原性を示す結核菌、らい菌および非結核性抗酸菌群について述べる（表 3-4）。

表 3-4. *Mycobacterium* 属の主要な菌種

遅発育菌
Mycobacterium tuberculosis
Mycobacterium kansasii
Mycobacterium marinum
Mycobacterium scrofulaceum
Mycobacterium szulgai
Mycobacterium avium
Mycobacterium intracellulare
Mycobacterium xenopi
Mycobacterium shimoidei
Mycobacterium shinshuense
迅速発育菌
Mycobacterium fortuitum
Mycobacterium chelonae
Mycobacterium abscessus
人工培地発育不能菌
Mycobacterium leprae

A. 結核菌 *Mycobacterium tuberculosis*＊＊

1　形態・性状

結核菌は偏性好気性のグラム陽性桿菌であるが、グラム染色では菌体は一様に染まらず、顆粒状に染まる。Ziehl-Neelsen 法で一旦染色されると酸のみならずアルコールあるいは煮沸によっても脱色され難い（抗酸性、抗アルコール性、抗煮沸性）。この特性に因んで *Mycobacterium* 属は「抗酸菌」とも称されている。

結核菌は発育が遅く、小川培地上で集落を形成するまでに３週間以上を要する。

結核菌を含む *Mcobacterium* 属は脂質に富む強固な細胞壁を有するため、貪喰細胞によって処理され難く、また**無芽胞細菌の中で物理・化学的抵抗が最も強い**。乾燥と低温には抵抗性が特に強く、各種の常用消毒薬にも抵抗性が強い。

【Memo】　逆性石鹸（オスバン®、ハイアミン®）のみならずクロールヘキシジン（ヒビテン®）や次亜塩素酸ソーダ（ハイター、ミルトン）は結核菌には無効である。

本菌に有効な 5%クレゾール液に 5 分間、70%アルコールにも 5 分間は耐える。両面活性剤（テゴー®51）とヨードフォア（イソジン®）は殺菌作用があり、グルタールアルデヒドは殺菌作用が強い。

結核菌は 100℃；1〜2 分間の加熱で死滅するが、喀痰中では 100℃；5 分間の煮沸に耐える。

本菌は直射日光下では 20〜30 分間で死滅するが、喀痰中では 2〜3 時間生存する。紫外線殺菌灯直射では数分間で死滅するが、紫外線が直射しない陰では殺菌されない。

2 疫学

人は哺乳動物の中で結核菌に対して感受性が最も高い。

結核菌の感染経路は主として経気道感染で、菌を含む排菌患者の喀痰・気道粘液の小滴を、咳、くしゃみ、会話の際に、至近距離から吸入することによる飛沫感染が主であるが、菌を含む塵埃感染もある。空洞を有し、塗抹陽性の排菌患者が最大の感染源である。

結核の約 10%を占める肺外結核は障害された皮膚、粘膜、扁桃、消化管からの感染で起こり、胎児の子宮内感染もある。

菌が流血中に入ると血行撒布による粟粒結核が起こる。

わが国では近年結核患者が増加する傾向にあり、毎年約 5 万人の新患者が登録されている。その約半数は 60 歳以上の高齢者である。

3 病原因子

毒素を産生しない結核菌の病原性は菌と宿主との力関係によって決まる。

結核菌は初感染直後から細胞性免疫が成立するまでの 6〜14 週間は貪喰されたマクロファージ内で増殖する（細胞内寄生性）。

結核菌細胞壁の構成成分の 1 つであるコードファクター cord factor は喰菌されたマクロファージ内でリソソームの融合を阻害して殺菌能を低下させ、菌の増殖を助けて組織破壊に貢献する。さらに本物質は肉芽腫形成作用やアジュバント活性を有している。

スルフォリピッド sulfolipid はコードファクターの毒力を増強する作用がある。

4 臨床像

a．初期変化群

初感染原発巣と所属リンパ節病巣。好発部位はない。

b．原発性結核症

初期変化群が自然治癒せず、初感染原発巣の拡大・進展した肺病変、肺門リンパ節結核とこれによる気管支病変、あるいは菌の血行性播種による早期蔓延型粟粒結核：肺、胸膜、心外膜、髄膜、肝、脾、腎、副腎、腹膜、骨・関節、精巣上体、卵巣の粟粒結核。

c．続発性結核症

初感染後数年〜数十年を経て**細胞性免疫が低下した際に発症する**成人型の肺結核。病巣はS1、S2、S1+2、S6に好発する。また結核菌を含む喀痰の嚥下による腸結核、腎結核から下行性の尿管・膀胱結核、腹膜炎からの卵管結核などの管内性播種病変も起こる。

5 化学療法剤感受性・治療

結核菌を根絶するには、①マクロファージ内で細胞内寄生性に生存・増殖している菌に有効な薬剤を用い、②いかなる薬剤に対しても$10^{5\sim7}$個に1個の割合で存在している突然変異による自然耐性菌の選択的増殖を阻止するために少なくとも2〜3種の薬剤を併用する必要がある。③乾酪性病巣内で増殖を停止した状態で生存している持続生残菌にも殺菌作用を発揮する**rifampicin（RFP）の使用が不可欠**、と思われる。このRFPの出現により結核の治療成績が著しく向上したことは特筆に値する。

従来わが国ではisoniazid（INH）＋RFP＋streptomycin（SM）またはethambutol（EB）の3者併用を6カ月間行い、その後さらにINH＋RFP（＋EB）を3〜6カ月間使用する標準治療法が行われてきた。

1996年から最初の2カ月間INH＋RFP＋SMにpyrazinamide（PZA）を加えた4者併用を行い、次いでINH＋RFP（＋EB）を4カ月間併用して治療を6カ月で完了とする短期治療法が標準化されている。

耐性株の治療にはkanamycin、viomycin、enviomycin、capreomycin、ethionamide、cycloserine、p-aminosalicylic acidあるいはキノロン系薬が用いられる。

要するに、結核治療の基本は殺菌作用が最も強いINHとRFPの2剤を中心に最強の化学療法を行うことである。これら2剤を使用できない症例では治療効果がはかばかしくない場合が多い。

B．非結核性抗酸菌 Nontuberculous *Mycobacterium*

従来、わが国では結核菌以外の培養可能な抗酸菌を非定型抗酸菌 atypical *Mycobacterium* と呼称してきた。しかし抗酸菌はすべて定型的であることから、近年、不適切な用語を改め、非結核性抗酸菌と呼ばれるようになった。この非結核性抗酸菌は発育速度から遅発育菌群と迅速発育菌群に分けられている（表3-4）。

非結核性抗酸菌は自然界に広く存在しており、気道に一過性に集落を形成することもある。したがって臨床材料から繰り返し分離され、分離菌と関連が深い病態が認められる場合にのみ病原菌と判定される。非結核性抗酸菌症は最近増加傾向にあり、抗酸菌症の約15％を占めるに至っている。わが国の非結核性抗酸菌症の約70％が *Mycobacterium avium* と *Mycobacterium intracellulare* によるもので、約25％が *Mycobacterium kansasii* 症である。

発症要因としては宿主の肺局所あるいは全身性の感染防御能低下、中でも**細胞性免疫低下**が重要である。

非結核性抗酸菌は概して抗結核薬に耐性であるため、治療が困難で、難治性となりやすい。

a．*Mycobacterium kansasii*

病原性が比較的強い。非結核性抗酸菌症の約25％を占め、肺結核類似の肺病変を生じる。抗結核薬に比較的感受性があり、RFP、ethionamide、cycloserine、EB が有効である。新キノロン系薬も抗菌活性を有する。

b．*Mycobacterium marinum*

水中に生息しており、発育至適温度が30°C前後。魚類を扱う人の皮膚に慢性肉芽腫性病変を起こす。Tetracyclines が第1選択剤である。新キノロン系薬も用いられている。

c．*Mycobacterium simiae*

肺結核類似の病変を起こす。

d．*Mycobacterium scrofulaceum*

塵肺に続発した肺結核類似病変や、小児の頸部リンパ節炎を起こす。

e．*Mycobacterium szulgai*

肺結核類似の病変を起こす。

f．*Mycobacterium gordonae*

米国ではAIDS患者に本菌感染が多い。

g．*Mycobacterium avium*

肺結核類似の病変を起こす。わが国では関東・東北地方で多い。米国ではAIDS患者の過半数で本菌感染がみられ、末期に全身性播種型感染を起こす。発育至適温度は37〜40℃。多くの抗結核薬に耐性で、治療が困難である。新マクロライド剤のclarithromycinやazithromycinが抗菌活性を有し、臨床効果がみられている。

h．*Mycobacterium intracellulare*

肺結核類似の病変を生じる。わが国では四国・九州地方で多い。本菌も多くの抗結核薬に耐性である。

i．*Mycobacterium xenopi*

発育至適温度が42〜45℃と高い。肺結核類似の病変を起こす。

j．*Mycobacterium shimoidei*

肺結核類似の病変を生じる。

k．*Mycobacterium fortuitum*

肺結核類似の病変、皮下膿瘍を生じる。

新キノロン系薬が優れた抗菌活性を有している。

l．*Mycobacterium chelonae*

肺結核類似の病変、皮下膿瘍を起こす。

C．らい菌 *Mycobacterium leprae**

1　形態・性状

らい菌はグラム陽性、抗酸性の繊細な多形性を示す桿菌である。細胞内寄生菌でマクロファージや神経細胞、筋細胞、血管内皮細胞、軟骨細胞などの細胞内で増殖する。通常の人工培地では培養できない。

2　疫学

らいはRFPを中心とする多剤併用療法によって治癒する疾患となり、近年わが国では新患発生数が年間10人以下に減少し、1996年「らい予防法」が廃止され、らいleprosyはハンセン病Hansen's diseaseと呼称されるようになった。

らい菌の自然宿主は人とテキサス・ルイジアナ州に棲息するアルマジロのみである。

らい菌の感染力は弱いので、感染は主として患者との長期にわたる濃厚な接触で成立する。家族内感染、特に母子感染が多い反面、夫婦間の感染はほとんどみられない。感染源としては患者の鼻汁と皮膚潰瘍浸出液が重視されており、主要な感染経路は経気道感染と経皮感染である。感染者の大多数は不顕性感染で終わり、ごく一部の感染者が発症するに過ぎない。

3 病原因子

*M. leprae*は人工培養不能のためか、毒素その他の病原因子はいまだ解明されていない。

4 臨床像

らい菌は神経組織に親和性があり、知覚障害を呈するのが特徴的である。

らいの臨床像は多彩で、らい腫型lepromatous type(L型)と類結核型tuberculoid type(T型)の二型、境界群borderline group(B群)と未定型群indeterminate group(I群)の二群に分けられている。

患者がどの病態をとるかは宿主の免疫状態の如何によるもので、らい菌の種類・性状によるものではない。

5 化学療法剤感受性・治療

らいの治療には耐性菌の出現を防止する目的で殺菌力を有するRFPにdiamino-diphenyl sulfone(DDS、dapsone)とclofazimineを加えた3剤併用療法が推奨されている。但し既にDDS耐性菌が出現している。

Ethionamideとprothionamideはらい菌に殺菌作用を有する。

Clindamycinやminocycline、clarithromycinあるいはofloxacinやsparfloxacinなどの新キノロン系薬もらいの治療薬として臨床効果が認められている。

V. Genus *Nocardia*

８種記載されている *Nocardia* 属の中で人の *Nocardia* 症を起こすものは *Nocardia asteroides*、*Nocardia brasiliensis*、*Nocardia otitidiscaviarum*、*Nocardia farcinica*、*Nocardia nova*、*Nocardia transvalensis* および *Nocardia pseudobrasiliensis* の７種である。

1　形態・性状

Nocardia 属は分岐した菌糸体からなり、菌糸は断裂して桿菌状・球菌状となる。好気性、グラム陽性で、弱い抗酸性を示す。

2　疫学

Nocardia 属は世界中の土中に存在している。*Nocardia* 症はリンパ腫、臓器移植、AIDS などを有する細胞性免疫不全患者で日和見感染症として発症することが多い。

主として経気道的に吸入して肺感染症が起こり、さらに血行性に全身性撒布病変へと進展することがある。

N. asteroides が侵襲的病変を起こす主要な病原菌である。*N. farcinica* の感染は稀であるが、播種を起こしやすい。*N. brasiliensis* は主として皮膚病変に関与する。

3　病原因子

Nocardia 属は貪喰細胞内で生き残る能力を有しており、好中球に喰菌されても、完全には殺菌されない。したがって *Nocardia* 属を制御するには細胞性免疫が重要である。

4　臨床像

a．呼吸器感染症

Nocardia 症の大多数を占め、肺炎、肺膿瘍、膿胸を起こす。さらにこれらからの直接浸潤による心外膜炎、縦隔炎のほか、喉頭炎、気管炎、気管支炎、副鼻腔炎も報告されている。

b．肺外播種性病変

Nocardia 属は肺病変からの血行性播種による脳膿瘍のほか皮膚・軟部組織、筋、骨に膿瘍性病変を起こす。また心内膜炎や腹膜炎も報告されている。

c．経皮感染による病変

足・下腿に蜂巣炎や膿皮症様病変および菌腫 mycetoma を生じる。分泌液中に菌糸からなる直径 0.1〜2 mm の白色顆粒が存在するのが特異的である。寒い地方では主として *N. asteroides* が、温かい地方では *N. brasiliensis* が関与する。

5　化学療法剤感受性・治療

Nocardia 症の治療にはサルファ剤が第 1 選択薬である。ST 合剤も使用される。

Minocycline および amikacin の効果も立証されている。

Cefotaxime、ceftizoxime、ceftriaxone や imipenem も通常は有効である。

N. nova 感染症には erythromycin や ampicillin も有効である。

好気性グラム陽性桿菌の要約

菌名	棲息部・疫学	病原因子	主要病態	治療
炭疽菌	感染動物・製品	莢膜 外毒素	炭疽 （皮膚・肺・腸）	PCG 予防：CPFX、DOXY
B. cereus	自然界	enterotoxin lecithinase	食中毒 眼感染症	CLDM、GM
ジフテリア菌	人のみ	ジフテリア毒素	ジフテリア 心・神経障害	EM、PCG
L. monocytogenes	自然界 食品	菌体表面蛋白 listerolysin O	リステリア症 髄膜炎	ABPC、(GM)
結核菌	結核患者	cord factor	結核症	INH、RFP、SM PZA、EB
らい菌	人	—	らい	RFP、DDS 新キノロン系薬

第3章 嫌気性有芽胞グラム陽性桿菌

芽胞を形成する嫌気性グラム陽性桿菌は ***Clostridium*** 属のみで、1986年版の **Bergey's manual** には約90種記載されていたが、1999年の **CID** には42種記載されているに過ぎない。人に病原性を発揮する菌種は20種以下で(表3-5)、これらの中で特に重要な菌種について概説する。

表3-5. ***Clostridium*** 属の主要な菌種

種名	旧名；異名
Clostridium baratii	*Clostridium barati* *Clostridium paraperfringens* *Clostridium perenne*
Clostridium bifermentans	
Clostridium botulinum	*Clostridium putrificum*
Clostridium butyricum	*Clostridium pseudotetanicum*
Clostridium difficile	*Clostridium difficilis*
Clostridium fallax	*Clostridium pseudofallax*
Clostridium histolyticum	
Clostridium novyi	
Clostridium perfringens	*Clostridium welchii* *Welchia perfringens*
Clostridium ramosum	*Eubacterium filamentosum* *Ramibacterium ramosum* *Actinomyces ramosus* *Eubacterium ramosum*
Clostridium septicum	
Clostridium sordellii	
Clostridium sphenoides	
Clostridium sporogenes	Nontoxigenic strains of *Clostridium botulinum*
Clostridium tertium	
Clostridium tetani	

Ⅰ. Genus *Clostridium*

Clostridium 属は単独、対、短～長鎖状を呈するグラム陽性桿菌であるが、臨床材料中や長時間培養後はグラム陰性を呈することがある。本属の酸素耐性はさまざまで、比較的耐気性のもの（*C. histolyticum*、*C. tertium* など）から、厳しい嫌気性度を要求するもの（*C. novyi*、*C. haemolyticum* など）まである。

Clostridium 属は土、腐敗した植物、海泥、人を含む脊椎動物や昆虫の腸管内に広く分布しており、各種の臨床材料から複数菌感染の一員としてしばしば分離されるので、分離株の病原的意義を確定するのは困難な場合が多い。*Clostridium* 属中には健康な婦人の5～10％の膣にも常在菌叢の一員として存在しているものがある。

A. ボツリヌス菌 *Clostridium botulinum**
（*Clostridium putrificum*）

1　形態・性状

C. botulinum は偏性嫌気性、グラム陽性、大型の桿菌で、芽胞を形成する。この芽胞は100℃1気圧では数時間耐える。煮沸すると液体がより嫌気的となるためボツリヌス菌の増殖に好都合となる。

2　疫学

C. botulinum の芽胞は世界中の土壌、河川、湖沼、海中に存在しており、食品に付着している芽胞がボツリヌス症の原因となる。

病原物質の神経毒素は抗原性の違いによってA～Gの7型に分けられているが、人に中毒を起こすのはA、B、E、F型菌である。わが国では北海道・東北地方の「いずし」によるE型食中毒が有名であった。1984年に熊本の真空パック包装の辛子蓮根によるA型食中毒では36人中11人が死亡している。乳児ボツリヌス症は主としてA、B型によるものである。

なお、*C. botulinus* 以外に *Clostridium baratii* がF型毒素を、*Clostridium butyricum* がE型毒素を産生することが判明している。

缶詰、瓶詰、真空パックの食品中に混入していた芽胞が発芽、増殖して産生した毒素を食品とともに摂取すると食事性ボツリヌス症が散発的にあるいは集団で発生する。

3 病原因子

C. botulinum が産生する神経毒素は自然界で最も強力な毒素であり、神経・筋接合部や副交感神経シナプスに作用してアセチルコリンの放出を阻害して弛緩性麻痺を起こす。

【Memo】 芽胞とは対照的に、ボツリヌス毒素は易熱性であるので、食前に100℃で数分間加熱すれば破壊され無毒となる。

4 臨床像

a．食事性ボツリヌス症

12〜36時間の潜伏期の後、眼症状で始まる脳神経機能障害、嚥下・言語障害、呼吸筋や四肢の弛緩性麻痺などが出現する。迅速・適切な人工呼吸を行わないと致命的となる。血圧調節障害、便秘、尿閉、低体温などの自律神経系障害も起こる。

b．乳児ボツリヌス症

主として芽胞が混入した蜂蜜摂取後、腸管内で発芽・増殖した菌が産生した毒素により発症する。

【法規】 乳児ボツリヌス症は感染症新法で届け出が必要な4類感染症に指定されている。

c．創傷性ボツリヌス症

創傷部に侵入した芽胞が局所で発芽・増殖して産生した毒素によって麻痺症状を呈する。発症時創傷部は治癒したようにみえることがある。

5 治療

ボツリヌス症の治療は人工呼吸を中心とする対症療法である。

初期には抗毒素血清療法が有効である。

創傷ボツリヌス症では創傷部が既に治癒したようにみえても débridement を行い、penicillin G を1,000〜2,000万単位/日使用する。

B. *Clostridium difficile***(*Clostridium difficilis*)

C. difficile は抗生物質起因性大腸炎の主要な病原菌で、軽度の下痢から重症の偽膜性大腸炎まで多様な病態を起こす。

1　形態・性状

C. difficile は偏性嫌気性で芽胞を形成するグラム陽性桿菌であるが、24時間以上培養するとグラム陰性となる。多くの化学療法剤に耐性である。

2　疫学

C. difficile は土、河川、海、プールあるいは犬猫などのペットからも分離される。

本菌はまた人の腸管内に常在しており、新生児の30〜70%、健康成人の2〜3%、化学療法剤使用後間もない患者の5〜15%、化学療法剤使用の有無に関係なく入院患者の10〜25%から検出される。さらにSTD患者の尿道や腟から、あるいは妊婦の腟からも分離される。

偽膜性大腸炎は本菌には無効の化学療法剤使用により、本菌と拮抗的に存在していた常在菌群が減少し、菌交代症として異常に増殖した本菌が産生した毒素によって発症する。本症を惹起する頻度が最も高い化学療法剤として

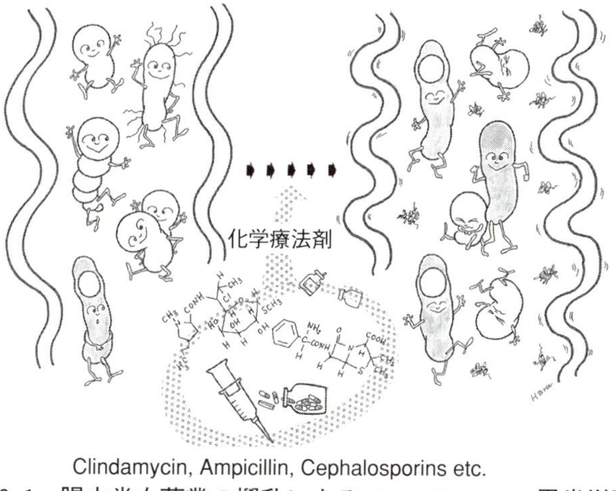

図3-1. 腸内常在菌叢の攪乱による *C. difficile* の異常増殖

第3世代のセファロスポリン系薬、ampicillin、amoxicillin および clindamycin が挙げられており、さらにペニシリン系薬、マクロライド系薬、テトラサイクリン系薬、ST 合剤も誘因となる（図 3-1）。

また中等度の抗菌活性を有する抗腫瘍薬：cyclophosphamide、5 FU、methotrexate、chlorambucil、doxorubicin、cisplatin なども偽膜性大腸炎の誘因となることが知られている。

一方、偽膜性大腸炎は医療従事者の手指を介する**院内感染**として多発することもあり注意を要する（図 3-2）。

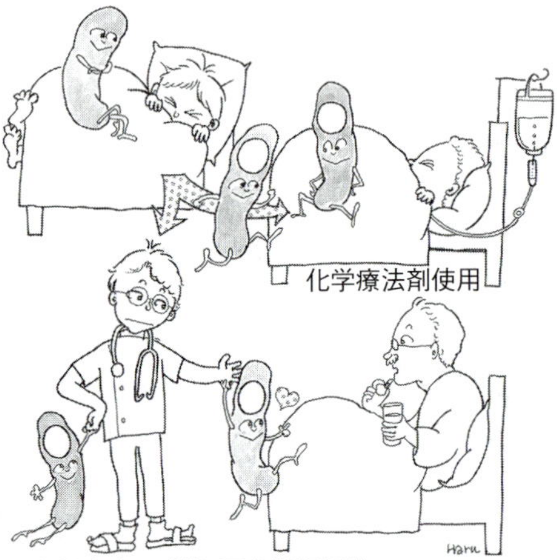

図 3-2. 院内感染による *C. difficile* 腸炎

3 病原因子

C. difficile の毒素産生株は toxin A と toxin B の2種類の毒素を産生する。

a. Toxin A

腸管毒素 enterotoxin とも称され、マウス致死作用、毛細血管透過性亢進作用、ウサギ結紮腸管ループ反応を示し、腸管内液体貯留、粘膜障害、炎症を起こすことから、偽膜性大腸炎の主因とみられていた。

b. Toxin B

細胞毒素 cytotoxin とも称される。近年この毒素は toxin A と同じ作用を有し、しかも活性が 100〜1,000 倍強いことが明らかになった。

4 臨床像

悪臭ある軟便～帯緑色水様下痢程度の軽症例から、典型的な偽膜性大腸炎まで多様である。10～20％の患者で再発が起こる。

なお、著者は *C. difficile* 菌血症を伴った偽膜性大腸炎の１例を経験している。

5 化学療法剤感受性・治療

偽膜性大腸炎に対する化学療法としては vancomycin を内服で使用する。本剤は再発に対しても有効である。

本症には metronidazole 内服も有効である。

C. ***Clostridium perfringens*** **
(***Clostridium welchii***、***Welchia perfringens***、**Gas bacillus**)

1 形態・性状

C. perfringens は大型で菌端が鈍のグラム陽性桿菌である。芽胞を形成する菌ではあるが、簡単には芽胞を形成しない。臨床材料中の病原株には莢膜が認められることがある。比較的耐気性で、臨床材料からの分離が容易である。

2 疫学

C. perfringens は土や糞便中に存在している。ガス壊疽の病原となる毒素の産生能によって A～E の５型に分類されている。病原菌として重要な A 型菌は土や腸管内には栄養型としても存在している。

食中毒を起こす菌株は菌体表面の多糖体抗原によって 75 の血清型に分けられている。

3 病原性・病原因子

C. perfringens が最適に増殖するためには低い酸化還元電位とともに、14 種のアミノ酸と少なくとも６種の発育因子を必要とする。これらの栄養素は

壊死組織中には存在するが、血液などの体液中では検出されない。このことが本菌感染において重篤な敗血症やガス壊疽に進展するか、軽症な一過性の菌血症や単なる共存菌で終わるかの鍵となる。

C. perfringens は 4 種の major toxin：α、β、ε、ι を含む少なくとも 17 の病原因子を産生する。

a．α-毒素

lecithinase（phospholipase C）であり、致死作用、壊死作用、溶血作用を有し、ガス壊疽の主因となる。

b．θ-毒素

酸素感受性の溶血作用、細胞溶解作用、致死作用がある。

c．腸管毒素 enterotoxin

食品とともに摂取された菌が小腸で芽胞を形成するときに産生され、菌体が自己融解する際に放出される。易熱性である。酸にも弱いので食品中で産生された毒素は胃酸で失活する場合が多い。

d．その他の毒素

Hemolysin、collagenase、gelatinase、protease、hyaluronidase、deoxyribonuclease、neuraminidase などを産生する。

4　臨床像

a．菌血症

①一過性菌血症：*C. perfringens* を主とする *Clostridium* 属による一過性の菌血症は比較的多く、全血液培養陽性例の 1〜2.5％を占める。通常、消化管、胆道、子宮を原発巣とし、敗血症の徴候を示さず、発熱は無治療でも 1〜2 日以内に治まる。

②敗血症：*C. perfringens* 敗血症は稀ではあるが、ほとんど常に致命的である。菌侵入門戸は主として婦人性器で、流産後に続発する。発症後の経過は極めて急激で、α-毒素による血管内溶血の結果として貧血、黄疸、ヘモグロビン尿が起こり、乏〜無尿、急性腎不全、肝障害、ショック、DIC をきたして死亡することが多い。大腸や胆道を原発巣とする例もある（図 3-3）。

b．皮膚・軟部組織感染症

①通常の軟部組織感染症：腹部手術後の創傷感染症、直腸周囲蜂巣炎・膿瘍、糖尿病性足潰瘍、褥瘡潰瘍などにおいて、重篤な全身症状を伴わず、*C. perfringens* が他菌との複数菌感染の一員として分離された場合、本菌の

a．
b．
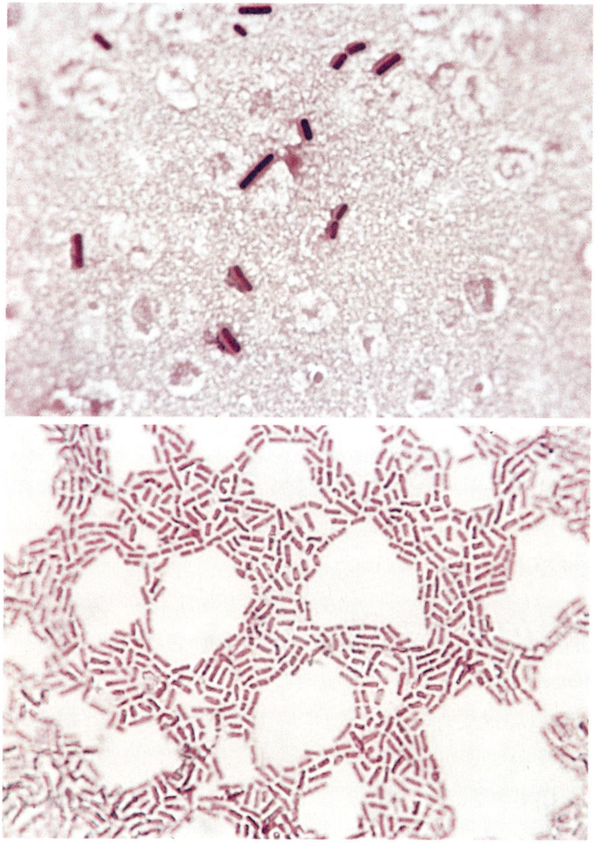

図 3-3．***Clostridium perfringens***

ａ．敗血症患者(24 歳、女性)：妊娠中絶操作時の院内感染として発病；腟分泌液のグラム染色標本：莢膜を有する菌端が鈍のグラム陽性桿菌。

ｂ．動脈血培養で分離された *C. perfringens*：Hiss 莢膜染色所見。

病原的役割は不明である。

②蜂巣炎：主として外傷後に起こり、触診で軟部組織中に蓄積したガスを認められる。

③化膿性筋炎：筋壊死と中毒症状を欠き、ドレナージと化学療法が奏功する。

④ガス壊疽：本症の約 80%が *C. perfringens* によるものである。本菌の芽胞を含む土砂や糞便で汚染された四肢の穿通性外傷や挫傷、複雑骨折、腸管・胆道手術後、流産後などに起こる。一旦発症すると電撃的な経過で増悪するので、早期に適切な治療を開始しないと筋壊死が急速に拡大するとともに頻

脈、難治性ショック、意識障害、DIC、多臓器不全などの中毒症状を来して致死的となりやすい。緊急疾患として対処する必要がある。

【Memo】 *C. perfringens* 以外にガス壊疽の病原となる *Clostridium* 属としては *C. septicum*、*C. novyi*、*C. histolyticum*、*C. sordellii*、*C. fallax*、*C. bifermentans* などがある。

c．深部組織感染症

脳膿瘍、肺膿瘍、膿胸、腹腔内膿瘍、卵管卵巣膿瘍、骨盤膿瘍、前立腺膿瘍、肛門周囲膿瘍などで *C. perfingens* は他菌との複数菌感染の一員としてしばしば分離される。毒素による全身症状を欠く場合の病原的役割は不明である。

d．食中毒

主としてA型菌によって起こり、塊状で調理して冷蔵後、再調理した肉食品が主要な感染源となり、8～24時間の潜伏期の後、腹痛、悪心、水様下痢が12～24時間続く。

5 化学療法剤感受性・治療

C. perfringens によるガス壊疽に対しては伝統的に penicillin G 1,000～2,400万単位/日が推奨されている。しかし近年 penicillin 耐性株が出現しているので注意を要する。ペニシリンアレルギー患者には chloramphenicol か imipenem を代用する。

ガス壊疽は通常 *C. perfringens* のみならず黄色ブドウ球菌や大腸菌などとの複数菌感染であるから、これらにも有効な clindamycin や imipenem を併用するのが妥当である。

D. *Clostridium septicum*

C. septicum は血液や非外傷性病巣から分離された場合、基礎疾患として腸管病変の存在を暗示する点で注目されている。

C. septicum が常在菌叢から分離される頻度は *C. perfringens* より低く、糞便からは約2%にすぎないが、虫垂の保菌率は10～60%と高い。血液から分離される *Clostridium* 属の中では *C. perfringens* に次いで第2位にある。

C. septicum は lecithinase、deoxyribonuclease、hyaluronidase、hemolysin

などの毒素を産生し、稀にガス壊疽を起こす。

C. septicum 菌血症患者の大多数が白血病や大腸癌などの悪性腫瘍を有することが明らかにされている。さらに約 25％の患者が転移部の筋壊死、髄膜炎、全眼球炎、顔面蜂巣炎、心内膜炎、脾膿瘍、骨髄炎、関節炎などを生じている。

本菌敗血症は *C. perfringens* 敗血症と同様に発熱、頻脈、血圧低下、腹痛、悪心・嘔吐、昏睡、溶血液などを呈し、急激な経過で死の転帰をとる傾向がある。

E．破傷風菌 *Clostridium tetani**

1　形態・性状

破傷風菌は嫌気性グラム陽性桿菌で、**太鼓ばち状**と形容される端在性の**芽胞**を形成する（図 3-4）。芽胞は熱や消毒剤に抵抗性が強く、土中では数カ月～数年間生存している。本菌の芽胞を殺すには 4 時間以上の煮沸か、121℃で 12 分間以上の高圧滅菌が必要である。

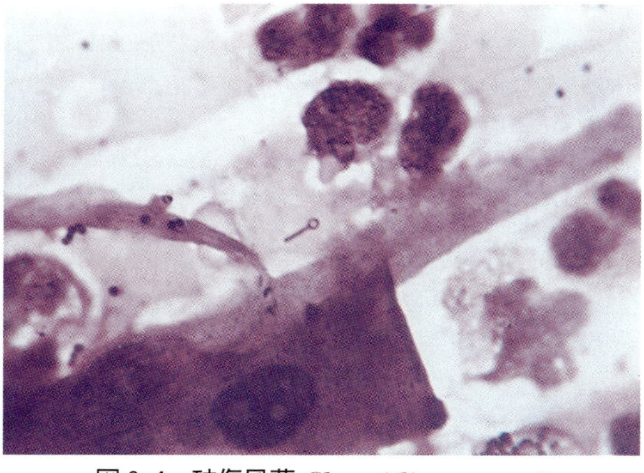

図 3-4．破傷風菌 *Clostridium tetani*

嚥下困難を主訴とする患者（33 歳、男性）：土で汚染された切創部から排出した膿のグラム染色標本 3 枚を入念に鏡検し、太鼓ばち状の芽胞を有するグラム陽性桿菌を 2 個発見し、破傷風の診断がほぼ確定した。培養では破傷風菌とともに *Staphylococcus aureus* が検出された。

2 疫学

破傷風菌は世界中の土、塵埃、動物の糞便の20〜65%から検出され、約10%の人が大腸内に保菌している。

破傷風は主として温暖な地方の農村で夏期に高齢男性に散発的に起こる。

菌侵入門戸としては釘、竹、木片などによる刺傷、交通事故や工事中などの際の挫傷、裂傷、第2〜3度熱傷、新生児の臍帯切断端などが多いが、軽微な擦過傷の場合もあり、約20%の患者では不明である。

3 病原因子

破傷風は壊死組織や異物などで酸化還元電位が低下した創傷中で芽胞が発芽して産生した強力な破傷風毒素 tetanospasmin による重篤な中毒性疾患である。

破傷風毒素は極めて強力で、1 g は600万人分の致死量に相当する。感染部位で産生された毒素は運動神経末端から軸索内へ入り、逆行性に毎時約1 cm の速度で上行して脊髄へ達し、脊髄前核細胞内に蓄積されると抑制性神経伝達物質の放出を遮断して**横紋筋の持続的痙攣**を起こす。重症例では毒素が傍神経節の交感神経ニューロンにも波及して**交感神経活動亢進状態**を引き起こす。

全身性破傷風は感染部で放出された毒素がリンパ系と血流中に入り、全身の末梢神経末端に拡散した結果として起こる。

4 臨床像

a．全身性破傷風

潜伏期は感染部位と中枢神までの距離で決まる。**開口障害**を初発症状とする患者が多い。全身性強直性痙攣が頻発・持続すると呼吸障害により窒息死をきたす。重症例では頻脈、高血圧、高熱、著しい発汗、不整脈などもみられる。

b．頭部破傷風

頭部外傷や中耳の感染の際に起こり、潜伏期が短く、単一〜複数の脳神経障害を主徴とするため診断が困難で、適切な治療が遅れ、予後が極めて悪い。

c．新生児破傷風

未免疫の母親から生まれた新生児の臍帯断端の感染により、主として低開発国で起こる。致命率が極めて高い。

【法規】　破傷風は感染症新法で4類感染症に指定されているので、届け出が必要である。

5　化学療法剤感受性・治療

破傷風菌には耐性株がないので penicillin G が絶対的適応である。創傷部が土砂や糞便で汚染されていて黄色ブドウ球菌や大腸菌などの混合感染が予想される場合には第1世代のセフェム系薬を用いる。

破傷風の治療では化学療法のみならず、抗毒素療法(TIG)、局所処置、呼吸管理その他の対症療法も不可欠である。

F. その他の *Clostridium* 属

Clostridium ramosum は大腸の常在菌叢を構成している *Clostridium* 属の中で最優勢の菌である。簡単には芽胞を形成しない。

血液を含む各種の臨床材料からの分離頻度が高い Clostridium 属の中で最も多いのは *C. perfringens* であるが、これに次ぐものは *C. novyi* と *C. septicum* である。

腸管穿孔後の腹腔内感染症患者の過半数から分離される *Clostridium* 属の主なものは *C. ramosum*、*C. perfringens* および *C. bifermentans* である。

好中球減少患者でみられる盲腸炎 neutropenic enterocolitis の主要な病原菌は *C. septicum* であるが、稀に *Clostridium sporogenes*、*Clostridium sphenoides*、*Clostridium sordellii*、*Clostridium paraperfringens*、*Clostridium tertium* によるものもあり、*C. tertium* 感染患者では菌血症を合併していることが少なくない。

Clostridium sordellii はまた稀に致命的な菌血症や子宮のガス壊疽を起こすことがある。一方、本菌は *C. difficile* が産生した toxin B を中和することが知られている。

Clostridium baratii にはボツリヌスF系毒素を、*Clostridium butyricum* にはボツリヌスE型毒素を産生する株があることは既述の通りである。また、稀にガス壊疽の病原菌となる菌種については *C. perfringens* の項の［Memo］を参照されたい。

第4章 嫌気性無芽胞グラム陽性桿菌

ここでは嫌気性無芽胞グラム陽性桿菌の中で臨床的に重要な *Actinomyces*、*Bifidobacterium*、*Eggerthella*、*Eubacterium*、*Lactobacillus*、*Mobiluncus*、*Propionibacterium* の7属について述べる(表3-6)。

表3-6. 嫌気性無芽胞グラム陽性桿菌

[1] グラム陽性球菌
[2] グラム陰性球菌
[3] グラム陽性桿菌
1. 好気性有芽胞グラム陽性桿菌
2. 好気性無芽胞グラム陽性桿菌
3. 嫌気性有芽胞グラム陽性桿菌
4. 嫌気性無芽胞グラム陽性桿菌
Ⅰ. ***Actinomyces*** 属
Ⅱ. ***Bifidobacterium*** 属
Ⅲ. ***Eggerthella*** 属
Ⅳ. ***Eubacterium*** 属
Ⅴ. ***Lactobacillus*** 属
Ⅵ. ***Mobiluncus*** 属
Ⅶ. ***Propionibacterium*** 属
[4] グラム陰性桿菌
[5] スピロヘータ
[6] クラミジア
[7] リケッチア
[8] マイコプラズマ

Ⅰ. 放線菌属 Genus *Actinomyces*

放線菌属には放線菌症 actinomycosis の主要な病原因である *Actinomyces israelii**のほか *Actinomyces meyeri*、*Actinomyces naeslundii*、*Actinomyces odontolyticus*、*Actinomyces viscosus* など12種が記載されている(表3-7)。

表 3-7. 放線菌属

種名	旧名；異名
Actinomyces europaeus	
Actinomyces georgiae	*Actinomyces* DO 8
Actinomyces gerencseriae	*Actinomyces israelii* serotype II
Actinomyces graevenitzii	
Actinomyces israelii	
Actinomyces myeri	
Actinomyces naeslundii	Possibly homologous with *Actinomyces viscosus*
Actinomyces neuii	
Actinomyces odontolyticus	
Actinomyces radingae	
Actinomyces turicensis	
Actinomyces viscosus	Possibly homologous with *Actinomyces naeslundii*

1　形態・性状

Actinomyces 属はグラム陽性の短桿菌から細長い菌糸状あるいは分岐を呈する多形性の桿菌で、嫌気性〜微好気性、発育が遅い。*A. israelii* と *A. meyeri* は偏性嫌気性菌である。

2　疫学

Actinomyces 属は人の口腔常在菌叢の一員であるが、気管支や消化管および女性性器からもしばしば分離される。

粘膜の損傷により感染が起こる。

3　病原因子

A. naeslundii と *A. viscosus* に付着に必要な繊毛が認められている以外、*Actinomyces* 属の病原因子はいまだ明らかにされていない。

4　臨床像

放線菌症の主病原菌は *A. israelii* であるが、大多数の症例は *Actinobacillus actinomycetemcomitans*、*Eikenella corrodens*、腸内細菌科、*Staphylococcus*、*Streptococcus*、*Capnocytophaga*、*Fusobacterium nucleatum*、

Prevotella melaninogenica などとの複数菌感染である。

放線菌症は慢性に経過し、無痛性の期間の後、硬結部の中心部が膿瘍化し、瘻孔から硫黄顆粒と称される**菌塊** Druse を含む膿汁を排泄し、辺縁部は繊維化して**木様に硬くなり、腫瘍と誤診されやすい腫瘤状の病変**をつくる。さらに病変は隣接臓器や骨へも緩徐に波及し、新旧さまざまな病変が混在するのが特徴的である。

a．口・頸・顔面放線菌症

最も多い病型で、軟部組織の腫脹、膿瘍、硬い腫瘤状の病変、瘻孔を生じる。

b．胸部放線菌症

肺に慢性化膿性病変を生じ、縦隔や胸壁へ浸潤し、瘻孔をも形成する。

c．腹部放線菌症

回盲部に好発するが、肝、腎を含むあらゆる臓器・部位に膿瘍、腫瘤、瘻孔を形成する。

d．骨盤放線菌症

子宮内避妊具に関連した卵管・卵巣膿瘍や骨盤内腫瘤状病変が最も多い。

e．播種性病変

稀に血行性撒布により多臓器が侵され、肺、肝に播種性悪性腫瘍類似の結節性病変を多発する。脳膿瘍や骨髄炎なども起こる。

5 化学療法剤感受性・治療

放線菌症の治療では化学療法剤の大量かつ長期使用が必要である。重症例には penicillin G 1,800〜2,400 万単位/日静注を 2〜6 週間行った後、amoxicillin 経口を 6〜12 カ月間継続する。放線菌には erythromycin や clindamycin あるいはテトラサイクリン系薬も有効である。

共存する他の細菌にも有効な ceftriaxone、ceftizoxime、imipenem、ciprofloxacin なども推奨されている。

放線菌は gentamicin、fosfomycin、levofloxacin に耐性である。

Ⅱ. Genus *Bifidobacterium*

Bifidobacterium 属には *Bifidobacterium adolescentis*、*Bifidobacterium bifidum*、*Bifidobacterium dentium*、*Bifidobacterium infantis* など 11 種が記載されている（表 3-8）。

表 3-8. ***Bifidobacterium*** **属**

菌名	旧名；異名
Bifidobacterium adolescentis	
Bifidobacterium angulatum	
Bifidobacterium bifidum	
Bifidobacterium breve	
Bifidobacterium catenulatum	
Bifidobacterium denticolens	*Bifidobacterium dentium* (some strains)
Bifidobacterium dentium	*Bifidobacterium appendicitis* *Bifidobacterium eriksonii*
Bifidobacterium infantis	
Bifidobacterium inopinatum	*Bifidobacterium dentium* (some strains)
Bifidobacterium longum	
Bifidobacterium pseudocatenulatum	

1　形態・性状

Bifidobacterium 属はグラム陽性、分岐状を呈する多形性の桿菌で、芽胞は形成しない。

2　疫学

Bifidobacterium 属は口腔に少数、腸管には大腸菌や腸球菌とほぼ同数 10^8/g 常在しており、30〜70％の婦人の腟からも分離される。

3　臨床像

Bifidobacterium 属は通常、臨床材料から他の菌とともに分離されるので、

病原性はほとんど知られていない。

唯一病原性が証明されている *B. dentium*（旧名 *B. appendicitis*、*B. eriksonii*）は菌血症、肺肉芽腫症、壊死性肺臓炎、腹直筋膿瘍から分離される。

B. adolescentis は尿道操作後の菌血症から、*B. bifidum* は歯感染症、穿孔性腹膜炎、虫垂炎、痔瘻から分離されている。

また、*Bifidobacterium* 属は副鼻腔炎、扁桃周囲膿瘍、頭頸部術後感染症、誤嚥性肺炎、腹腔内膿瘍・腹膜炎、肝膿瘍、膀胱炎、骨髄炎、菌血症などから分離されている。

Ⅲ．Genus *Eggerthella*

近年新設された *Eggerthella* 属に属する菌は *Eggerthella lentum* のみである。

Eggerthella lentum＊（旧名 *Eubacterium lentum*）は嫌気性無芽胞グラム陽性桿菌の中で臨床材料からの分離頻度が最も高い *Eubacterium lentum* として知られていた菌である。

1　形態・性状

E. lentum はグラム陽性球菌と見誤られる可能性がある球桿菌である。

2　疫学

E. lentum は大腸に常在しており、糞便には 10^7/g 存在している。

3　臨床像

E. lentum は菌血症、脳膿瘍、硬膜下膿瘍、副鼻腔炎、頸部顔面放線菌症、歯性膿瘍、肺膿瘍、膿胸、腹腔内膿瘍、腹膜炎、腎膿瘍、膀胱炎などから、主として複数菌感染の一員として分離される。

なお、digoxin を内服している患者の約 10％で *E. lentum* が digoxin を還元して不活性化し、有効な血中濃度が得られないことが知られている。

Ⅳ. Genus *Eubacterium*

Eubacterium 属には *Eubacterium brachy*、*Eubacterium contortum*、*Eubacterium limosum*、*Eubacterium nitritogenes*、*Eubacterium nodatum*、*Eubacterium tenue*、*Eubacterium timidum* など 14 種が記載されている(表 3-9)。

従来 *Eubcterium* 属に含まれていた *Eubacterium aerofaciens* は *Collinsella aerofaciens* へ、*Eubacterium lentum* は *Eggerthella lentum* へ、*Eubacterium alactolyticum* は *Pseudoramibacter alactolyticus* へ、*Eubacterium exiguum* は *Slackia exigua* へ転属された。

表 3-9. ***Eubacterium* 属**

菌名	異名；旧名
Eubacterium brachy	
Eubacterium combesii	
Eubacterium contortum	
Eubacterium infirmum	
Eubacterium limosum	
Eubacterium minutum	*Eubacterium tardum*
Eubacterium moniliforme	
Eubacterium nitritogenes	
Eubacterium nodatum	
Eubacterium saburreum	
Eubacterium saphenum	
Eubacterium tenue	
Eubacterium timidum	
Eubacterium yurii	

1　形態・性状

Eubacterium 属は偏性嫌気性のグラム陽性桿菌で、多形性を呈することがある。酸素に非常に敏感なものが多い。

2 疫学

Eubacterium 属は土、水、植物などに広く分布しており、人の口腔や人を含む脊椎動物の腸管に常在している。人の腸管内には *E. contortum* と *E. nitritogenes* が 10^9/g、*E. tenue* が 10^7/g、*E. limosum* は 10^6/g 程度常在している。

3 臨床像

Eubacterium 属は概して人には非病原性の共生菌であると思われてきたが、各種の感染巣から分離されており、日和見感染症の病原体となり得る。

E. limosum は腹腔内膿瘍、腹膜炎、虫垂炎、肛門周囲膿瘍などから、*E. contortum* は顎下膿瘍や Crohn 病から分離される。

E. nodatum、*E. timidum*、*E. brachy* は子宮内避妊器具に関連した放線菌症類似の感染症で病原的役割を果たすことが確認されている。さらに歯周病や頭頸部、肺の感染症にも関与する。

4 化学療法剤感受性・治療

Eubacterium 属は概してペニシリン系薬やセファロスポリン系薬に感性であるが、β-lactamase 産生株も存在する。

V. Genus *Lactobacillus*

Lactobacillus 属には *Lactobacillus acidophilus*、*Lactobacillus brevis*、*Lactobacillus casei*、*Lactobacillus catenaforme*、*Lactobacillus crispatus*、*Lactobacillus fermentum*、*Lactobacillus jensenii* など 18 種が記載されている（表 3-10）。

表3-10. ***Lactobacillus*** **属**

菌名	異名；旧名
Lactobacillus acidophilus	
Lactobacillus brevis	
Lactobacillus casei	
Lactobacillus catenaforme	
Lactobacillus crispatus	
Lactobacillus fermentum	
Lactobacillus gasseri	
Lactobacillus iners	
Lactobacillus jensenii	
Lactobacillus leichmannii	
Lactobacillus oris	
Lactobacillus paracasei	
Lactobacillus paraplantarum	
Lactobacillus plantarum	
Lactobacillus rhamnosus	*Lactobacillus* GG(*some strains*)
Lactobacillus salivarius	
Lactobacillus uli	
Lactobacillus vaginalis	

1　形態・性状

Lactobacillus 属はグラム陽性の細長い桿菌で、厳密な嫌気度を要求するものより耐酸素性のものが多い。酸に耐性である。

2　疫学

Lactobacillus 属は自然界に広く分布し、人や動物の糞便、植物、乳製品、発酵食品などから分離される。人の口腔、腸管、腟の常在菌叢の一員で、口腔には *L. casei* や *L. plantarum* などが、大腸には *L. fermentum* が 10^{10}/g、*L. acidophilus* が $10^{6\sim8}$/g 常在している。

健康な婦人の腟には *L. crispatus* と *L. jensenii* を主体とする *Lactobacillus* 属が 10^5/ml 常在している。これらの *Lactobacillus* 属は estrogen の作用によって腟上皮に蓄積したグリコーゲンを分解して乳酸を産生し、腟粘膜を酸性(pH 4.4〜4.6)に保ち、他の細菌の定着・増殖を防いでいる。また、腸管内でも *Lactobacillus* 属は *Bifidobacterium* 属とともに乳酸や酢酸を産生して病原細菌に対し防御的役割を果たしていると思われている。

【Memo】　Döderlein 桿菌：*L. acidophilus*、*L. casei*、*L. crispatus*、*L. jensenii* など腟に常在し、乳酸を産生して自浄作用を発揮する *Lactobacillus* 属と *Bifidobacterium* 属の総称であり、細菌学的な菌名ではない。

L. acidophilus や *L. casei* はヨーグルトその他の発酵乳製品あるいは乳酸菌製剤に利用されている。

3 臨床像

Lactobacillus 属は一般に病原性は無い〜低いとみられている。しかし稀ながら *Lactobacillus* 属単独による重篤な感染症が報告されている。したがって本来無菌的な臨床材料から *Lactobacillus* 属が分離された場合には分離株の病原的意義を慎重に検討しなければならない。

L. acidophilus、*L. casei* による感染性心内膜炎、*L. brevis* による菌血症、*L. catenaforme* による甲状腺膿瘍や腹膜炎、*L. crispatus* による脳膿瘍や髄膜炎、*L. fermentum* による腕部膿瘍などが報告されている。さらに *Lactobacillus* 属による菌血症、肺胸膜感染症、腹腔内膿瘍、子宮内膜炎なども報告されている。

4 化学療法剤感受性・治療

Lactobacillus 属は vancomycin と metronidazole に耐性であり、セファロスポリン系薬とキノロン系薬にも耐性株がある。したがって *Lactobacillus* による心内膜炎その他の重症感染症に対しては penicillin G とアミノグリコシド系薬の併用療法が推奨されている。

Ⅵ. Genus *Mobiluncus*

Mobiluncus 属には *Mobiluncus curtisii* と *Mobiluncus mulieris* の2種が記載されている。

1　形態・性状

Mobiluncus 属は湾曲したグラム染色性不定の嫌気性菌である。*M. curtisii* は桿菌状を、M. *mulieris* は三日月状を呈する。

2　疫学

Mobiluncus 属は細菌性腟症患者の 97%から検出されるのに対して、対照者の約 6%から検出されるに過ぎない。

3　臨床像

Mobiluncus 属、中でも *M. curtisii* は上部性器感染症と関連があり、稀に婦人科感染症患者の血液や乳腺膿瘍からも分離されることがある。

4　化学療法剤感受性・治療

Mobiluncus 属は imipenem を含むすべての β ラクタム系薬、clindamycin、chloramphenicol、tobramycin、vancomycin に感性である。本菌は nitromedazole には耐性であるにもかかわらず、metronidazole で治療された細菌性腟症患者の症状は解消し、*Mobiluncus* も根絶されることから病原的意義は疑問視されている。

Ⅶ. Genus *Propionibacterium*

Propionibacterium 属には *Propionibacterium acnes**、*Propionibacterium avidum*、*Propionibacterium granulosum* など 5 種が記載されている（表 3-11）。

表 3-11. ***Propionibacterium* 属**

菌名	旧名・異名
Propionibacterium acnes	
Propionibacterium avidum	
Propionibacterium granulosum	
Propionibacterium lymphophilum	
Propionibacterium propionicus	*Propionibacterium propionicum* *Arachnia propionica* *Actinomyces propionicus*

1 形態・性状

Propionibacterium 属は時に紡錘状や分岐を呈する多形性のグラム陽性桿菌である。

2 疫学

Propionibacterium 属は皮膚、鼻咽頭、口腔、尿生殖器の常在菌叢を構成する一員である。皮膚では *P. acnes* が最も優勢で、皮脂が多い成人の頭皮、前額、鼻翼には *P. acnes* と *P. granulosum* が、腋窩などの湿った部位には *P. avidum* が多い。

3 臨床像

皮膚常在菌であるが故に *Propionibacterium* 属は、表皮ブドウ球菌とともに、血液その他の体液培養時の最も普通の汚染菌となり、伝統的に非病原菌と考えられてきた。しかし、体内に留置された人工機器・装具や中枢神経系シャントに関連する感染症を惹起することが明らかにされている。さらに *Propionibacterium* 属は脳膿瘍、硬膜下膿瘍、心内膜炎、耳下腺・歯感染症、コンタクトレンズに関連した結膜炎、肺感染症、腹膜炎などの原因菌となる。*P. acnes* はニキビのみならず、人工関節や血管疾患などに関連した関節炎、骨髄炎の病原菌としてもしばしば分離・同定されている。したがって本来無菌的な臨床材料から分離された *Propionibacterium* 属の臨床的意義の判定は特に慎重に行わねばならない。

なお、*P. propionicus* は放線菌症を起こすことが知られている。

4　化学療法剤感受性・治療

Propionibacterium 属はペニシリン系薬、セファロスポリン系薬、カルバペネム系薬、clindamycin を含む大多数の化学療法剤に感性であるが、metronidazole には耐性である。

嫌気性グラム陽性桿菌の要約

菌	棲息部	病原因子	主要病態	治療
Clostridium botulinum	自然界、食品	ボツリヌス毒素	ボツリヌス症	呼吸管理、(PCG)
Clostridium difficile	自然界 人の腸管	toxin A (腸管毒素) toxin B (細胞毒素)	偽膜性腸炎	VCM
Clostridium perfringens	土、腸管	α 毒素 (lecithinase) 腸管毒素	ガス壊疽、敗血症 食中毒	PCG
Clostridium tetani	土、腸管	破傷風毒素	破傷風	TIG, PCG
Actinomyces israelii	人の口腔、腸管 女性性器	繊毛	放線菌症	PCG,AMPC
Eggerthella lentum	大腸	—	膿瘍	β-lactams
Propionibacterium acnes	皮膚	—	体内留置機器感染 にきび	β-lactams

第４編

グラム陰性桿菌

本編ではグラム陰性桿菌として腸内細菌科、ヴィブリオ科、パスツレラ科、好気性グラム陰性桿菌、好気性グラム陰性球桿菌および嫌気性グラム陰性桿菌について概説する。

［1］グラム陽性球菌
［2］グラム陰性球菌
［3］グラム陽性桿菌

［4］グラム陰性桿菌
1．腸内細菌科
2．ヴィブリオ科
3．パスツレラ科
4．好気性グラム陰性桿菌
5．好気性グラム陰性球桿菌
6．嫌気性グラム陰性桿菌

［5］スピロヘータ
［6］クラミジア
［7］リケッチア
［8］マイコプラズマ

第1章　腸内細菌科 *Enterobacteriaceae*

腸内細菌科に所属する細菌は現在30近くの属に分類されている。これらの中には病原性・伝染性が強く消化管・全身感染症を起こす ***Escherichia*** 属、***Shigella*** 属、***Salmonella*** 属、***Yersinia*** 属のみならず、消化管に常在しているだけでなく日和見感染症の病原菌として尿路感染症や肺炎、菌血症など種々の感染症を起こす ***Escherichia*** 属、***Enterobacter*** 属、***Klebsiella*** 属、***Proteus*** 属、***Serratia*** 属などがある（表4-1）。

腸内細菌科の菌は通性嫌気性、グラム陰性の桿菌で、莢膜を有するものがある。

多くの菌種が土、植物、人・動物の消化管に広く分布している。

表4-1．腸内細菌科

［1］グラム陽性球菌
［2］グラム陰性球菌
［3］グラム陽性桿菌
［4］グラム陰性桿菌
1．腸内細菌科
Ⅰ．***Escherichia*** 属
Ⅱ．***Shigella*** 属
Ⅲ．***Edwardsiella*** 属
Ⅳ．***Salmonella*** 属
Ⅴ．***Citrobacter*** 属
Ⅵ．***Klebsiella*** 属
Ⅶ．***Enterobacter*** 属
Ⅷ．***Hafnia*** 属
Ⅸ．***Serratia*** 属
Ⅹ．***Proteus*** 属
Ⅺ．***Morganella*** 属、***Providencia*** 属
Ⅻ．***Yersinia*** 属
2．ヴィブリオ科
3．パスツレラ科
4．好気性グラム陰性桿菌
5．好気性グラム陰性球桿菌
6．嫌気性グラム陰性桿菌
［5］スピロヘータ
［6］クラミジア
［7］リケッチア
［8］マイコプラズマ

【Memo】　「腸内細菌科」なる名称から誤解される傾向があるが、腸管内に棲息するすべての菌が腸内細菌科ではない。大腸の常在菌叢の99.9%は *Bacteroides* 属、*Eubacterium* 属、*Peptostreptococcus* 属その他の嫌気性菌であり、大腸菌その他の腸内細菌科に属する菌は0.1%に過ぎないことを銘記すべきである（157頁、図4-1参照）。

腸内細菌科の抗原因子にはO抗原（細胞壁のリポ多糖体LPS抗原、耐熱性）、H抗原（鞭毛抗原、易熱性）、K抗原（莢膜抗原、易熱性）、M抗原（ムコイド株の表面抗原、易熱性）などがある。O抗原とH抗原によって分類された特定の血清型の大腸菌が特有の病原性を発揮することが明らかになっており、診断や疫学調査に利用されている。

腸内細菌科の菌の病原因子としては付着因子adhesin、腸管毒素enterotoxin、莢膜capsule、plasmidなどが知られている。

Ⅰ. Genus *Escherichia*

Escherichia 属には大腸菌 *Escherichia coli* のほか *Escherichia blattae*、*Escherichia fergusonii*、*Escherichia hermannii*、*Escherichia vulneris* が記載されている。しかし大腸菌以外の種は病原性が確定していないのでここでは言及しない。

A. 大腸菌 *Escherichia coli*** （表4-2）

1 腸管常在株

腸管内に常在菌として存在している大腸菌は宿主の消化・吸収、ビタミン合成、異物代謝などに重要な役割を果たしている。腸管感染症あるいは腸管外感染症の病巣分離株が有する病原性を欠如しているので、通常は腸管内のみならず腸管外でも感染症を起こさない。しかし、カテーテル留置などの異物や免疫不全などの素因があると感染症を惹起することがある。

表 4-2．大腸菌の分類

1．腸管常在株 commensal strains of *E. coli*
2．腸管病原株 intestinal pathogenic strains of *E. coli*
　a．毒素原性大腸菌 enterotoxigenic *E. coli*(ETEC)
　b．腸管出血性大腸菌 enterohaemorrhagic *E. coli*(EHEC)
　　＝志賀様毒素産生大腸菌 Shiga-like toxin-producing *E. coli*(STEC)
　　＝ベロ毒素産生大腸菌 Vero toxin-producing *E. coli*(VTEC)
　c．腸管病原性大腸菌 enteropathogenic *E. coli*(EPEC)
　d．腸管組織侵入性大腸菌 enteroinvasive *E. coli*(EIEC)
　e．腸管凝集付着性大腸菌 enteroaggregative *E. coli*(EAggEC)
　f．拡散付着性大腸菌 diffusely adherent *E. coli*(DAEC)
3．腸管外病原株 extraintestinal pathogenic strains of *E. coli*(ExPEC)

2　腸管病原株

大腸菌の腸管病原株は plasmid により付着能や毒素産生能をもつようになった真の病原菌で、健康人の腸管常在菌叢には稀にしか存在せず、外因性感染の型式で胃腸炎を起こす。この広義の腸管病原性大腸菌には少なくとも6型が知られている。すなわち、毒素原性大腸菌 enterotoxigenic *E. coli* (ETEC)、腸管出血性大腸菌 enterohaemorrhagic *E. coli*(EHEC)、狭義の腸管病原性大腸菌 enteropathogenic *E. coli*(EPEC)、腸管組織侵入性大腸菌 enteroinvasive *E. coli*(EIEC)、腸管凝集付着性大腸菌 enteroaggregative *E. coli*(EAggEC)、および拡散付着性大腸菌 diffusely adherent *E. coli* (DAEC)の6型である(表 4-3)。これらの腸管病原株は経口的に感染する。ETEC、EHEC、EIEC、EAggEC、DAEC は主として汚染された食品や水を介して伝染する。EPEC と稀ながら EHEC も人から人へ伝染する。

これらの腸管病原株の多くは腸管外では感染症を起こさない。

a．毒素原性大腸菌　enterotoxigenic *E. coli*(ETEC)

ETEC は熱帯・発展途上国の乳幼児下痢症と旅行者下痢症の主要な病原体である。しかし我が国でも稀に食中毒の原因となることがある。旅行者下痢症は旅行の最初の数週間以内に起こる。発病には菌数 $10^{6\sim10}$個の大量摂取が必要である。小腸に定着した菌が産生した易熱性毒素 heat-labile toxin(LT)と耐熱性毒素 heat-stable toxin(ST)によって腹痛と水様性下痢が起こる。通常、症状は軽症で数日以内に治まるが、コレラ様の重症型もある。主要な血清型は表 4-3 に示す通りである。

表 4-3. 腸管病原性大腸菌（広義）

菌	病原因子	臨床像	主な O 血清型
毒素原性大腸菌 enterotoxigenic *E. coli*（ETEC）	易熱性毒素 LT 耐熱性毒素 ST	水様性下痢、腹痛	6、8、15、25、27、63、78、115、128、149、159
腸管出血性大腸菌*enterohaemorrhagic *E. coli*（EHEC）	志賀様毒素	血便、腹痛、悪心・嘔吐 **HUS**、TTP	26、39、103、104、111 128、145、157
腸管病原性大腸菌（狭義） enteropathogenic *E. coli*（EPEC）	付着因子	下痢、嘔吐、発熱	55、86、111、114、119 125、127、128、142
腸管組織侵入性大腸菌 enteroinvasive *E. coli*（EIEC）	付着・侵入因子	粘血便、しぶり、腹痛 発熱	28 ac、121、124、136、143 144、152、164
腸管凝集付着性大腸菌 enteroaggregative *E. coli*（EAggEC）	線毛 AAF/I 腸管毒素	水様性下痢、嘔吐 脱水	44、51、77、92、127、128

*EHEC ＝志賀様毒素産生大腸菌 Shiga-like toxin-producing *E. coli*（STEC）
＝ベロ毒素産生大腸菌 Vero toxin-producing *E. coli*（VTEC）

b．腸管出血性大腸菌 enterohaemorrhagic

E. coli（EHEC）＝志賀様毒素産生大腸菌Shiga-like toxin-producing *E. coli*（STEC）＝ベロ毒素産生大腸菌Vero toxin-producing *E. coli*（VTEC）

①疫学：散発例のみならず集団発生を起こし、溶血性尿毒症症候群 hemolytic-uremic syndrome（**HUS**）を合併することで有名になったEHEC食中毒の病原菌となる主要な血清型はO 157；H 7であるが、O 26、O 39、O 103、O 104、O 111、O 128、O 145など30以上の血清型も関与する（表4-3）。

健康な牛の数％が腸管内にEHECを保菌しており、最も多い感染源は牛の糞便で汚染された肉の不十分な加熱で調理された食品である。さらにEHECで汚染された牛糞肥料によるトマト、レタス、芽キャベツなどの農産物や保菌牛の屎尿で汚染された水も感染源となる。

赤痢菌と同様にEHECは10〜100個程度の少ない菌量で感染が成立するので、家族間の二次感染や、水泳中に飲み込んだ汚染水による感染、あるいは検査室内感染も起こり得る。集団発生と散発例のいずれも夏期に多発する。

②病原因子：EHECの主要な病原因子は志賀様毒素Shiga-like toxin（SLT 2とSLT 1）＝ベロ毒素Vero toxin（VT 2とVT 1）で、蛋白合成を阻害して腎の

尿細管上皮細胞や脳の微小血管内皮細胞などを障害してHUSを起こす(このSLT 2を産生する*Citrobacter*や*Shigella*もEHECと同様の病変を起こすことがある)。**毒素は熱に弱く75℃数分間の加熱で失活する。**

③臨床像：感染したEHECは大腸と空腸に定着し、3〜4日の潜伏期の後に発症する。EHEC感染症の臨床像は無症状の保菌状態から、非血性下痢、出血性大腸炎まで多彩である。90%以上の患者でみられる血便がEHEC感染症の特徴で、激しい腹痛と悪心・嘔吐を認めるが、発熱を欠く症例が多い。通常は5〜10日で自然に治まる。しかし10歳以下と高齢の患者の2〜8%で、下痢が始まってから2〜14日後にHUSの併発がみられる。このHUSはShiga-like toxinによる微小血管症性溶血性貧血、血小板減少、急性腎不全を主要病変とする。また成人では血栓性血小板減少性紫斑病thrombotic thrombocytopenic purpura(TTP)による精神・神経学的症状も起こりうる。

血液透析によって致命率は低下したが、腎不全や神経学的後遺症が残ることがある。

④治療：EHEC感染症の治療において、化学療法に関して欧米には臨床的有用性を疑問視する意見がある。しかし発病初期における化学療法はHUSの発生率低下と、排菌期間の短縮による二次感染抑止のうえで有意義と思われる。

第1選択薬としてはニューキノロン系薬が推奨されている。

止痢薬は菌や毒素の腸管内停滞を招くので使用すべきではない。

【法規】　EHEC感染症は3類感染症に指定されているので、患者のみならず保菌者も保健所長へ届出なければならない。

C．腸管病原性大腸菌(狭義)　enteropathogenic *E. coli*(EPEC)

主として発展途上国で小児に腸炎を起こすEPEC感染症は先進国では稀である。特定の血清型O 55、O 111などが関与する(表4-3)。

人から人への伝播が起こる。

EPECは毒素を産生しないが、小腸粘膜への付着・剥脱活性attaching and effacing activityがあり、小腸に定着後、1〜2日の潜伏期を経て発熱、嘔吐、粘液性下痢を起こす。血便は稀である。通常は自然に治まるが、下痢が数週間持続することもある。

d．腸管組織侵入性大腸菌　enteroinvasive *E. coli*（EIEC）

赤痢類似の腸炎を起こす EIEC 感染症は比較的稀で、主として開発途上国で小児と旅行者にみられ、先進国では稀である。

EIEC は抗原的に赤痢菌と交叉反応が認められることがある。

EIEC 腸炎は菌の大量摂取時（$10^{8\sim10}$/CFU）にのみ発病する。菌は大腸粘膜内に侵入・増殖し、1～3 日の潜伏期の後、発熱、腹痛、粘血便をきたし、しぶりを伴う。通常は 7～10 日で自然に治まる。

e．腸管凝集付着性大腸菌　enteroaggregative *E. coli*（EAggEC）

EaggEC 腸炎は発展途上国で小児と旅行者の下痢症を起こす。

EAggEC は菌が凝集塊となって粘膜上皮細胞に付着する菌群で、自発凝集しやすい特殊な繊毛（AAF/I）を有し、耐熱性の腸管毒素（EAST）を産生する。

菌の大量摂取で発病し、慢性の水様下痢、嘔吐、脱水をきたす。

なお、細胞へ均一に付着する拡散付着性大腸菌 diffusely adherent *E. coli*（DAEC）も報告されている。

3　腸管外病原株

腸管常在菌叢の一員でもある腸管外病原株 extraintestinal pathogenic strains（ExPEC）は、腸管常在株とは異なり、病原因子を encode した特別の遺伝子を有し、腸管以外の部位に侵入すると種々の内因感染症を起こす（表 4-4）。

尿路感染症を起こす株は PaP 繊毛、S 繊毛などの付着因子を、髄膜炎からの分離株は K 1 莢膜抗原を有している。

ExPEC は上行性感染による膀胱炎、腎盂炎、腎盂腎炎などの尿路感染症の主要な病原菌である。また同様の機序による胆管炎、胆嚢炎、肝膿瘍のほか、腹膜炎その他各種の腹腔内感染症、新生児髄膜炎、院内発症肺炎、骨髄炎、軟部組織感染症などを起こす。

さらに尿路・腹部感染症を主要な原発巣とする ExPEC 菌血症が頻発する。

表 4-4．大腸菌（腸管外病原株）

菌	棲息部	病原因子	主要病態	治療
E. coli（ExPEC）	大腸	繊毛 莢膜	尿路感染症 肝・胆道感染症 腹腔内感染症 菌血症	II～III CEPs、AZT IPM/CS、AGs キノロン系薬

大腸菌は黄色ブドウ球菌と並ぶ最多の血液分離菌であり、血液分離株の約 15〜40%を占める。ExPEC 菌血症はエンドトキシンショックや DIC、多臓器不全を惹起することも稀ではなく、適切な治療が必要である。

4　化学療法剤感受性・治療

E. coli は常在株、腸管病原株、腸管外病原株の如何を問わず ampicillin、piperacillin、amoxicillin/clavulanate と第 1 世代のセファロスポリン系薬に耐性の株が約 5〜15%存在する。長期入院患者からの分離株は耐性率がさらに高い。

第 2〜3 世代のセファロスポリン系薬、モノバクタム系薬、カルバペネム系薬、アミノグリコシド系薬およびキノロン系薬に耐性の株は少ない。しかし近年、extended-spectrum β-lactamase (ESBL) や他の耐性機序の決定因子を有する plasmid の獲得が増加する傾向にあるので今後注意を要する。

Ⅱ．赤痢菌属 Genus *Shigella*

細菌性赤痢の病原体である赤痢菌属は A 群：*Shigella dysenteriae**、B 群：*Shigella flexneri***、C 群：*Shigella boydii**および D 群：*Shigella sonnei***の 4 群（わが国では亜群と称す）に分けられている（表 4-5）。

表 4-5．赤痢菌属の 4 群

A 群：*Shigella dysenteriae*
B 群：*Shigella flexneri*
C 群：*Shigella boydii*
D 群：*Shigella sonnei*

1　形態・性状

Shigella は通性嫌気性の小さなグラム陰性桿菌で、鞭毛をもたない非運動性で、莢膜を欠く。分類学的に大腸菌と極めて近い関係にある。

2 疫学

従来細菌性赤痢は主として乳幼児の疾患であったが、近年先進国では成人の罹患率が高くなり、わが国では東南アジアへの旅行者の感染が増加している。とはいえ、小児を中心とした集団発生例も多い。

赤痢の主要な感染源は患者と保菌者の糞便で、糞便で汚染された手指や食品あるいは水を介して経口感染が起こる。人-人感染すなわち集団生活をする施設内の**集団発生**や家族内の二次感染が起こりやすく、再感染もみられる。

最近わが国では患者数が減少したとはいえ、届け出数は年間1,000例あまりある。

世界的に赤痢の流行菌種は周期的に変化している。わが国では19世紀末の*S. dysenteriae* type 1(志賀菌)から、20世紀初頭には*S. flexneri*となり、1965年以後は*S. sonnei*が、1973年からは*S. flexneri*が優位となっていたが、1983年以後再び*S. sonnei*が優勢となっている。

赤痢菌は**伝染性が強く**、100個前後の少数摂取で健康成人が発病する。

3 病原因子

赤痢菌の病原性の主体は細胞内への侵入性である。腸管粘膜上皮細胞に付着した赤痢菌は、EIECと同様に、細胞内へ侵入・増殖して細胞を破壊し潰瘍性病変を形成する。しかし赤痢菌は原則として粘膜上皮細胞内に留まり、流血中に侵入して菌血症を起こすことは極めて稀である点で、敗血症型をとる*Salmonella*とは異なっている。

赤痢菌の中で*S. dysenteriae* type 1(志賀菌)のみは**志賀毒素**を産生する。この毒素は分子構造、抗原性ならびに作用機序のうえでEHEC：O 157：H 7が産生するSLT 1(＝VT 1)とほとんど同一である。

4 臨床像

a．細菌性赤痢

経口感染した赤痢菌はまず小腸で増殖した後、好発部位であるS字状結腸から直腸の粘膜上皮細胞に侵入・増殖して潰瘍性病変を生じる。

一般に*S. dysenteriae*と*S. flexneri*による赤痢は典型的であるが、*S. sonnei*によるものは軽症である。しかし栄養状態が悪い小児や高齢者あるいは糖尿病や肝硬変症などを有する易感染者では重症化する傾向がある。

2〜4 日の潜伏期の後、発熱と水様性下痢で急激に発症し、次いで典型例では腹痛としぶり tenesmus を伴って**膿粘血便**を少量ずつ頻回に排出し、左下腹部に有痛性の腸索を触知するようになる。

b．腸管外感染症

Shigella による腸管外感染症は稀であるが、菌血症、髄膜炎などが報告されている。また合併症として中毒性巨大結腸や UHS がみられることがある。

20 世紀半ば頃まで恐れられていた小児の「疫痢」は消化器症状のほか神経症状や循環器症状を伴い、急激に増悪して致命率が高い病態であるが、近年はほとんどみられなくなった。

【法規】　細菌性赤痢は 2 類感染症に指定されているので、患者、疑似症患者および保菌者を保健所長へ届け出なければならない。

5　化学療法剤感受性・治療

赤痢菌の 30〜70％は tetracycline、ST 合剤、chloramphenicol、ampicillin に耐性となっている。したがって細菌性赤痢の化学療法として、成人にはニューキノロン系薬が、小児には fosfomycin 単独あるいは kanamycin と nalidixic acid との併用が推奨されている。

Ⅲ．Genus *Edwardsiella*

Edwardsiella 属には *Edwardsiella tarda* と *Edwardsiella hoshinae* の 2 種が記載されている。ここでは人の感染症に関与する前者のみについて述べる。

1　形態・性状

E. tarda は通性嫌気性のグラム陰性桿菌で莢膜を形成しない。

2　疫学

E. tarda は淡水と海水およびこれらの水中に棲息する動物から分離され

る。人は水あるいは蛇などの保菌動物を介して感染する。

3　病原因子

E. tarda の病原因子は未だ明らかにされていない。

4　臨床像

E. tarda は稀に人の感染症を起こす。本菌感染症の大多数は *Salmonella* 様の胃腸炎で、数日間続く水様性下痢に嘔吐と微熱を伴う。

消化管外感染症として *E. tarda* による菌血症、髄膜炎、肝膿瘍、軟部組織感染症なども報告されている。

5　化学療法剤感受性・治療

E. tarda による胃腸炎は通常自然に治まるが、キノロン系薬を使用すると治癒が早まる。

菌血症などの重症例では分離株の化学療法剤感受性が判明するまではキノロン系薬、第3世代のセファロスポリン系薬、imipenem、アミノグリコシド系薬を選択するのが賢明である。

Ⅳ．サルモネラ属 Genus *Salmonella*

2,000種以上の血清型がある *Salmonella* 属の分類はやや混乱状態にある。*Salmonella* 属は *Salmonella choleraesuis***1種のみで、7亜種に分けられていた。ところが最近になって種名がまたもや *Salmonella enterica* と改められた。腸チフスの病原菌として馴染み深い *Salmonella typhi* なる菌名は慣用名で、分類学的には *Salmonella enterica* subspecies *enterica* serotype *typhi* であり、慣用的な血清型であることを明示するために *Salmonella* serovar Typhi あるいは *Salmonella* Typhi と記述する。

Salmonella 感染症は疫学、発症機序、臨床像の相違により、腸チフス菌とパラチフスA菌による敗血症型の**チフス性疾患**と、その他の *Salmonella* による**非チフス性サルモネラ症**とに大別される。

1　形態・性状

Salmonella 属はグラム陰性の桿菌で、鞭毛を有する。細胞内寄生性であり、マクロファージ内で増殖する。

2　疫学

人にチフス性疾患を起こすS. Typhi**とS. Paratyphi A*は人にのみ病原性を発揮し、感染源は患者と保菌者に限られる。わが国では国内発生例は減少している反面、海外で感染した輸入感染例が増加している。

これに対して非チフス性疾患を起こすS. Typhimurum**、S. Enteritidis**、S. Choleraesuis*などは本来は動物を宿主とするが、人にも感染して病原性を発揮する。

非チフス性 *Salmonella* 属は家畜、ペット、野生動物などほとんどすべての動物の腸管に保菌されている。鶏、豚、牛、ペット(犬、ミドリガメ)の保菌率が高く、汚染肉・卵とその製品が主要な感染源であるが、長期保菌者も感染源となる。

サルモネラ食中毒はわが国の細菌性食中毒の中で最も頻度が高く、散発例と集団発生例がある。主要な流行菌種はS. Enteritidis、S. Typhimurium、S. Choleraesuis などである(表 4-6)。

感染経路は経口感染が主で、人から人への直接感染もあり得る。

サルモネラ症の発症には通常は $10^{3\sim8}$ 個程度の大量摂取が必要であるが、易感染者ではこれより少量の菌でも発症することがある。

表 4-6. 臨床的に重要な ***Salmonella***

チフス性疾患：	
	Salmonella Typhi
	Salmonella Paratyphi A
非チフス性疾患：	
	Salmonella Typhimurium
	Salmonella Choleraesuis
	Salmonella Enteritidis
	Salmonella Heiderberg
	Salmonella Newport

3　病原因子

細胞内寄生性である *Salmonella* の腸管上皮細胞内への侵入にかかわる遺伝子としてプラスミド上の SPV 遺伝子、染色体上の invA～H 遺伝子や hil 遺伝子が明らかにされている。

S. Typhi は例外的な存在で、菌体 O 抗原の外側に莢膜様の Vi 抗原を有しており、これは抗体と食菌作用から菌自身を保護して病原的役割を果たす。

4　臨床像

a．チフス性疾患

S. Typhi による腸チフスと、S. Paratyphi A によるパラチフスがある。

【法規】　腸チフスとパラチフスは 2 類感染症に指定されているので、患者のみならず疑似症患者、保菌者を保健所に届け出る必要がある。

定型例では第 1 病週に階段状に上昇し 39～40°Cに達する発熱、比較的徐脈、肝脾腫、バラ疹がみられ、第 2 病週が極期で 40°C台の稽留熱、意識障害、心不全などがみられるが、下痢は約半数でみられるに過ぎない。第 3 病週になると徐々に解熱するが、潰瘍形成期であるため腸出血や腸穿孔が起こることがある。第 4 病週には急速に改善する。

最近の腸チフスは解熱剤の使用などにより熱型が 39°C以上の弛張熱に変わり、下痢の頻度が高くなり、腸出血が早期からみられる傾向が指摘されている。

治療後の再発、再排菌が 10～20％の患者でみられる。

【Memo】　腸チフスの診断にあたって留意すべきは、病週によって菌が検出される検体が異なる点である：①血液：第 1～2 病週の有熱期には血液からの菌検出率が高い。既に化学療法剤が使用されている場合には 48 時間休薬してから培養を行う。②糞便：胆汁中に菌が排泄される第 2 病週以降糞便から菌が検出されるようになる。③骨髄、リンパ節：不明熱の診断困難例では骨髄や生検リンパ節の培養も有用である。④排菌停止の確認や保菌者の検索には糞便培養を繰り返すとともに、胆汁培養をも併せ行う。

b．非チフス性サルモネラ症

非チフス性サルモネラ症は胃腸炎、菌血症、病巣感染に分けられる。

①胃腸炎：12 時間前後の潜伏期の後、悪心・嘔吐、腹痛、下痢、発熱などで

発症する。発熱は 40℃にも達し、長期間持続することがある。下痢は 1 日平均 10 回以上で、約 30％の症例で血便がみられる。小児では意識障害、痙攣が、高齢者では無熱でも脱水がみられることがあり、重症化しやすい。

②菌血症：成人では胃腸炎患者の 1〜4％に併発する。小児や高齢者ではさらに高頻度に起こる。高齢者と基礎疾患を有する患者では致命率が高くなる。特定の血清型：S. Choleraesuis、S. Typhimurium、S. Dublin、S. Enteritidis が菌血症を起こしやすい。

③病巣感染：菌血症の結果としての胆嚢炎、虫垂炎、腹膜炎、卵管炎などの腹腔内感染症と膿瘍が多い。そのほか髄膜炎、心内膜炎、心外膜炎、肺炎、胸膜炎、尿路感染症、骨髄炎、関節炎などもみられる。

c．保菌者

わが国には 0.1〜0.2％の健康保菌者が存在するとの報告がある。一方、病後保菌者では胃腸炎の回復期〜3 カ月間排菌が続くが、通常は遅くとも 6 カ月以内位に排菌は停止する。

5　化学療法剤感受性・治療

Salmonella は in vitro では多くの薬剤に感性であるが、臨床的に有効なものは chloramphenicol（CP）、ampicillin（ABPC）、amoxicillin、ST 合剤、fosfomycin（FOM）、ニューキノロン系薬などに限られる。わが国では非チフス性 *Salmonella* の 20〜30％が CP と ABPC に耐性化している。

a．チフス性疾患

国内のチフス菌には耐性菌は少ないが、海外には CP、ABPC、ST 合剤耐性株がある。

腸チフスに対する第一選択剤は CP で、感受性があれば 1 日 2 g を経口的に 2 週間使用する。海外感染患者には耐性株を想定してニューキノロン系薬を経口的に 2 週間使用する（表 4-7）。

b．非チフス性疾患

化学療法剤を使用すると除菌が遅れるので、単純な胃腸炎には化学療法を行わない。小児、高齢者あるいは糖尿病、肝硬変、免疫不全などを有する易感染者および菌血症患者にはニューキノロン系薬、ABPC、FOM のいずれかを経口的に 7 日間使用する。菌血症には 7〜14 日間、病巣感染には 2〜4 週間用いる。

表 4-7. ***Salmonella*** 感染症の治療

病態	病原菌	臨床像	化学療法薬
チフス性疾患	*S. Typhi* *S. Paratyphi A*	腸チフス パラチフス	CP N-QLs
非チフス性疾患	*S. Enteritidis* *S. Typhimurium* etc.	胃腸炎* 菌血症 病巣感染	N-QLs ABPC FOM
保菌者			N-QLs

*小児・高齢者・免疫不全者にのみ化学療法を行う。

c．保菌者

食品取扱業や集団生活をしている保菌者にはニューキノロン系薬を経口的に 7 日間与える。

V．Genus *Citrobacter*

Citrobacter 属には *Citrobacter amalonaticus*、*Citrobacter freundii**、*Citrobacter koseri*（旧名 *C. diversus*）など 12 種が記載されている。ここでは *Citrobacter* 感染症の大多数の病原となる *C. freundii* と *C. koseri* について述べる。

1 形態・性状

Citrobacter 属はグラム陰性の桿菌で、莢膜を形成しない。

2 疫学

Citrobacter 属は水、土、食品、動物の腸管に存在している。本菌は健康成人の一部で腸管常在菌叢の一員として存在しており、長期入院患者では保菌率が高い。

3　病原因子

髄膜炎患者からの分離株は非病原株ではみられない外膜蛋白を有しており、他の分離株より病原性が強いことが知られている。

4　臨床像

Citrobacter 属は免疫能が低下した入院患者に起こる院内感染の1〜2%の病原となり、他のグラム陰性桿菌と同様、各種の腸管外感染症を惹起する。

Citrobacter 感染症の約半数は尿路感染症で、稀には呼吸器、胆道、腹膜、手術創、褥瘡潰瘍、血管内留置器具などの感染を起こし、菌血症を併発することがあり、衰弱した入院患者では致命率が高い。

稀ながら *C. koseri* は新生児髄膜炎を起こし、脳膿瘍を続発する頻度が高い。

Citrobacter 属は稀に心内膜炎を惹起することがある。

5　化学療法剤感受性・治療

Citrobacter 属は概して ampicillin、第1〜2世代のセファロスポリン系薬に耐性であるが、imipenem、amikacin、第4世代のセファロスポリン系薬には90%以上の株が感性である。Piperacillin、ticarcillin、aztreonam、gentamicin、第3世代のセファロスポリン系薬、キノロン系薬には耐性株が増加しているので、適切な化学療法剤を選択するには分離株の感受性検査が必要である。

近年 extended-spectrum β-lactamase(ESBL)産生によりセファロスポリン系薬とモノバクタム系薬に耐性を示す株が分離されている。

Ⅵ. Genus *Klebsiella*

Klebsiella 属の中で人に病原性を示すものは肺炎桿菌 *Klebsiella pneumoniae*＊＊(3亜種あり：*K. pneumoniae* subspecies *pneumoniae*、*K. pneumoniae* subspecies *ozaenae*、*K. pneumoniae* subspecies *rhinoscleromatis*）と *Klebsiella oxytoca*＊である。

1 形態・性状

Klebsiella 属はやや大型のグラム陰性桿菌で、厚い莢膜を有する。

2 疫学

Klebsiella 属は環境に広く存在し、動物の粘膜に定着している。*K. pneumoniae* は健康人の 5〜35％の大腸に、1〜5％の口腔・咽頭に常在している。皮膚には一過性に定着するに過ぎない。また病院内に定着している *K. oxytoca* は主として人から人へ伝播し、医療従事者と患者の保菌率が高い。

3 病原因子

Klebsiella 属の病原因子としては貪喰に抵抗し、感染部位への白血球の遊走を遅延させる作用がある莢膜と、endotoxin が知られている。

4 臨床像

K. pneumoniae による主要な感染症は肺炎、尿路感染症、腹部感染症、手術創感染症、軟部組織感染症とこれらに続発する菌血症である。

a．肺炎

K. pneumoniae は、①稀にアルコール中毒、糖尿病、慢性閉塞性肺疾患を基礎疾患として有する患者に自宅で発症する重篤な大葉性肺炎を起こすことが知られているが、②通常は入院患者に気管支肺炎・気管支炎を起こす。入院患者では人工呼吸器の使用が重要なリスクファクターとなる。

b．尿路感染症

K. pneumoniae による尿路感染症は健康人では 1〜2％に過ぎないが、カテーテル留置を含む複雑性尿路感染症では 5〜17％に関与する。

c．菌血症

Klebsiella 菌血症の主要な原発巣は尿路、呼吸器および腹部であるが、血管内留置機器の感染も重要な感染源である。

Klebsiella 属は稀に心内膜炎をも惹起する。

d．腸炎

K. oxytoca は ampicillin や amoxicillin 使用後に菌交代症の結果として

下痢を起こすことがある。

5　化学療法剤感受性・治療

Klebsiella 属は本来 ampicillin、amoxicillin、carbenicillin、ticarcillin などに耐性である。

近年 ESBL 遺伝子を含む plasmid による耐性株のみならず、これをもたない耐性株も報告されており、第 3 世代のセファロスポリン系薬やアミノグリコシド系薬、テトラサイクリン系薬、キノロン系薬、β-lactams/β-lactamase inhibitor に耐性の株が出現している。

現時点では imipenem、第 4 世代のセファロスポリン系薬、amikacin には耐性株がほとんどない。

Ⅶ. Genus *Enterobacter*

Enterobacter 属には現在 11 種が記載されているが、人の *Enterobacter* 感染症の約 70%は *Enterobacter cloacae**、約 20%は *Enterobacter aerogenes**によるもので、残りは *Enterobacter agglomerans*、*Enterobacter sakazakii*、*Enterobacter gergoviae* によるものである。

1　形態・性状

Enterobacter 属はグラム陰性桿菌で、莢膜を形成する株がある。

2　疫学

Enterobacter 属は土壌、河川、下水などの環境や、食品、各種の動物などに分布している。少数の健康人にも常在しているが、入院患者では定着率が高い。

Enterobacter 属は主として火傷や外傷、呼吸器感染症、尿路感染症などで入院中に化学療法やカテーテル留置を受けた患者に日和見感染症を起こす。本菌は他の *Enterobacteriaceae* と同様に院内で医療従事者の手指を介した水平感染が起こるので注意しなければならない。

3 病原因子

いまだ明らかでない。

4 臨床像

Enterobacter 属は日和見感染症の病原菌としてカテーテルに関連した尿路感染症と菌血症、肺炎、腹部その他の術後感染症などから分離される。稀には院内発症の髄膜炎、副鼻腔炎、骨髄炎、眼内炎なども起こす。

E. sakazakii は主として調乳汚染により未熟児に髄膜炎、菌血症を起こすことが知られている。

5 化学療法剤感受性・治療

Enterobacter 属は ampicillin、amoxicillin/clavulanic acid と第 1 世代のセファロスポリン系薬に耐性である。第 2〜3 世代のセファロスポリン系薬の過剰使用により β-lactamase の誘導が起こり耐性化しやすい。

Imipenem、第 4 世代のセファロスポリン系薬、アミノグリコシド系薬とニューキノロン系薬は優れた抗菌力を有している。

Ⅷ. Genus *Hafnia*

Enterobacter 属に類似した性状の *Hafnia* 属の菌は *Hafnia alvei*（旧名 *Enteroacter hafniae*）1 種のみである。

H. alvei は主として院内感染症として腸管外の日和見感染症を起こすことがあり、血液や髄液、関節液、胆道、創傷などから分離されている。

本菌の化学療法剤感受性は *Enterobacter* 属に類似している。

Ⅸ. Genus *Serratia*

現在 9 種が記載されている *Serratia* 属の中で、主として人の感染症を起こすものは *Serratia marcescens**のみで、稀に *Serratia liquefaciens*、*Serratia rubidaeae*、*Serratia odorifera* が臨床材料から分離される。

1　形態・性状

Serratia 属はグラム陰性の小桿菌で、赤色の色素を産生する株がある。

2　疫学

Serratia 属は主として病院内の湿った環境：医療従事者の手、食品、流し台、呼吸用機器、薬液のみならず**塩化ベンザルコニウムの如き消毒液にも存在している**。本菌はまた各種の動物からも分離されるが、健康人には稀にしか定着していない。

Serratia 属による感染は医療従事者の手指による直接接種(水平感染)によって、あるいは気道や尿路に定着した後に散発的に、稀には流行的に起こる。本菌は消化管には定着し難い特性がある。

3　病原因子

いまだ明らかでない。

4　臨床像

Serratia 属は、他の *Enterobacteriaceae* と同様に、主として入院中の易感染宿主の日和見感染症として各種の腸管外感染症を起こす。*Serratia* 属は院内感染症としての菌血症と下気道感染症の約 4%、尿路感染症、手術創・皮膚感染症の約 2%を起こすとの報告がある。

院内で発症した *Serratia* 感染症の多くは血管内・腹腔内・尿路カテーテルの使用、あるいは呼吸器・尿路の機器使用に関連した**医原性感染症**である点に注意が肝要である。

5 化学療法剤感受性・治療

Serratia 属には多剤耐性株が多いが、大多数の株が amikacin や gentamicin には感性で、抗緑膿菌用ペニシリン剤との併用で相乗効果が認められる。Imipenem とニューキノロン系薬は優れた抗菌力を有している。

X. Genus *Proteus*

Proteus 属には現在 *Proteus mirabilis**、*Proteus penneri*、*Proteus vulgaris* の 3 種が記載されている。

1 形態・性状

Proteus 属は多数の鞭毛をもち活発に運動するグラム陰性菌で、湿った寒天平板培地上では遊走 swarming する。強い urease 活性を示す。

2 疫学

Proteus 属は自然界に広く分布し、人を含む多くの動物の腸管に常在している。

P. mirabilis は健康人の約 50%に常在しているのに対して、*P. vulgaris* は主として基礎疾患を有する患者から分離される。

3 病原因子

Proteus 属が有する鞭毛は尿路上皮細胞への定着のみならず、鞭毛による活発な運動が尿路感染症の拡大に重要な役割を果たす。

Proteus 属は urease によって尿素を分解してアンモニアを生じ、尿の pH を上昇させて結石形成を促進させる。結石は尿路を閉塞する異物となり、感染を持続させ、腎実質の破壊を招くに至る。本菌は長期間留置されたカテーテル上に biofilm を形成する。

Proteus 属はまた病原的役割を果たす hemolysin を合成する。

4　臨床像

尿路が *Proteus* 感染症の圧倒的な好発部位で、その他の部位の感染症は比較的稀である。

Proteus 感染症の大多数は *P. mirabilis* に因るもので、本菌は健康な婦人の単純性尿路感染症の1～2%、院内で発症した尿路感染症の5%を起こすに過ぎないが、カテーテル関連の複雑性尿路感染症の20～45%に関与する。

Proteus 属菌血症の大多数は尿路感染症に由来するものであるが、血管内留置器具の感染によるものもある。

Proteus 属は稀に副鼻腔炎、肺炎、胆道感染症、腹腔内膿瘍、手術創感染、骨髄炎、軟部組織感染症(特に褥瘡、糖尿病性潰瘍)などを起こす。さらに新生児の髄膜炎や脳膿瘍を起こすことがある。

5　化学療法剤感受性・治療

P. mirabilis はテトラサイクリン系薬以外の大多数の化学療法剤に感性であるが、10～20%の株はampicillinと第1世代のセファロスポリン系薬に耐性である。*P. vulgaris* と *P. penneri* はcefotiamにも耐性である。

Imipenem、第4世代のセファロスポリン系薬、アミノグリコシド系薬、新キノロン系薬は *Proteus* 属に対して優れた抗菌力を有している。

XI. Genus *Morganella* および Genus *Providencia*

Morganella 属には *Morganella morganii*(旧名 *Proteus morganii*)が、*Providencia* 属には *Providencia rettgeri*(旧名 *Proteus rettgeri*)と *Providencia stuartii*(旧名 *Proteus inconstans*)が記載されている。

これら両属の疫学と臨床像は *Proteus* 属と同様である。これら2属の菌は通常、入院患者にのみ病原性を発揮し、主として尿路カテーテルを長期間留置している患者に尿路感染症を起こす。カテーテルにbiofilmを形成し、閉塞をきたすに至るので、治療にあたってはカテーテルの抜去が必要となる。

Morganella 属と *Providencia* 属は *Proteus* 属よりもさらに化学療法剤に耐性傾向が強く、piperacillin、aztreonam、gentamicin、第2〜3世代のセファロスポリン系薬や新キノロン系薬にも耐性株が出現している。大多数の株がimipenem、amikacin、第4世代のセファロスポリン系薬に感性である。

XII. Genus *Yersinia*

Yersinia 属には人に病原性がある *Yersinia enterocolitica*、ペスト菌 *Yersinia pestis*、仮性結核菌 *Yersinia pseudotuberculosis* を含む10種が記載されている。

A. ペスト菌 *Yersinia pestis**

1 形態・性状

Y. pestis は非運動性で極染色性を示すグラム陰性桿菌で、細胞内寄生性である。

2 疫学

ペストは東南アジア、中国、アフリカ、米国に常在している人獣共通感染症 zoonosis の1つで、自然界における主要な保菌動物は鼠である。鼠の間ではネズミノミ *Xenopsylla cheopis* の刺咬、あるいは感染動物組織の摂取により伝染している。人は通常は保菌ネズミノミの刺咬や感染動物との接触で偶発的に感染するが、稀には肺ペスト患者由来のエアロゾル吸入によっても感染する。

【Memo】 ペスト菌は炭疽菌と並んで生物兵器として用いられる可能性があるので今後は常に注意が必要である。

【法規】　ペストは平成 11 年施行の感染症新法で、病原細菌としては唯一、危険性が極めて高い **1 類感染症**に指定されている。

3　病原因子

ペスト菌の主要な病原因子としては抗貪喰作用を示す F 1 抗原と、貪喰細胞の殺菌作用に抵抗する V・W 抗原がある。そのほか polysaccharide endotoxin や、coagulase、fibrinolysin などが知られている。

4　臨床像

a．腺ペスト：最も多い病型

2〜8 日の潜伏期の後、発熱、悪寒、頭痛と、疼痛が強いリンパ腺炎で突然発症し、適切な治療が遅れると電撃的な経過で 2〜4 日後に死亡する。四肢遠位部が血管炎とフィブリン血栓による血管閉塞により出血性壊死に陥る（黒死病）。

b．肺ペスト

リンパ腺炎からの菌血症による二次性肺炎と、肺ペスト患者由来のエアロゾル吸入による人-人感染がある。

咳、血性膿性痰、胸痛、空洞・硬化をきたす気管支肺炎像を呈し、致命率が高い。喀痰は菌を含むので感染源として極めて危険である。

c．敗血症型ペスト

殆どのペスト患者で一過性にみられる菌血症の際、血中で菌が大量に増殖して起こる。DIC を起こしやすく、致命率が高い。

d．その他

血行性の髄膜炎、吸入による咽頭炎がある。

5　化学療法剤感受性・治療

Streptomycin を早期に使用すれば救命し得る。通常は 30 mg/kg/日を 2 回に分けて 10 日間筋注する。

テトラサイクリン系薬や chloramphenicol も有効である。特に前者は予防的内服に、後者は髄膜炎の治療に適している。

細胞内寄生性であるペスト菌に β-lactam 薬は無効である。

B. *Yersinia enterocolitica* *

1 形態・性状

Y. enterocolitica はグラム陰性の小桿菌で、0～4℃の低温でも徐々に増殖する。

患者分離株の血清型は主として O 3 である。

2 疫学

Y. enterocolitica は湖、小川のみならず飲料水からも分離される。本菌の自然界における保菌動物は齧歯類、兎、豚、羊、牛、馬、犬、猫などである。人は通常は汚染食品の摂取によって感染するが、稀には飲水や患者・感染動物との直接接触によっても感染する。

患者は成人よりも小児が多く、大多数は冬季に発生する。本菌は 4℃でも増殖するので冷蔵した肉も感染源となり得る。

3 病原因子

Y. enterocolitica はペスト菌と同様に V・W 抗原で貪喰細胞の殺菌作用に抵抗する。病原株は血清補体にも抵抗性を示し、大腸菌類似の易熱性の腸管毒素を産生する。この毒素は 22℃で産生されるが、37℃では産生されない。本菌はまた他のグラム陰性桿菌のものと類似した生物学的活性をもつ lipopolysaccharide endotoxin を産生する。

4 臨床像

Y. enterocolitica は 10^9個程度の大量の菌摂取による経口感染により、4～7 日の潜伏期の後、多彩な臨床像を呈する。

a. 腸炎

本菌感染症の 2/3 を占める。主として 5 歳以下の小児で発熱、腹痛、下痢が 1～3 週間続く。

年長児・思春期の患者では急性虫垂炎と鑑別困難な虫垂炎様症候群が多い。これは腸管膜リンパ腺炎と終末回腸炎により発熱、右下腹部痛、白血球増加症を呈するものである。

b．多発関節炎

成人患者の 10～30％でみられ、膝、足、肘、手、指の多発関節炎が 1～4 カ月間続く。組織適合性抗原 HLA-B 27 を有する患者では低背部痛の持続や Reiter 症候群（関節炎、尿道炎、結膜炎）を合併する傾向が大である。

c．結節性紅斑

約 30％の患者で下肢と躯幹に結節性紅斑を生じる。女性患者に多くみられる。

d．敗血症

稀ながら糖尿病、ヘモクロマトーシスや高度の貧血のために輸血を繰り返している鉄過剰症、肝硬変症、悪性腫瘍を有する患者および高齢者は敗血症のリスクが高い。菌血症の結果として髄膜炎、心内膜炎、肝膿瘍、脾膿瘍、腹膜炎、骨髄炎、関節炎などが起こることがある。

5　化学療法剤感受性・治療

Y. enterocolitica は通常アミノグリコシド系薬、chloramphenicol、テトラサイクリン系薬、S-T 合剤に感性である。

自然治癒傾向が強い腸炎・腸管膜リンパ腺炎に対する化学療法の価値は定まっていない。

致命率が高い敗血症に対しては gentamicin、chloramphenicol、ST 合剤、doxycycline、ciprofloxacin が有効である。一方 cefuroxime、ceftazidime、cefoperazone 治療では無効例が報告されている。

C．仮性結核菌 *Yersinia pseudotuberculosis*

1　形態・性状

Y. pseudotuberculosis は好冷性のグラム陰性桿菌で、発育至適温度は 25～30℃である（菌名は本菌が齧歯類に仮性結核症 pseudotuberculosis を惹起することに由来する）。

2　疫学

Y. pseudotuberculosis 感染症は人獣共通感染症の 1 つで、保菌動物は齧歯類、兎、鹿、牛、馬、羊、鳥類である。

感染様式は菌で汚染された飲食物の摂取と感染動物との接触による経口感

染である。

患者は5〜15歳の男性に、冬季に好発する。

3 病原因子

本菌においても前2者と同様にV•W抗原が病原因子として認められている。

4 臨床像

本菌も稀ながら、*Y. enterocolitica* と同様に、急性の虫垂炎様症候群を呈する腸管膜リンパ腺炎や、結節性紅斑、多発関節炎のほか、致命率が高い敗血症を起こす。

5 化学療法剤感受性・治療

Y. pseudotuberculosis は大多数の化学療法剤に感性であるが、敗血症には streptomycin かテトラサイクリン系薬が推奨されている。

A　大腸菌の要約

菌	疫学	病原因子	臨床像	治療
毒素原性大腸菌 ETEC	水、（食品） 集団食中毒	易熱性腸管毒素 耐熱性腸管毒素	コレラ様腸炎 旅行者下痢症	N-QLs FOM*
腸管出血性大腸菌 EHEC	牛の糞便、 食品（肉、生乳） 水、集団食中毒 人一人	志賀様毒素 繊毛	出血性大腸炎 HUS, TTP	N-QLs FOM*
腸管病原性大腸菌 （狭義：EPEC）	食品、水 小流行、人一人	付着・剝脱因子	サルモネラ様 腸炎 小児下痢症	N-QLs FOM*
腸管組織侵入性大腸菌 EIEC	食品 人一人	付着・侵入因子	赤痢様腸炎	N-QLs FOM*
腸管凝集付着性大腸菌 EAggEC	水、食品	繊毛 耐熱性腸管毒素	小児下痢症 旅行者下痢症	N-QLs FOM*
腸管外病原株 ExPEC	大腸	繊毛、莢膜	尿路感染症 肝・胆道感染症 腹腔内感染症 菌血症	II～III CEPs IPM/CS AGs N-QLs

*小児

B　腸内細菌科（大腸菌以外）の要約

菌	棲息部	病原因子	主要病態	治療
Shigella spp.	患者・保菌者の 糞便	侵入性 志賀毒素	細菌性赤痢	N-QLs、FOM
Salmonella Typhi	患者・保菌者の 糞便 胆汁、尿、血液	侵入性 Vi 抗原	チフス性疾患	CP、N-QLs
Salmonella Enteritidis etc.	家畜・ペットの 糞便	侵入性	胃腸炎	N-QLs
Klebsiella *pneumoniae*	人・動物の口腔 上気道、大腸	莢膜 endotoxin	肺炎、菌血症 尿路感染症	IPM/CS IV-CEPs AMK
Serratia *marcescens*	院内の湿潤環境 医療器具 医療従事者の手指	―	院内感染 菌血症	AMK IPM/CS GM、N-QLs
Proteus spp.	人・動物の腸管	鞭毛 urease	尿路感染症	AMK IPM/CS GM、N-QLs
Yersinia pestis	鼠、（生物兵器）	F1 抗原 V・W 抗原	腺・肺ペスト	SM、TCs、CP
Yersinia *enterocolitica*	水、齧歯類、家畜	V・W 抗原 腸管毒素	腸炎、関節炎 結節性紅斑	AGs、TCs CP

第2章 ヴィブリオ科 *Vibrionaceae*

ヴィブリオ科には ***Aeromonas***、***Plesiomonas***、***Vibrio*** の3属が含まれている(表4-8)。

表4-8. ヴィブリオ科

[1] グラム陽性球菌
[2] グラム陰性球菌
[3] グラム陽性桿菌
[4] グラム陰性桿菌
1. 腸内細菌科
2. ヴィブリオ科
I. *Aeromonas* 属
II. *Plesiomonas* 属
III. *Vibrio* 属
3. パスツレラ科
4. 好気性グラム陰性桿菌
5. 好気性グラム陰性球桿菌
6. 嫌気性グラム陰性桿菌
[5] スピロヘータ
[6] クラミジア
[7] リケッチア
[8] マイコプラズマ

I. エロモナス属 Genus *Aeromonas*

現在12種が記載されている *Aeromonas* 属(表4-9)の中で、臨床的に重要性が認められている3種；*Aeromonas caviae*、*Aeromonas hydrophila**、*Aeromonas veronii* biovar *sobria* について一括して述べる。

なお、この *Aeromonas* 属は分類学的に *Vibrio* 科と腸内細菌科の中間に位置するので、独立した科名 *Aeromonadaceae* が提案されている。

表4-9. ***Aeromonas* 属**

菌名	旧名・異名
Aeromonas allosaccharophila	
Aeromonas bestiarum	
Aeromonas caviae	
Aeromonas enteropelogenes	
Aeromonas hydrophila	*Pseudomonas hydrophila*
Aeromonas jandaei	
Aeromonas media	
Aeromonas salmonicida	
Aeromonas schubertii	
Aeromonas troda	
Aeromonas veronii biovar *sobria*	
Aeromonas veronii biovar *veronii*	

1　形態・性状

Aeromonas 属は鞭毛を有する通性嫌気性グラム陰性桿菌である。

2　疫学

Aeromonas 属は淡水や土壌中に広く分布しているのみならず、病院内に供給されている水からも分離されている。

3　病原因子

Aeromonas 属の病原因子はいまだ十分には解明されていないが、*Aeromonas* 感染による血性下痢に続発した溶血性尿毒症性症候群(HUS)患者において、大腸菌O 157が産生する志賀様毒素とは異なるenterotoxinが証明されている。

4　臨床像

Aeromonas 属は多彩な日和見感染症を惹起することが知られている。

a. 腸炎

A. caviae、*A. hydrophila* および *A. veronii* biovar *sobria* は下痢便からしばしば優勢に分離される。これらの菌による下痢症は通常、水中の菌数が最高になる夏期に発生する。旅行者下痢症として、あるいは施設内での集団

発生もみられている。前述の如くHUSの続発も報告されている。

b．軟部組織感染症

Aeromonas 属による軟部組織感染症の大多数は *A. hydrophila* によるものである。淡水や土砂に暴露された外傷で、あるいは火傷の合併症として、蜂巣炎を起こし、化膿、壊死をきたし、外科的debridementを必要とする場合が多い。

c．敗血症

Aeromonas 敗血症の2/3は *A. hydrophila* によるものである。大多数の患者は慢性肝疾患や悪性腫瘍を基礎疾患として有する免疫不全状態にある。また *Aeromonas* 敗血症の1/3は院内発症であり、致命率が30～50％に達したとの報告がある。

d．その他の *Aeromonas* 感染症

Aeromonas 属は髄膜炎、中耳炎、扁桃腺炎、心内膜炎、肺炎、肺膿瘍、膿胸、腹腔内膿瘍、肝胆道感染症、腹膜炎、尿路感染症、化膿性血栓性静脈炎、骨髄炎など多彩な感染症を起こす。

5　化学療法剤感受性・治療

A. hydrophila は β-lactamaseを産生するのでampicillinやticarcillinに耐性であるが、キノロン系薬、chloramphenicol、streptomycin以外のアミノグリコシド系薬、ST合剤に感性であり、aztreonam、第3世代のセファロスポリン系薬、カルバペネム系薬にも大多数の株が感性である。

しかし近年、耐性化が進んでいるので分離株の感受性試験が望まれる。

Ⅱ．Genus *Plesiomonas*

Plesiomonas 属に含まれる菌は *Plesiomonas shigelloides*（旧名 *Aeromonas shigelloides*、*Pseudomonas shigelloides*、*Vibrio shigelloides*）のみである。*Plesiomonas* は *Aeromonas* に類似し、*Proteus* にはさらに近似している（*shigelloides* なる種名は *Shigella sonnei* と共通のO抗原を有することに由来している）。

1　形態・性状

P. shigelloides は通性嫌気性のグラム陰性桿菌で、鞭毛を有し運動性がある。

2　疫学

P. shigelloides は遍く淡水と土に棲息しており、8℃以上で増殖する。暖かい季節には海水中にも存在する。

人は菌で汚染した水、牡蛎、海老、鶏肉などの食品を介して経口感染する。

3　病原因子

P. shigelloides の病原因子として β-hemolysin が挙げられている。

4　臨床像

P. shigelloides はわが国では食中毒の病原菌の１つと認められており、集団発生もみられる。軽微な下痢症から粘血便、さらには発熱、腹痛、血便をきたす enteroinvasive なものまである。患者の多くは海外旅行歴或いは汚染した水・食品摂取歴がある。

本菌は主として免疫不全者に重篤な腸管外感染症；敗血症、髄膜炎、眼内炎、胆嚢炎、膵膿瘍、腹膜炎、骨髄炎、関節炎、蜂巣炎などを起こすことが報告されている。

5　化学療法剤感受性・治療

P. shigelloides はキノロン系薬、セファロスポリン系薬、imipenem、chloramphenicol、ST 合剤に感性である。本菌は β-lactamase を産生するのでペニシリン剤には耐性である。アミノグリコシド系薬とテトラサイクリン系薬に対する感受性はさまざまである。

Ⅲ. Genus *Vibrio*

Vibrio 属には胃腸炎を起こす *V. cholerae* や *V. parahaemolyticus* などと、敗血症や創傷感染症を起こす *V. vulnificus* など 12 種が記載されている(表 4-10)。

表 4-10. ***Vibrio* 属**

A. 主として腸管感染症を起こす *Vibrio*
Vibrio cholerae
Vibrio fluvialis
Vibrio furnissii
Vibrio hollisae
Vibrio mimicus
Vibrio parahaemolyticus

B. 主として敗血症、軟部組織感染症を起こす *Vibrio*
Vibrio alginolyticus
Vibrio carchariae
Vibrio cincinnatiensis
Vibrio damsela
Vibrio metschnikovii
Vibrio vulnificus

A. コレラ菌 ***Vibrio cholerae**** (旧名 *Vibrio comma*)

1 形態・性状

コレラ菌 *V. cholerae* はコンマ状に湾曲したグラム陰性桿菌で、鞭毛により不規則に運動する。発育指摘 pH はアルカリ側にあり、好塩性である。酸と熱に極めて弱い。

O 抗原による血清型により O 1 型コレラ菌と、それ以外の非 O 1 型コレラ菌(non-O 1)あるいは **NAG ヴィブリオ**(non-agglutinable *Vibrio*)に大別されている。

さらに O 1 型コレラ菌は O 抗原の 3 因子：A、B、C の組み合わせによって小川型(AB)、稲葉型(AC)、彦島(ABC)の 3 血清亜型に分けられている。

またコレラ菌は生物学的性状により古典型(アジア型)と **El tor 型**の 2 生物型に分けられている。

2 疫学

コレラ菌は水のある自然環境中で藻類や動物性プランクトン、甲殻類に付着して生存している。このような環境では O 1 型と non-O 1 型が共存しているが、O 1 型病原株よりも non-O 1 型と O 1 型非病原株が優勢である。

コレラ菌は増殖に適した環境では数年間生存し得るが、環境が増殖に不適になっても休眠状態となって生き残る。休眠期のコレラ菌は培養しても生えないが、モノクローナル抗体を利用した免疫蛍光抗体法で検出可能である。

コレラはコレラ菌で汚染された水や食品を介して経口感染して発症する。コレラ菌は調理後に汚染された食品内では 2 週間生存し、**家族内伝染率が極めて高い**ことも知られている。感染成立には通常、大量の菌(水では $10^{3\sim6}$個、食品では $10^{2\sim4}$個)摂取が必要である。しかし制酸剤やヒスタミン・レセプター遮断剤の使用、胃切除、あるいは *Helicobacer pylori* 感染による**胃液の酸度低下はコレラ発症と重症化のリスク**となる。また血液型 O 型もリスク・ファクターとなることが指摘されている。

コレラの発生は暑い季節に多発する傾向がある。

コレラは世界的流行とともに浸淫地帯において地方病的発生を続ける傾向がある。

コレラの流行は 20 世紀前半までは古典型コレラ菌によるものであったが、1961 年以後は El tor 型コレラ菌に変わっている。さらに 1982 年からは O 1 型コレラ菌ではないがコレラ毒素を産生する non-O 1 型コレラ菌の 1 つである O 139 型による新型コレラ(**ベンガル型コレラ**)がベンガル地方で流行している。

non-O 1 型コレラ菌は食中毒の病原菌の 1 つに指定されているが、コレラ様の激しい下痢や粘血便、腸管外感染症など多彩な病態を惹起することがある。

【法規】　コレラは感染症新法では 2 類感染症に指定されており、かつ、検疫伝染病にも指定されている。

3　病原因子

コレラを起こすO1型とO139型コレラ菌の主要な病原因子はenterotoxin：コレラ毒素cholera toxin（CT）である。このCTは毒素原性大腸菌ETECの易熱性毒素LTと同一視されている。

また繊毛が小腸粘膜上皮細胞への付着因子と考えられている。

Non-O1 *Vibrio*の中にはCT様毒素や溶血毒、耐熱性enterotoxinなどを産生して食中毒その他多彩な症状を惹起するものがある。

4　臨床像

潜伏期は摂取菌量と胃の酸度により12〜72時間程度の巾があり、急激に発症する。

コレラの基本的な病態はCTによる大量の水溶性下痢（米のとぎ汁様）と等張性脱水である。適切な治療が遅れた重症例では意識障害、全身性痙攣、眼球陥没、脈拍触知不能、血圧測定不能、腸蠕動音亢進、乏尿、急性腎不全、代謝性アチドーシス、高Ca血症、高血糖、白血球増加などがみられる。

小児、妊婦、高齢者は予後不良である。

5　治療

コレラの治療の目標は喪失した体液を復元することにある。これには適切な輸液が不可欠で、まず経静脈的にダッカ液や乳酸リンゲルを用い、次いで経口補液；ORS：oral rehydration solutionあるいはGES：glucose electrolytes solutionの使用が推奨されている。

化学療法はコレラの治療では二次的な役割を果たす；適切な化学療法によって下痢の量と期間が半減し、排菌期間も短縮する。従来tetracycline 1,500 mg/日 分3内服3日間が推奨されているが、doxycycline 300 mg内服1回、ciprofloxacin 1 g内服1回なども有効である（近年ciprofloxacin耐性株の出現が報告されている）。小児にはerythromycinかST合剤が、妊婦にもerythromycinが適している。

B. 腸炎ヴィブリオ *Vibrio parahaemolyticus*＊＊

1 形態・性状

腸炎ヴィブリオ *V. parahaemolyticus* は通性嫌気性、好塩性のグラム陰性桿菌で、鞭毛を有する。

2 疫学

V. parahaemolyticus は海水ことに汽水中に棲息している。夏季に海水温が 15℃以上に上昇すると菌数が急増し、菌で汚染された魚介類の生食による経口感染で急性胃腸炎；食中毒が起こる。また本菌は室温で保存された汚染食品中でも短時間内に著増するので、**わが国の食中毒の中で最も多い病原菌**となっている。健康人の発症には $10^{7\sim9}$個以上の大量の菌摂取が必要とみられている。

わが国では夏季に感染例が多いが、海外旅行者下痢症としては季節に無関係である。

3 病原因子

臨床分離株は主として神奈川現象（溶血）陽性で、この現象を引き起こす耐熱性溶血毒 thermostable direct hemolysin（TDH）が主要な病原因子と考えられてきた。しかし近年、食中毒を起こした神奈川現象陰性の菌で新しい溶血毒 TDH-related hemolysin（TRH）が発見されている。これらの毒素は溶血活性のほか細胞破壊作用やエンテロトキシン様作用、心毒性を有している。

4 臨床像

V. parahaemolyticus で汚染された水・食品摂取後 6〜24 時間の潜伏期ののち、下痢、腹痛、嘔吐、発熱をきたす急性胃腸炎が多い。稀ながら血性下痢がみられることがある。概して予後は良好で、通常は 2〜3 日で軽恢するが、稀に死亡例もある。

ごく稀に本菌による敗血症、肺炎、創傷感染症、骨髄炎などの腸管外感染症が報告されている。

5　化学療法剤感受性・治療

V. parahaemolyticus 胃腸炎に対する化学療法の有用性は確立されていないが、tetracycline やニューキノロン系薬が有効で、排菌期間が短縮する。

C. *Vibrio vulnificus*＊（旧名 *Beneckea vulnifica*）

1　形態・性状

V. vunificus はやや湾曲したグラム陰性桿菌で、鞭毛を有する。

2　疫学

V. vulnificus は海水、汽水中に広く分布している。夏季の牡蛎から高率に本菌が分離されている。

3　病原因子

V. vulnificus はコレラ菌以外の *Vibrio* 属の中では病原性が最も強く、病原因子としては血清の殺菌能に抵抗するとともに、TNF-α などの炎症性サイトカインの放出を刺激する**莢膜**や、細胞壁 lipopolysaccharide などが明らかにされている。

宿主側の因子：**鉄過剰状態**も菌の病原性増強に貢献することが知られている。

4　臨床像

a．敗血症

V. vulnificus で汚染した海産物の経口摂取後、あるいは創傷部の海水による汚染後に悪寒・発熱で突然発症し、約 1/3 の症例では低血圧が起こる。大多数の症例で発症後 36 時間以内に転移性皮膚病変が出現する。これらは紅斑性病変が急激に出血性水疱を経て壊死性潰瘍となる。このような敗血症患者の致命率は、発症後 24 時間以内に適切な化学療法を開始しても著しく高く、33％に達したとの報告がある。

V. vulnificus 敗血症の risk factor として肝硬変症その他の肝疾患、hemochromatosis や溶血性貧血などの鉄過剰状態、慢性腎不全、悪性腫瘍、

HIV 感染症、免疫抑制療法が挙げられている。

b．蜂巣炎

創傷の本菌を含む海水による汚染後に発赤、腫脹、疼痛で発症し、急速に拡大する劇症蜂巣炎、壊死性血管炎、潰瘍を形成する。しばしば菌血症を合併している。

c．下痢症

稀ながら制酸剤を服用している患者に自然治癒傾向が強い急性下痢症が起こる。

5　化学療法剤感受性・治療

V. vulnificus 感染症の治療にはテトラサイクリン系薬が第1選択剤となる。Cefotaxime や ciprofloxacin も有効である。アミノグリコシド系薬には耐性株があり、第1〜2世代のセファロスポリン系薬の抗菌力は弱い。

軟部組織感染症に対しては化学療法の早期開始と、病巣部の切開・排膿、壊死組織の切除などの外科的処置が必要である。

D．その他の *Vibrio* 属

①***Vibrio fluvialis***：胃腸炎の病原菌として知られている。本菌は好塩性で、海水や河水中に棲息しており、魚介類を介して食中毒を起こすことがある。海外旅行者下痢症の原因菌として分離される事例の方が多い。

②***Vibrio alginolyticus***（旧名 ***Vibrio parahaemolyticus*** biotype 2)：沿岸海水中に棲息しており、海水浴後の健康人に急性中耳炎・外耳炎や蜂巣炎を起こす。また免疫不全者に致死的な菌血症を起こすことがある。

③***Vibrio mimicus***（旧名 ***Vibrio cholerae*** **sucrose negative**)：広く海水や汽水中に棲息しており、魚介類を介して食中毒を起こす。好塩性ではないが、non-O 1 型コレラ菌と類似して病原因子となるコレラ毒素様毒素、耐熱性 enterotoxin、耐熱性溶血毒を産生する。

④***Vibrio hollisae***：下痢症のみならず、*V. vulnificus* 感染と紛らわしい重篤な蜂巣炎を起こすこともある。

●ヴィブリオ科の要約●

菌	棲息部	病原因子	主要病態	治療
Aeromonas hydrophila	淡水 土 病院内 給水	enterotoxin	腸炎、敗血症 軟部組織感染症	N-QLs、AGs (SM 以外) Ⅲ-CEPs
Vibrio cholerae	水	コレラ毒素	コレラ	TCs
Vibrio parahaemolyticus	海水 汽水	耐熱性溶血毒	急性胃腸炎	TCs、N-QLs
Vibrio vulnificus	海水 汽水	莢膜 LPS	敗血症 蜂巣炎	TCs

第３章　パスツレラ科 *Pasteurellaceae*

パスツレラ科には ***Haemophilus*** 属および ***Pasteurella*** 属の２属が含まれている（表 4-11）。

表 4-11．パスツレラ科

［１］グラム陽性球菌
［２］グラム陰性球菌
［３］グラム陽性桿菌
［４］グラム陰性桿菌
１．腸内細菌科
２．ヴィブリオ科
３．パスツレラ科
Ⅰ．*Haemophilus* 属
Ⅱ．*Pasteurella* 属
４．好気性グラム陰性桿菌
５．好気性グラム陰性球桿菌
６．嫌気性グラム陰性桿菌
［５］スピロヘータ
［６］クラミジア
［７］リケッチア
［８］マイコプラズマ

Ⅰ．ヘモフィルス属 Genus *Haemophilus*

Haemophilus 属には *Haemophilus influenzae*、*Haemophilus aphrophilus* など８種が記載されている（表 4-12）。

Haemophilus 属は好気性発育に２つの発育因子；hemin（X 因子）と nicotinamide adenine dinucleotide（V 因子）の両者かどちらか一方を要求する。

Haemophilus 属は人と動物の粘膜にのみ棲息しており、自然界からは検出されない。

表 4-12. ***Haemophilus*** 属

Haemophilus aphrophilus
Haemophilus ducreyi
Haemophilus haemolyticus
Haemophilus influenzae
Haemophilus parahaemolyticus
Haemophilus parainfluenzae
Haemophilus paraphropilus
Haemophilus segnis

A. インフルエンザ菌 *Haemophilus influenzae***

1 形態・性状

H. influenzae は小型の多形性を示す通性嫌気性グラム陰性の球桿菌である。莢膜を有するものは**莢膜**の抗原性に基づいて 6 血清型；a〜f に分けられているが、莢膜をもたない株は型別できないので **non-typable strain** と称されている。本菌はまた生物学的性状により 8 生物型；I 〜VIIIに分類される。

【Memo】 *H. influennzae* は 1892 年 Pfeiffer によって発見された際インフルエンザの病原菌と誤認されてインフルエンザ菌と命名された歴史がある。

2 疫学

人のみの病原菌である *H. influenzae* はエアロゾル吸入あるいは分泌液との直接接触によって感染する。

血清型 b 型の株と non-tapable strain が臨床的に最も重要である。

b 型菌は 3〜5%の小児の鼻咽頭に定着しており、主として乳児と 6 歳以下の小児に血行性播種による敗血症や髄膜炎などを起こす。

non-typable strain は健康成人の過半数の上気道に定着しており、慢性気管支炎患者に再発性下気道感染や中耳炎などを起こす。

3 病原因子

毒素を産生しない *H. influenzae* の最も重要な病原因子は抗貪喰作用を有する b 型菌の**莢膜**である（図 4-1)。

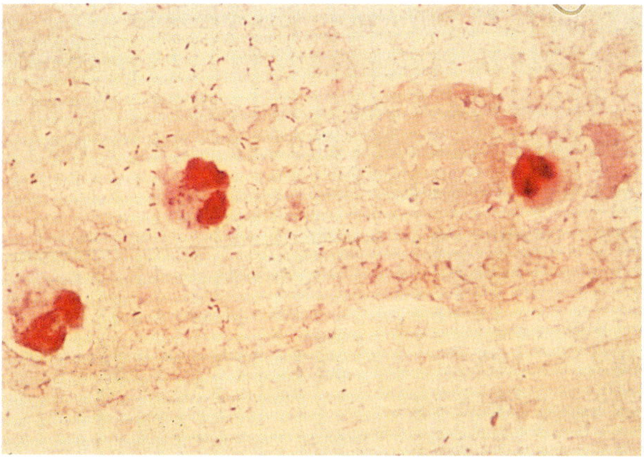

図4-1. ***Haemophilus influenzae***
喀痰のグラム染色標本：好中球の内外に莢膜を有する *H. influenzae* が多数認められる。

Non-typable strain では病原性を発揮するうえで重要な繊毛その他の付着因子が明らかにされている。

本菌の lipopolysaccharide（Enterobacteriaceae のものと区別するために lipo-oligosaccharide と称されることが多い）の lipid A は endotoxin 活性のみならず組織傷害性も有している。

H. influenzae は粘膜の主要な感染防御因子である IgA を分解する IgA protease を産生することも知られている。

4　臨床像

a．b型 *H. influenzae* 感染症

H. influenzae b型株は原則として6歳以下の小児に侵襲性感染症を起こす。

①髄膜炎：2歳以下の小児に重篤な髄膜炎を起こす。致命率約5%。

②喉頭蓋炎：2〜7歳の小児でみられ、気道閉塞をきたして致命的となりやすい。

③蜂巣炎：幼児の頭・頸部に好発し、しばしば菌血症を伴う。

④肺炎：乳児に胸膜炎を併発しやすい肺炎を起こす。

⑤その他：眼内炎、眼窩蜂巣炎、心外膜炎、尿路感染症、骨髄炎、関節炎など。

b．Non-typable *H. influenzae* による感染症

①肺炎：non-typable *H. influenzae* は成人における自宅発症肺炎の病原菌として極めて重要な存在で、*S. pneumoniae* に次ぐ第2位の座にある。特に高齢者ならびに慢性閉塞性肺疾患（COPD）を有する患者の肺炎と、COPDの急性再燃の最も重要な病原菌である。

②中耳炎：non-typable *H. influenzae* は *S. pneumoniae*、*Moraxella catarrhalis* とともに小児の中耳炎の三大病原菌の一員である。

③副鼻腔炎：non-typable 株は成人と小児に副鼻腔炎を起こす。

④産褥敗血症：生物型Ⅳ型の non-typable 株が女性性器に定着した後に起こり、胎児菌血症の原因となる。

⑤その他：稀に成人の喉頭蓋炎、乳突炎、原発巣不明の菌血症、心内膜炎、心外膜炎、膿胸、胆嚢炎、腹腔内感染症、尿路感染症、関節炎、骨髄炎、蜂巣炎などを起こす。

5 化学療法剤感受性・治療

H. influenzae は従来ほとんどすべての常用抗菌剤に感性であったが、近年耐性株が増加しつつある。

H. influenzae による髄膜炎や喉頭蓋炎その他の侵襲性感染症の治療には cefotaxime 8～12 g/日か ceftriaxone 4 g/日を1～2週間静注する。

Non-typable 株の約25％は β-lactamase を産生し ampicillin に耐性である。Non-typable 株よる中耳炎や副鼻腔炎あるいはCOPDの再燃などには amoxicillin/clavulanic acid や第3世代のセファロスポリン系薬、zaithromycin、clarithromycin などが経口的に用いられている。

喉頭蓋炎は緊急疾患の1つで、気道の確保が極めて重要である。

B．その他の *Haemophilus* 属

近年 *H. influenzae* と同一種であると結論された *Haemophilus influenzae* biogroup *aegyptius*（旧名 Koch-Weeks bacillus）は人にのみ感染し、小児に伝染性が強い急性結膜炎を起こすことが従来から知られている。本菌また主として1～4歳の小児にみられるブラジル紫斑熱 Brazilian purpuric fever の病原菌でもある。

Haemophilus ducreyi（軟性下疳菌）は性感染症の１つである軟性下疳の病原菌である。本症はわが国では少ないが発展途上国に多く、潰瘍病変部にCD 4＋リンパ球が浸潤している関係上 HIV 感染の素因となるので注目されている。本菌は β-lactamase を産生するので、治療には erythromycin、azithromycin、ciprofloxacin、ceftriaxone などが用いられている。

Haemophilus parainfluenzae は人の口腔〜上気道に常在しており、消化管や腟から分離されることもある。本菌は HACEK 群の一員として日和見感染的に感染性心内膜炎を起こすほか、髄膜炎、脳膿瘍、歯性膿瘍、咽頭炎、肺炎、肝膿瘍、菌血症などを起こすことがある。また *Haemophilus aphrophilus* および *Haemophilus paraphrohilus* も *H. parainfluenzae* と同様に稀に感染性心内膜炎を起こす。これらの菌でも β-lactamase 産生株が増加しているので、治療薬の選択にあたっては感受性検査が必要である。当初 ceftriaxone で治療を開始するのは合理的である。

Ⅱ. Genus *Pasteurella*

Pasteurella 属には *Pasterurella multocida* ssp. *multocida* その他 12 種が

表 4-13. *Pasteurella* 属

Pasteurella aerogenes
Pasteurella bettyae
Pasteurella canis
Pasteurella dagmatis
Pasteurella gallinarum
Pasteurella haemolytica
Pasteurella-like
Pasteurella multocida ssp. *gallicida*
Pasteurella multocida ssp. *multocida*
Pasteurella multocida ssp. *septica*
Pasteurella pneumotropica
Pasteurella stomatis

記載されている(表 4-13)。

Pasteurella 属は犬、猫その他多くの動物の口腔〜上気道に常在しているグラム陰性の球桿菌で、動物に肺炎や菌血症その他各種の感染症を惹起する。人も主として犬・猫による咬傷により感染して蜂巣炎、膿瘍形成その他の感染症を起こす。人の感染病巣から分離される頻度が最も高い菌は *P. multocida* ssp. *multocida* で、以下 *P. multocida* ssp. *septica*、*P. canis*、*P. stomatis*、*P. dagmatis* の順である。なお、*Pasteurella bettyae* は例外的な存在で、保菌動物はみられず、人からのみ分離されている。

ここでは *P. multocida* ssp. *multocida* についてのみ概説する。

A. ***Pasteurella multocida* ssp. *multocida****

1 形態・性状

P. multocida ssp. *multocida* は通性嫌気性グラム陰性の球桿菌で、病原株の多くは莢膜を有している。

2 疫学

P. multocida ssp. *multocida* は犬、猫、豚その他多くの動物の口腔〜上気道に常在している。犬と猫は特に定着率が高い。

人においても、慢性副鼻腔炎や気管支拡張症を基礎疾患として有する患者の呼吸器系に本菌が定着している。これら保菌者の大多数は犬・猫との家庭内接触歴がある。

3 病原因子

P. multocida の病原株が上気道粘膜上皮細胞に付着する因子として繊毛が知られている。

P. haemolytica は肺組織を傷害し、炎症反応を刺激する leukotoxin を産生する。

Pasteurella 属の病原株の大多数は好中球による貪喰と細胞内殺菌に抵抗する莢膜を形成する。

4 臨床像

a．皮膚・軟部組織感染症

Pasteurella 属による感染症の大多数は *P. multocida* による皮膚・軟部組織感染症で、ほとんどが犬・猫による咬傷あるいはひっかき傷の後に発症する。所属リンパ節腫脹や膿瘍形成を伴うことが多いが、菌血症や関節炎、骨髄炎の併発は稀である。

b．呼吸器感染症

P. multocida は慢性閉塞性肺疾患や気管支拡張症などを基礎疾患として有する患者に副鼻腔炎や気管支炎、肺炎、膿胸を起こすことがある。発熱がほとんどみられないのが特徴的である。

c．その他の感染症

稀ながら *P. multocida* による髄膜炎や敗血症、心内膜炎、脳膿瘍、硬膜下膿瘍、眼内炎、腹膜炎、虫垂炎などが報告されている。

5 化学療法剤感受性・治療

従来 *P. multocida* 感染症の治療には penicillin G が最適とされてきたが、近年 β-lactamase 産生株が出現してきたので、amoxicillin/clavulanic acid や第3世代のセファロスポリン系薬が推奨されるようになった。テトラサイクリン系薬や新マクロライド系薬、新キノロン系薬も有効と思われる。

アミノグリコシド系薬や erythromycin、clindamycin の抗菌力は弱い。

パスツレラ科の要約

菌	棲息部	病原因子	主病態	治療
Haemophilus influenzae	上気道	莢膜	B 型：髄膜炎 nontypable： 肺炎 中耳炎 副鼻腔炎	Ⅲ-CEPs
Pasteurella multocida	犬・猫の口腔	繊毛、胸膜	皮膚・軟部組織感染症 肺炎・膿胸	AMPC/CVA Ⅲ-CEPs

第 4 章　好気性グラム陰性桿菌

好気性グラム陰性桿菌には多くの菌種があるが、ここでは臨床的に重要な 7 属：***Achromobacter***、***Acinetobacter***、***Alcaligenes***、***Burkholderia***、***Chryseobacterium***、***Pseudomonas***、***Stenotrophomonas*** について述べる(表 4-14)。

これらの中には従来馴染んできた属から他の属へ転じたものが少なくないので属名には注意を要する。

表 4-14．好気性グラム陰性桿菌

[1] グラム陽性球菌
[2] グラム陰性球菌
[3] グラム陽性桿菌
[4] グラム陰性桿菌
1．腸内細菌科
2．ヴィブリオ科
3．パスツレラ
4．好気性グラム陰性桿菌
Ⅰ．*Achromobacter* 属
Ⅱ．*Acinetobacter* 属
Ⅲ．*Alcaligenes* 属
Ⅳ．*Burkholderia* 属
Ⅴ．*Chryseobacterium* 属
Ⅵ．*Pseudomonas* 属
Ⅶ．*Stenotrophomonas* 属
5．好気性グラム陰性球桿菌
6．嫌気性グラム陰性桿菌
[5] スピロヘータ
[6] クラミジア
[7] リケッチア
[8] マイコプラズマ

Ⅰ. Genus *Achromobacter*

*Achromobacter*属には現在*Achromobacter piechaudii*、*Achromobacter xylosoxidans* spp. *denitrificans*および*Achromobacter xylosoxidans* spp. *xylosoxidans*の3種が記載されている(表4-15)。

表4-15. ***Achromobacter*属**

菌　名	旧名・異名
Achromobacter piechaudii	*Alcaligenes piechaudii*
Achromobacter xylosoxidans spp. *denitrificans*	*Alcaligenes denitrificans* *Alcaligenes xylosoxidans* ssp. *denitrificans*
Achromobacter xylosoxidans spp. *xylosoxidans*	*Alcaligenes xylosoxidans* *Alcaligenes xylosoxidans* ssp. *xylosoxidans* *Alcaligenes denitrificans* ssp. *xylosoxidans* *Achromobacter xylosoxidans*

A. ***Achromobacter xylosoxidans* ssp. *xylosoxidans***

1　形態・性状

A. xylosoxidans ssp. *xylosoxidans*は好気性のグラム陰性桿菌で、鞭毛を有する。

常用されている多くの化学療法剤や消毒剤に耐性である。

2　疫学

本菌は人の気道や消化管に常在しているが、多くの常用抗生剤・消毒剤に耐性であるため、汚染した液体(注射液、血液透析液、灌流液、口腔洗浄液など)、孵卵器、加湿器、石鹸などによる院内感染の病原菌として無視できない存在である。

井戸水汚染による菌血症も報告されている。

3　病原因子

いまだほとんど明らかにされていない。

4　臨床像

本菌による感染症で最も多いのは静脈カテーテル関連の菌血症である。また悪性腫瘍や HIV 感染などで免疫能が低下した入院患者における院内感染として髄膜炎、心内膜炎、肺炎、腹膜炎、尿路感染症、人工関節の感染、骨髄炎なども起こっている。さらに耳鼻科領域の感染症もみられる。

一方、本菌による菌血症を伴った院外発症肺炎も報告されている。

5　化学療法剤感受性・治療

A. xylosoxidans ssp. *xylosoxidans* は imipenem、ceftazidime、cefoperazone、β-lactamase 配合剤、ST 合剤に感性であるが、β-lactamase を産生するのでペニシリン系薬、上記以外のセファロスポリン系薬、aztreonam、アミノグリコシド系薬には耐性である。

B. その他の *Achromobacter* 属

A. xylosoxidans ssp. *denitrificans* は血液、髄液、その他本来無菌的な体液から純培養状で病原菌として、あるいは常在菌が存在する部位から他の菌とともに分離される。

A. piechaudii は糖尿病患者に慢性中耳炎を起こすと思われている。

Ⅱ. Genus *Acinetobacter*

Acinetobacter 属には臨床的に重要な *Acinetobacter baumannii** など 7 種が記載されている（表 4-16）。

表 4-16. ***Acinetobacter* 属**

菌　名	旧名・異名
Acinetobacter baumannii	*Acinetobacter anitratus*
Acinetobacter calcoaceticus	*Acinetobacter anitratus* *Acinetobacter calcoaceticus* ssp. *calcoaceticus*
Acinetobacter haemolyticus	*Acinetobacter anitratus*
Acinetobacter johnsonii	
Acinetobacter junii	
Acinetobacter lwoffi	*Acinetobacter anitratus* *Acinetobacter calcoaceticus* ssp. *lwoffi*
Acinetobacter radioresistens	

1 形態・性状

Acinetobacter 属は偏性好気性のグラム陰性桿菌で、増殖期には桿菌状を、静止期には球桿菌状を呈する。莢膜を有し、酸性の低温環境のみならず、44°C でも発育し得る。さらに乾燥した無機物上でも数日間は生存する。

2 疫学

Acinetobacter 属は土と水に広く分布しており、殺菌牛乳や冷凍食品、冷蔵家禽肉のみならず、病院の空気、加湿器、水道蛇口、洗面器、腹膜透析槽、尿瓶、枕、手袋、血管カテーテルその他の医療機器からも分離される。

Acinetobacter 属は健康成人の 25%の皮膚に定着しており、成人と乳児の 7%の咽頭にも一過性に定着している。また、入院患者の気管切開部の 45%に本菌の定着が認められている。

近年、世界的に *Acinetobacter* 属の臨床材料からの分離頻度の増加が指摘されている。

院外における *Acinetobacter* 感染の危険因子としてアルコール中毒、喫煙、慢性肺疾患、糖尿病などが、院内感染の危険因子としては長期入院、手術、広域抗生剤の使用、非経口的栄養、中心静脈カテーテル・尿路カテーテル留置、ICU 入室、人工呼吸などが挙げられている。特に ICU は *Acinetobacter* 感染症の多発場所である。

3　病原因子

本菌の乾燥状態における長期生存能、貪喰に抵抗する莢膜の存在、bacteriocin 産生などが日和見感染を起こす因子と考えられている。本菌の lipopolysaccharide の endotoxin 活性についてはほとんど知られていない。

4　臨床像

Acinetobacter 属はあらゆる臓器に化膿性感染症を起こし得る。入院患者に日和見感染症を起こすことが認められているが、院外感染症も報告されている。

Acinetobacter 感染症の大多数は *A. baumannii* によるものである。しかし *A. calcoaceticus* や *A. lwoffi* その他の菌が繰り返し検出される場合には病原的意義を慎重に検討する必要がある。

a．呼吸器感染症

Acinetobacter 感染症が最も多いのは呼吸器系で、人工呼吸に関連した院内肺炎が最大の問題である。ICU における本菌感染は人工呼吸器と注射液の汚染および医療従事者の保菌が主因である。菌血症やショックを伴うと予後不良で致命率が高い。

一方、免疫能が低下した成人では院外でも *Acinetobacter* 肺炎が起こる。

b．菌血症

院内発症の *Acinetobacter* 菌血症は主として呼吸器感染症と静脈内カテーテルに関連したものである。後者では *A. baumannii* 以外の種による感染が多い。稀には尿路感染症、腹部感染症、創傷感染症に由来する菌血症もみられる。約 30%の菌血症患者がショックをきたし、致命率 20～50%との報告がある。

A. baumannii 以外の種による *Actinobacter* 菌血症は比較的軽症である。

c．尿路感染症

膀胱留置カテーテルや腎結石症に関連した *Acinetobacter* による膀胱炎や腎盂腎炎が報告されている。

d．髄膜炎

脳神経外科手術後のみならず、健康人にも *Acinetobacter* 髄膜炎が起こっている。点状出血斑が約 30%の患者でみられ、DIC の併発例もある。

e．その他

Acinetobacter による眼内炎、結膜炎、角膜潰瘍、心内膜炎、肝膿瘍、膵膿瘍、骨髄炎、関節炎、静脈留置カテーテルに関連した蜂巣炎などが報告されている。

5 化学療法剤感受性・治療

A. baumannii の大多数は ampicillin、carbenicillin、cefotaxime などに耐性で、アミノグリコシド系薬にも耐性株が増加している。

院内で分離された *Acinetobacter* の多くは ceftazidime、imipenem、ampicillin/sulbactam、doxycycline、polymyxin B、ST 合剤、新キノロン系薬に感性である。

Sulbactam は β-lactamase 阻害作用と別に本質的に多剤耐性の *Acinetobacter* に殺菌活性を有することが明らかにされている。

最近、imipenem とアミノグリコシド系薬あるいは β-lactam/β-lactamase inhibitor とアミノグリコシド系薬、新キノロン系薬と amikacin の併用が院内で分離された多剤耐性の *A. baumannii* に対して相乗作用を発揮することが明らかにされた。

A. baumannii 以外の種には耐性株が少ない。

Ⅲ．Genus *Alcaligenes*

Alcaligenes 属には現時点では *Alcaligenes faecalis* ssp. *faecalis*（旧名 *Alcaligenes odorans*、*Pseudomonas odorans*）が記載されているのみである。

Alcaligenes 属は土、水に分布しており、入院患者の気道や消化管からも分離される。

血液や気道分泌液から分離された *A. faecalis* の大多数は病院内の器具や液体の汚染に関連したもので、単なる定着菌に過ぎないものと病原菌が混在している。尿からもしばしば分離されるが、無症状の患者が多い。また本菌は角膜潰瘍、耳漏、創傷分泌液、糞便からも分離されるが、純培養状に検出されるのは稀である。

A. faecalis は大多数のセファロスポリン系薬、カルバペネム系薬、ticarcillin/clavulanate に感性である反面、amoxicillin、ticarcillin、gentamicin には耐性の株が多い。

Ⅳ. Genus *Burkholderia*

Burkholderia 属には *Burkholderia cepacia* のほか馬鼻疽菌 *Burkholderia mallei*、類鼻疽菌 *Burkholderia pseudomallei* など 4 種が含まれている(表 4-17)。

表 4-17. ***Burkholderia* 属**

菌　名	旧名・異名
Burkholderia cepacia	*Pseudomonas cepacia* *Pseudomonas multivorans* *Pseudomonas kingae*
Burkholderia gladioli	*Pseudomonas gladioli* *Pseudomonas marginata*
Burkholderia mallei	*Pseudomonas mallei* *Actinobacillus mallei*
Burkholderia pseudomallei	*Pseudomonas pseudomallei*

A. ***Burkholderia cepacia**** (旧名 ***Pseudomonas cepacia***、***Pseudomonas multivorans***、***Pseudomonas kingae***)

1　形態・性状

B. cepacia は好気性のグラム陰性桿菌で鞭毛を有する。発育至適温度は 30℃前後で、臨床材料からの分離は容易ではなく、37℃で 3 日間培養した後、さらに室温で 5 日間培養を続けることが推奨されている。

本菌は多くの常用抗菌剤・消毒剤(ヒビテンなど)に耐性で、日和見感染症の重要な病原菌の一員である。

【Memo】　*B. cepacia* は菌体容積が小さいためヒビテン液中に $10^6/ml$ 増殖していても液は混濁してみえないので注意を要する。

2　疫学

B. cepacia は水、土、植物、動物、腐朽した有機物などに遍く存在している。

本菌は病院内では水道水、蒸留水、輸液用液体、水槽、消毒液、透析機器、カテーテル、血液ガス分析機、噴霧器、温度計など湿った環境から分離されており、給水、消毒液、呼吸器用機器などを介した院内感染が ICU やがん病棟で発生し問題となっている。

B. cepacia はまた慢性肉芽腫性疾患、鎌状赤血球貧血あるいは嚢胞性線維症を基礎疾患として有する患者の慢性下気道感染症の原因となることが知られている。

3　病原因子

B. cepacia の病原因子として、大多数の抗菌剤に耐性であること、プラスティック製品への付着性、好中球に因る殺菌抵抗性のほか、adhesin やムチン結合蛋白の表出、elastase、gelatinase、hemolysin、exopolysaccharide の産生などが明らかにされている。

4　臨床像

B. cepacia は表在性、深在性、播種性の各種の感染症を起こす。

a．呼吸器感染症

本菌の分離は呼吸器系からが最も多く（分離株の大多数は病原菌ではなく定着菌であるが）、菌血症やショック、多臓器不全を伴う肺炎を起こすことがある。

b．菌血症

近年増加傾向にある *B. cepacia* 菌血症は無症状のものからショックや DIC を伴う劇症まである。稀には ecthyma gangrenosum の併発もみられている。

c．皮膚・軟部組織感染症

火傷や手術創のある患者では *B. cepacia* による皮膚・軟部組織感染症は珍

しくない。

d．尿路感染症

B. cepacia による尿路感染症が尿道器具操作後や経直腸前立腺生検後などに発生している。

e．その他

B. cepacia による髄膜炎、心内膜炎、心外膜炎、胆道器具操作後の胆管炎、腹膜透析患者の腹膜炎、腹部膿瘍、傍尿道膿瘍、陰嚢膿瘍、関節炎なども稀に報告されている。

5　化学療法剤感受性・治療

B. cepacia はアミノグリコシド系薬と多くの β-lactam 系薬にもともと耐性であるうえに、分離株によって薬剤感受性が異なる。

B. cepacia は in vitro では ST 合剤、chloramphenicol、minocycline、第 3 世代のセファロスポリン系薬、カルバペネム系薬および新キノロン系薬に感性である。

B．*Burkholderia pseudomallei**（旧名：*Pseudomonas pseudomallei*）

1　形態・性状

B. pseudomallei は好気性で極染色性を示す小さなグラム陰性桿菌である。

2　疫学

B. pseudomallei は水と土、特に川、水田、沼、野菜などに広く存在している。

本菌による類鼻疽 melioidosis は東南アジアとオーストラリア北部の風土病的疾患であるが、わが国でも東南アジア旅行者の発症例が報告されている。

皮膚擦過傷からの経皮感染のほか、経気道感染、経口感染、実験室内感染、人-人感染もある。

3　病原因子

B. pseudomallei の病原因子として glycocalyx 産生のほか、貪喰に抵抗す

る莢膜の存在、細胞内で生存・増殖する能力などが慢性化・再燃の要因と考えられている。また protease 活性や、組織傷害・致死作用がある毒素の産生も明らかにされている。

4 臨床像

B. pseudomallei 感染症の臨床像は極めて多彩である。潜伏期は通常は数日であるが、20 年以上のこともある。

急性敗血症型は肺、肝、脾など全身各所に多数の膿瘍を形成し、致命率が高い。

亜急性〜慢性型は肺上葉の空洞形成のほか全身各所に膿瘍・瘻孔を形成する。脳炎、髄膜炎、胸膜炎なども起こり、病変は数カ月〜数年続く。

5 化学療法剤感受性・治療

類鼻疽の治療には ceftazidime か imipenem が最適である。ST 合剤、amoxicillin/clavulanate、cefotaxime も有効である。

急性型には cetazidime 2〜4 週間静注後、再発防止目的で amoxicillin/clavulanate 6 カ月以上の内服が推奨されている。

C. *Burkholderia mallei*
(旧名 *Pseudomonas mallei*、*Actinobacillus mallei*)

1 形態・性状

B. mallei は好気性グラム陰性の小桿菌で、発育が遅い。

2 疫学

B. mallei は本来ウマ、ロバ、ラバの鼻疽 glanders、farcy の病原菌であるが、人も極く稀に感染する。本症はアジア、アフリカ、南米に存在し、人は患獣との接触による経皮・経鼻感染のほか、実験室内感染、人-人感染もある。

3 病原因子

B. mallei の病原因子として莢膜が挙げられている。

4 臨床像

潜伏期は通常は 1〜5 日であるが、吸入性肺炎では 10〜14 日と長い。鼻疽には皮下結節と所属リンパ節炎からなる限局性皮膚病変のほか、眼・鼻・口腔粘膜の潰瘍性肉芽腫性病変、エアロゾル吸入による肺炎・肺膿瘍、全身に膿疱を生じ致命的な敗血症型や、四肢の皮下・筋肉内に多発性膿瘍を形成する慢性型があり、これらがしばしば重複する。

5 化学療法剤感受性・治療

類鼻疽に準じるのが合理的である。

V. Genus *Chryseobacterium*

Chryseobacterium 属には以前の *Flavobacterium* 属から転属された *Chryseobacterium gleum*、*Chryseobacterium indologenes*、*Chryseobacterium meningosepticum**(旧名 *Flavobacterium meningosepticum*)の 3 種が記載されている。

1 形態・性状

Chryseobacterium 属は細長く、軽度湾曲したグラム陰性桿菌である。

2 疫学

Chryseobacterium 属は土、水に広く分布しており、各種の食品や塩素消毒を行った水道水、病院環境からも分離され、院内感染症の病原菌の一員として無視できない存在である。

3 病原因子

Chryseobacterium 属は病原因子となる protease と gelatinase を産生することが知られているが病原性は弱く、臨床分離株の大多数は定着菌に過ぎない。しかし *C. meningosepticum* のみは例外で、臨床分離株の過半数で病原的

意義が認められている。

4　臨床像

Chryseobacterium meningosepticum（旧名 *Flavobacterium meningosepticum*）は出生後2週間以内の新生児に髄膜炎を起こす。本菌による新生児髄膜炎の主要な感染源は汚染された洗眼液や呼吸用器具などで、致命率が高く、救命し得ても重篤な後遺症を残すことが多い。

成人でみられる *C. meningosepticum* 感染症の大多数は免疫不全患者における院内感染症で、汚染した液体；消毒剤、動脈カテーテル洗浄液、化学療法剤噴霧液のほか、体内留置機器、注射用具、栄養チューブなど液体に関連した器具による呼吸器感染症が最も多く、菌血症がこれに次ぐ。

C. meningosepticum は稀に菌血症や心内膜炎、肺炎、透析に関連した腹膜炎、腹部膿瘍、蜂巣炎、創傷・火傷感染症、眼内炎などを免疫不全者のみならず免疫正常者にも起こすことがある。

Chryseobacterium indologenes（旧名 *Flavobacterium indologenes*）も稀に血管内留置カテーテルや悪性腫瘍、好中球減少症を有する免疫不全患者に菌血症や肺炎を起こすことがある。

5　化学療法剤感受性・治療

Chryseobacterium 属は大多数の化学療法剤に耐性である。すなわち本属の菌はβ-lactamaseを産生するのでcarbapenemやaztreonamを含むβ-lactam剤のみならず、アミノグリコシド系薬、chloramphenicol、erythromycinにも耐性である。Minocycline、rifampicin、vancomycinおよびfluoroquinoloneは大多数の臨床分離株に抗菌力を有するが、既に耐性株の出現が報告されている。DoxycyclineとST合剤の抗菌力は一定しない。したがって現時点ではrifampicinとminocyclineあるいはvancomycin、fluoroquinolone、ST合剤のいずれかとの併用が推奨されている。

Ⅵ. Genus *Pseudomonas*

Pseudomonas 属には現時点では緑膿菌 *Pseudomonas aeruginosa* など 11 種が記載されている（表 4-18）。

表 4-18. ***Pseudomonas* 属**

菌　名	旧名・異名
Pseudomonas aeruginosa	*Pseudomonas pyocyanea* *Bacterium aeruginosum*
Pseudomonas alcaligenes	
Pseudomonas chlororaphis	*Pseudomonas aerofaciens*
Pseudomonas fluorescens	
Pseudomonas luteola	*Chryseomonas luteola*
Pseudomonas mendocina	
Pseudomonas oryzihabitans	*Flavimonas oryzihabitans*
Pseudomonas pertucinogena	*Bordetella pertussis* rough phase Ⅳ
Pseudomonas pseudoalcaligenes	*Pseudomonas alcaligenes* biotype B
Pseudomonas putida	
Pseudomonas stutzeri	

A. 緑膿菌 *Pseudomonas aeruginosa***
（旧名 *Pseudomonas pyocyanea*、*Bacterium aeruginosum*）

1　形態・性状

P. areuginosa は好気性の小さなグラム陰性桿菌で、臨床分離株の過半数が青緑色の色素 pyocyanin を産生する。本菌は栄養要求性が低く、栄養分を殆ど含まない水の中でも増殖が可能である。

2　疫学

緑膿菌は土壌、水、植物、動物など自然界に広く分布している。本菌は健康人の皮膚、外耳、上気道、大腸に定着していることがある。健康人の保菌率は低いが、各種の基礎疾患や免疫不全、化学療法歴、病院受診・入院歴がある患者の保菌率は高い。

緑膿菌感染症の大多数は院内感染であり、ICU における感染率が最高である。病院内で本菌の感染源となる可能性が高いのは呼吸用器具・装置、洗浄液、消毒液、流し、床、内視鏡、理学療法用具などで、これらから直接あるいは医療従事者の手を介して伝達される。

3 病原因子

緑膿菌は病原因子となる種々の毒素や酵素を産生するが、健康人に対する病原性は低く、主として常在菌叢が乱れた免疫不全者の日和見感染症の病原菌として重要な存在である。

緑膿菌は繊毛とアルギン酸 alginate によって上皮細胞表面へ付着する。アルギン酸は大多数の株が至適環境下で産生する mucoid exopolysaccharide で、気道粘膜への定着と **biofilm の形成**に重要な役割を果たす。Biofilm の中で緑膿菌は好中球による貪喰と化学療法剤から保護される。

緑膿菌はまた組織破壊にあずかる alkaline protease、elastase、phospholipase、exotoxin A、exoenzyme S など多くの酵素や毒素を産生する。Exotoxin A はジフテリア毒素に類似した毒素で細胞の蛋白合成を阻害して細胞壊死を引き起こす。Exoenzyme S は液性免疫による防御反応で妨害されることなしに宿主細胞への病原因子注入を可能にする。

菌体外膜の構成成分である lipopolysaccharide(endotoxin)は敗血症性ショックの中心的役割を果たすと思われている。

4 臨床像

細胞外寄生性の緑膿菌感染に対する宿主の防御反応の主体は好中球による貪喰作用である。とはいえ、好中球減少症以外の免疫不全や皮膚・粘膜の破綻、常在菌叢の乱れも本菌による日和見感染症の素因となる。

a．呼吸器感染症

緑膿菌による原発性肺炎は本菌を含む上気道分泌液の誤嚥によって、慢性肺疾患やうっ血性心不全、AIDS を基礎疾患として有する患者で頻発する。また ICU における人工呼吸器使用者で多発する傾向があり、しばしば致命的となる。

好中球減少時の菌血症に続発した血行性肺炎では空洞形成を伴う壊死性気

管支肺炎が電撃的に進行し、数日以内に致命的となることが多い。

緑膿菌による慢性下気道感染症は原則としてアルギン酸を産生するムコイド株の感染で、急性再燃を繰り返しながら慢性に経過し、遂には肺機能不全に到る。

b．菌血症

緑膿菌は免疫不全患者の生命を脅かす菌血症の重要な病原菌の一員である。原発巣として多いのは尿路、消化管、肺、皮膚、軟部組織、中心静脈カテーテルなどであるが、菌侵入門戸不明の症例もある。ショックやARDS、DIC、腎不全などを続発することがある。また、緑膿菌菌血症では**壊疽性膿瘡 ecthyma gangrenosum**と称する特徴的な皮膚病変が稀に出現する。これは主として会陰部や臀部、四肢などに1～数個生じ、病変部吸引液中には多数の菌が認められる。

c．心内膜炎

緑膿菌による心内膜炎は心臓手術後やペースメーカー埋め込み後あるいは麻薬静注者などで起こりやすい。複数の弁膜が侵されることが多く、右室系病変は通常は亜急性に経過するが、敗血症性肺塞栓症を起こしやすい。左室系病変はより急性で、電撃的なこともあり、難治性心不全や全身各所に塞栓症を起こす傾向がある。

d．中枢神経系感染症

緑膿菌による髄膜炎や脳膿瘍は主として免疫不全患者において、耳、乳様突起、副鼻腔からの連続的波及や、外傷、手術、診断的処置による蜘蛛膜下腔への直接接種、あるいは血行性播種によって起こる。菌血症に続発した髄膜炎は急激に増悪し、短期間で死に至ることが多い。

e．耳感染症

緑膿菌は水泳や炎症あるいは侵軟などで湿った状態の外耳道で外耳炎を起こす。これが深部へ波及して骨や軟骨をも破壊する悪性外耳炎 malignant external otitis に進展することがある。

f．眼感染症

緑膿菌は角膜炎や角膜潰瘍、眼内炎を起こす。本菌で汚染したコンタクトレンズあるいは保存液の使用で角膜潰瘍が起こっている。

角膜炎は角膜穿孔、さらには重篤な眼内炎を続発することがある。

g．骨・関節感染症

緑膿菌による脊椎骨骨髄炎には主として高齢者でみられる尿路の感染症・

器具操作に関連した腰仙部の骨髄炎と、若年の薬物常用者でみられる頸部と腰仙部の骨髄炎がある。薬物常用者では胸鎖関節の関節蓄膿症 pyarthrosis や恥骨結合部の炎症もみられる。

本菌はまた複雑骨折や骨折手術時の汚染、心臓手術のための胸骨切開時の汚染、四肢の虚血性潰瘍や蜂巣炎からの連続的波及などによる慢性骨髄炎の原因菌となることもある。

h．尿路感染症

緑膿菌は複雑性尿路感染症と尿路のカテーテルや器具操作、手術などによる院内感染症を起こす主要な病原菌の一員である。本菌による尿路感染症は難治性で慢性化～再発しやすく、しばしば緑膿菌菌血症の原発巣となる。

尿路カテーテル留置、尿路変更術、対麻痺の患者では慢性緑膿菌感染症が多い。

i．皮膚・軟部組織感染症

緑膿菌菌血症では前記の ecthyma gangrenosum のほか、稀に水疱、膿疱、深部膿瘍、蜂巣炎などもみられ、顔面、口腔咽頭、会陰部、四肢の壊死をきたすことがある。

本菌による膿皮症は外傷や火傷、皮膚炎、潰瘍などで皮膚が断裂した時に起こり、湿った状態と好中球減少症が素因となる。広範囲の第3度火傷に本菌が感染すると致命率が極めて高くなる。

緑膿菌はまた汚染された浴槽、温泉あるいは水泳プールに関連した瘙痒性の斑丘疹・水疱性～膿疱性皮疹を生じることがあり、理学療法プールにおける院内感染も報告されている。

5 化学療法剤感受性・治療

緑膿菌は β-lactamase 産生その他種々の機序によって多くの化学療法剤に耐性の株が多い。したがって緑膿菌感染症の治療薬は大多数の緑膿菌に抗菌活性を示し「抗緑膿菌薬」と称される薬剤に限定される。

①抗緑膿菌性ペニシリン系薬：piperacillin、piperacillin/tazobactam、mezlocillin、ticarcillin、ticarcillin/clavulanate

②抗緑膿菌性セファロスポリン系薬：ceftazidime、cefoperazone、cefoperazone/sulbactam、cefepime、cefsulodin

③カルバペネム系薬：imipenem/cilastatin、meropenem

④モノバクタム系薬：aztreonam

⑤アミノグリコシド系薬：tobramycin、gentamicin、amikacin
⑥新キノロン系薬：ciprofloxacin、levofloxacin
重症例には病巣移行性や副作用などを考慮して上記の中から 2 剤を選んで併用する。

B．その他の *Pseudomonas* 属

稀ながら人の感染症を起こす *Pseudomonas* 属には *Pseudomonas fluorescens*、*Pseudomonas pseudoalcaligenes*、*Pseudomonas putida*、*Pseudomonas stutzeri* などがある。これらは自然界のみならず病院内にも分布しているが、病原性は弱い。

P. fluorescens は膿胸、尿路感染症、術後創傷感染などを、*P. putida* はカテーテル関連の菌血症、尿路感染症、関節炎などを起こすことが知られている。

Ⅶ．Genus *Stenotrophomonas*

Stenotrophomonas 属には以前 *Pseudomonas* 属に含まれていた *Stenotrophomonas maltophilia* と *Stenotrophomonas africana* の 2 種が記載されている。ここでは前者のみについて述べる。

A．*Stenotrophomonas maltophilia** (旧名 *Xanthomonas maltophilia*、*Pseudomonas maltophilia*)

S. maltophilia は癌病棟や ICU に入院中の患者に日和見感染症を起こす病原菌の一員として重視されている。

1　形態・性状

S. maltophilia は好気性のグラム陰性桿菌で、繁用されている多くの化学

療法剤と消毒剤に耐性である。

2 疫学

S. maltophilia は *B. cepacia* と同様に水、土壌、植物、動物などに遍く存在しており、病院内では水道水、蒸留水、ネブライザー、浴槽、透析機器、消毒液、注射液、カテーテル、血液ガス分析機、体温計などから分離される。

本菌は人の気道に定着しやすく、患者間の交叉感染や職員の手指による伝播も認められている。

S. maltophilia 感染の素因・誘因となる事項を列挙する；ICU 長期入院、広域化学療法剤の使用、癌化学療法による免疫抑制、皮膚・粘膜の破綻（挿管、気管切開、尿路カテーテル、腹膜透析、中心静脈カテーテルなど）、異物植え込み、好中球減少など。これらの組み合わせが多くなるにつれて、本菌による院内感染的な日和見感染が起こりやすくなる。

3 病原因子

S. maltophilia の病原因子として化学療法剤に対する多剤耐性、プラスティック製品への付着性、elastase や gelatinase などの酵素産生能が挙げられている。

4 臨床像

S. maltophilia の病原性は弱いが、表在性～深在性、あるいは播種性の広汎な日和見感染症の原因となる。本菌は臨床材料から分離されるブドウ糖非発酵グラム陰性桿菌の中では緑膿菌、*Acinetobacter* 属に次いで第3位を占め、気道からの分離株が最も多いが、その大多数は病原菌ではなく定着菌とみられる。

a．肺炎

S. maltophilia 肺炎の感染経路には誤嚥やエアロゾル吸入による経気道感染と血行性感染がある。肺炎から菌血症やショック、多臓器不全を続発することがあり、菌血症合併例は致命率が高い。

b．菌血症

近年 *S. maltophilia* 菌血症が増加しており、殆ど無症状のものからショックや DIC をきたす劇症まである。菌侵入門戸は気道や中心静脈カテーテルが多い。緑膿菌と同様の ecthyma gangrenosum を稀に生じることがある。

c．皮膚・軟部組織感染症

S. maltophilia は限局性創傷感染症と蜂巣炎を起こす。

限局性病変は外傷や手術、火傷部のほか、カテーテル挿入部の周囲にも生じ、菌血症を起こすことがある。

S. maltophilia 菌血症に続発した転移性蜂巣炎は硬く、波動を欠き、圧痛がある結節性病変で、播種性真菌感染症と紛らわしい。

d．尿路感染症

S. maltophilia は泌尿器悪性腫瘍や尿路カテーテル留置中の患者の尿路からしばしば分離される。定着菌に過ぎないものも少なくないが、本菌による感染症患者では通常発熱、悪寒がみられ、ショックをきたす者もある。

e．その他

S. maltophilia はコンタクトレンズの汚染による結膜炎や角膜炎、涙嚢炎のほか、稀に髄膜炎、心内膜炎、心外膜炎、胆管炎、腹膜炎、腹腔内膿瘍、尿道周囲膿瘍、陰嚢膿瘍、関節炎などを起こす。

5　化学療法剤感受性・治療

S. maltophilia はアミノグリコシド系薬や imipenem を含む大多数の化学療法剤に耐性であり、しかも株によって感受性が異なる。

ST 合剤が第1選択剤とされているが、本剤耐性株が既に報告されている。Ticarcillin/clavulanate や minocycline、doxycycline あるいは trovafloxacin の如き新キノロン系薬も抗菌活性を示す。したがって empirical には ST 合剤と ticarcillin/clavulanate の大量・併用療法が推奨されている。

好気性グラム陰性桿菌の要約

菌	棲息部	病原因子	主要病態	治療
Achromobacter xylosoxidans	気道、消化管 院内の水、液体	―	院内感染症	IPM、CAZ CZOP
Acinetobacter baumannii	皮膚 院内の水・機器	莢膜	院内感染症	IPM、CAZ AMPC/SBT
Burkholderia cepacia	自然界 院内の水・機器	付着性 酵素	院内感染症	ST 合剤、MINO
Chryseobacterium meningosepticum	自然界、病院内	?	髄膜炎 院内感染症	RFP、MINO VCM
Pseudomonas aeruginosa	自然界 院内の水・機器	アルギン酸 外膜蛋白 酵素類 exotoxin A	院内感染症 敗血症 日和見感染症 呼吸器感染症	抗緑膿菌用 PCs 抗緑膿菌用 CEPs IPM、AZT、AGs
Stenotrophomonas maltophilia	自然界 院内の水・機器	付着性 elastase gelatinase	院内感染症	ST 合剤 TIPC/CVA

第 5 章　好気性グラム陰性球桿菌

本章では好気性グラム陰性球桿菌として ***Actinobacillus***、***Bartonella***、***Bordetella***、***Brucella***、***Capnocytophaga***、***Eikenella***、***Francisella***、***Kingella***、***Legionella***、***Campylobacter***、***Helicobacter*** の 11 属およびその他のグラム陰性桿菌について述べる（表 4-19）。

表 4-19．好気性グラム陰性球桿菌

［1］グラム陽性球菌
［2］グラム陰性球菌
［3］グラム陽性桿菌
［4］グラム陰性桿菌
1．腸内細菌科
2．ヴィブリオ科
3．パスツレラ科
4．好気性グラム陰性桿菌
5．好気性グラム陰性球桿菌
Ⅰ．***Actinobacillus*** 属
Ⅱ．***Bartonella*** 属
Ⅲ．***Bordetalla*** 属
Ⅳ．***Brucella*** 属
Ⅴ．***Capnocytophaga*** 属
Ⅵ．***Eikenella*** 属
Ⅶ．***Francisella*** 属
Ⅷ．***Kingella*** 属
Ⅸ．***Legionella*** 属
Ⅹ．***Campylobacter*** 属
Ⅺ．***Helicobacter*** 属
Ⅻ．その他のグラム陰性桿菌
6．嫌気性グラム陰性桿菌
［5］スピロヘータ
［6］クラミジア
［7］リケッチア
［8］マイコプラズマ

I. Genus *Actinobacillus*

現在*Actinobacillus*属には*Actinobacillus actinomycetemcomitans*、*Actinobacillus equuli*、*Actinobacillus hominis*、*Actinobacillus lingnieresii*、*Actinobacillus ureae*の5種が記載されている(表4-20)。

表4-20. ***Actinobacillus*** 属

菌 名	旧名・異名
Actinobacillus actinomycetemcomitans	*Bacterium actinomycetemcomitans*
Actinobacillus equuli	
Actinobacillus hominis	
Actinobacillus lignieresii	
Actinobacillus ureae	*Pasteurella ureae*

A. ***Actinobacillus actinomycetemcomitans***
(旧名：*Bacterium actinomycetem comitans*)

1 形態・性状

*A. actinomycetemcomitans*は発育が遅く、分離培養時に豊富な炭酸ガスを要求る通性嫌気性のグラム陰性球桿菌である。本菌は心内膜炎を起こす傾向が強い*Haemophilus aphrophilus*、*Haemophilus paraphrophilus*、*Cardiobacterium hominis*、*Eikenella corrodens*、*Kingella kingae*とともに**HACEK群**の一員として注目されている。

2 疫学

*A. actinomycetsmcomitans*は口腔の常在菌叢の一員で、成人の約20%から分離される。

3 病原因子

本菌は歯周病の発生に重要な歯肉上皮細胞内への侵入・増殖能と、好中球を破壊する leukotoxin 産生能を有している。さらに口腔内で他菌の存在を阻止する actinobacillin と称する bacteriocin や endotoxin、chemotaxis 阻止因子、Fc 結合蛋白、collagenase などの関与も指摘されている。

4　臨床像

a．歯周病

A. actinomycetemcomitans は *Porphyromoas gingivalis* とともに成人と若年者の歯周病の主要な病原菌である。

b．感染性心内膜炎

本菌による心内膜炎患者の約半数が歯周病か歯科治療歴を有する。発熱がみられない患者が多い。

c．その他

A. actinomycetemcomitans 単独による脳膿瘍、髄膜炎、耳下腺炎、心外膜炎、肺炎、膿胸、尿路感染症、化膿性関節炎、骨髄炎、軟部組織感染症などが報告されている。

5　化学療法剤感受性・治療

A. actinomycetemcomitans は通常、第3世代のセファロスポリン系薬、アミノグリコシド系薬、テトラサイクリン系薬、azithromycin、ciprofloxacin などに感性である。本菌には β-lactamase 産生能があるのでペニシリン系薬に対する感受性は不定である。Vancomycin、erythromycin、clindamycin の抗菌力は弱い。したがって本菌感染症の治療には第3世代のセファロスポリン系薬が最適である。

本菌による心内膜炎の治療には ceftriaxone 2 g/日、4～6 週間が推奨されている。

重症の歯周病にはテトラサイクリン系薬の内服とともに débridement を必要とする場合が多い。

B．その他の *Actinobacillus* 属

A. actiomycetsmcomitans 以外の *Actinobacillus* 属による感染症も稀ながら存在する。

本来は動物の常在菌であり、動物に日和見感染症をも起こす

Actinobacillus equuli、*Actinobacillus lignieresii*、*Actinobacillus suis* は稀に人にも家畜による咬傷感染症を起こす。

人の上気道に常在している *Actinobacillus hominis* による致死的な菌血症や、*Actinobacillus ureae*（旧名 *Pasteurella ureae*）による菌血症を伴った髄膜炎が報告されている。

Ⅱ. Genus *Bartonella*

Bartonella 属は以前リケッチア科 *Rickettsiales* の中の *Rochalimaea* 属として分類されていたが、人工培地で増殖し、偏性細胞内寄生性ではないことからリケッチア科から除外された。

現在 *Bartonella* 属には猫ひっかき病 cat scratch disease（CSD）や細菌性血管腫症 bacillary angiomatosis（BA）などの病原菌である *Bartonella henselae***のほか *Bartonella quintana*、*Bartonella bacilliformis*、*Bartonella clarridgeiae* など 6 種が記載されている（表 4-21）。

表 4-21. ***Bartonella*** **属**

菌　名	旧名・異名
Bartonella bacilliformis	
Bartonella clarridgeiae	
Bartonella elizabethae	*Rochalimaea elizabethae*
Bartonella henselae	*Rochalimaea henselae*
Bartonella quintana	*Rochalimaea quintana*
Bartonella vinsonii	*Rochalimaea vinsonii*

Bartonella 属による感染症は必ずしも 1 菌-1 疾患的な関係になく、1 つの病態が複数の菌で起こるので、ここでは *Bartonella* 属全体の形態・性状について述べたうえで、病態別に記述する（表 4-22）。

表 4-22. ***Bartonella*** **属による感染症**

菌	猫ひっかき病	細菌性 血管腫症	オロヤ熱 ペルー疣	塹壕熱	心内膜炎
B. bacilliformis			○		
B. henselae	○	○		○	○
B. quintana		○		○	○

1　形態・性状

Bartonella 属はグラム陰性の小桿菌である。

Bartonella 属の培養は容易ではなく、血液を含む培地を用いて CO_2 濃度が高い環境下で 1〜4 週間培養する必要がある。オロヤ熱とペルー疣の病原菌である *B. bacilliformis* を血液から分離するには 28℃で培養する必要がある。

Bartonella 属は組織中では Warthin-Starry 染色によって塊状〜房状に認められる。

A. 猫ひっかき病 Cat scratch disease（CSD）

2　疫学

B. henselae は世界的に分布しており、猫の蚤が活動する温暖な季節に飼い猫の *B. henselae* 抗体価が高くなる。猫における *B. henselae* 菌血症の発生率は野生の猫で高いが、CSD や BA 患者と接触した健康な飼い猫でも認められている。

猫の間で *B. henselae* を伝達する主要な vector である猫の蚤が人の感染に関与するか否かは明確ではない。しかし蚤の糞で汚染された猫の爪と人の CSD との疫学的関連が指摘されている。

大多数の CSD は猫によるひっかっき傷で感染するが、稀には猫による咬傷や舐められて感染した例のほか、犬咬傷による感染例も報告されている。CSD 患者の過半数は仔猫との接触歴がある小児である（図 4-2）。

3　病原因子

いまだ詳細は不明である。

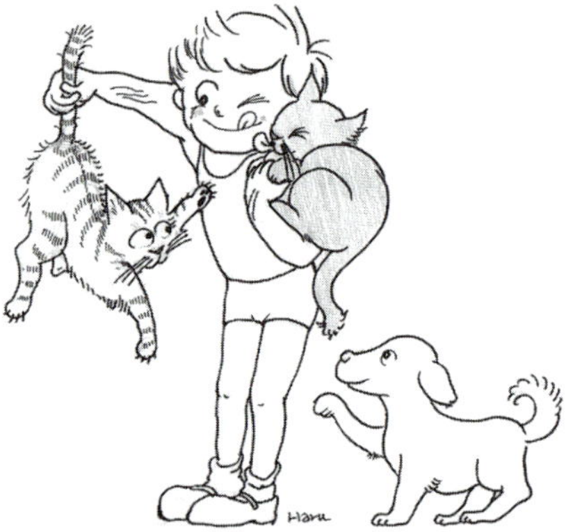

図 4-2．猫ひっかき病

4 臨床像

猫にひっかかれた 3〜5 日後に線状の紅斑性丘疹を生じ、硬結と圧痛を認める場合が多い。これは難治性で 1〜3 週間持続し、膿疱形成や潰瘍化がみられることもある。感染後 1〜2 週間以内に所属リンパ節が 1〜数個腫大し、有痛性で、無治療では数週〜数カ月間持続し、10〜50%が化膿する。

免疫不全者では脳炎や髄膜炎、横断性脊髄炎、肉芽腫性肝炎・脾臓炎、骨髄炎など起こることがある。また、経結膜感染では結膜炎と耳介前リンパ節腫脹を伴った Parinaud 症候群を呈することもある。

5 化学療法剤感受性・治療

B. henselae は in vitro では大多数の化学療法剤に感性であるが、臨床的には細胞内移行性が良好なマクロライド系薬が有効で、azithromycin が第 1 選択薬と認められている。通常は内服で 5 日間使用する。Ciprofloxacin も奏功する。

脳炎その他の重症例には gentamicin 静注が有効である。

B．細菌性血管腫症 Bacillary angiomatosis（BA）

1　疫学

B. henselae と *B. quintana* が BA を起こす。免疫不全者、中でも HIV 感染者は BA 発症のリスクが高い。

B. henselae 感染の最大要因は蚤が群がっている仔猫との接触である。蚤が群がっている猫の大多数が持続的な無症候性の *B. henselae* 菌血症状態にあるので、飼い猫が本菌の保菌動物と思われている。一方、免疫正常者におけるダニに因る *B. henselae* 菌血症も報告されている。

B. henselae 感染は通常猫との接触で散発的に起こるのに反して、*B. quintana* 感染はシラミとの関連が深い貧困階級やホームレス者で集団的に起こる傾向がある。人のシラミによる *B. quintana* の人-人伝染も起こっている。

2　病原因子

いまだ不明であるが、*B. henselae* はリンパ組織に、*B. quintana* は皮下と骨に親和性が認められている。

3　臨床像

細菌性血管腫症（epitheloid angiomatosis とも称される）は皮膚あるいは粘膜に部位を問わず生じる大小さまざまな赤〜紫色の血管性結節、丘疹、腫瘤で、有茎性のものもある。

B. henselae によって肝・脾臓に生じる血管腫性病変は peliosis hepais と呼ばれ、大きさはさまざまで、圧痛がある。

4　化学療法剤感受性・治療

B. henselae は in vitro では大多数の化学療法剤に感性であるが、治療には細胞内への移行性が良好なマクロライド系薬あるいはテトラサイクリン系薬の使用が必要である。通常は erythromycin 3 週間内服が奏功するが、再発例には 3 週間〜2 カ月間使用する。Peliosis hepatis や菌血症、播種性病変には erythromycin あるいは新マクロライド系薬を再発例と同様に長期間静注する。

C. オロヤ熱 Oroya fever および ペルー疣 Verruga peruana

1 疫学

B. bacilliformis によって起こるオロヤ熱とペルー疣(これらの2疾患をまとめてCarrion病と称する)は南米アンデス山系の海抜600〜2,500 mの渓谷に限局して発生し、吸血性のスナバエ *Phlebotomus* によって媒介される。

オロヤ熱は地方病発生地帯に居住していない未免疫者に、ペルー疣は本菌既感染者に起こる。

2 病原因子

いまだ明確ではないが、*B. bacilliformis* は鞭毛や繊毛で赤血球に付着して侵入した後に赤血球を破壊する。

本菌は *B. henselae* や *B. quintana* と同様に内皮細胞の増殖を刺激する。

3 臨床像

菌血症によるオロヤ熱は3〜12週間の潜伏期の後、高熱、悪寒、発汗、頭痛、意識障害、筋肉痛、関節痛などとともに高度の貧血をきたし、無治療では致命率が高い。狭心症やリンパ節腫脹、血小板減少症、肝障害、胃腸症状などもみられる。

ペルー疣はオロヤ熱の恢復後、皮膚に細菌性血管腫症に類似した赤〜紫色の大小さまざまな有柄・無柄の結節を多発するが、予後は良好である。粘膜病変も生じることがある。

4 化学療法剤感受性・治療

B. bacilliformis によるオロヤ熱とペルー疣の治療には chloramphenicol かテトラサイクリン系薬の内服が適している。ペルー疣は再発が多いので、長期間の治療を必要とする。

D. 塹壕熱 Trench fever

1 疫学

塹壕熱は *B. henselae* と *B. quintana* によって惹起される。第一次世界大戦時にはシラミの媒介による *B. quintana* 感染が、近年は免疫能正常なホームレス者の *B. quintana* 感染やダニ咬傷による *B. henselae* 感染が診断されている。

2 臨床像

菌血症が数日〜数週間続く塹壕熱の特徴は 3〜38 日の潜伏期の後、突然悪寒・発熱で発症する。約 5 日間続く高熱発作を 1〜数回繰り返し、頭痛を伴い、免疫正常者では筋肉痛が強い。短期間の化学療法では再発しやすい。

3 化学療法剤感受性・治療

塹壕熱の治療には細胞内への移行性が良好な薬剤の使用が必要で、erythromycin や azithromycin が最も有効である。

Ⅲ. Genus *Bordetella*

現在 *Bordetella* 属は *Bordetella bronchiseptica*、*Bordetella hinzii*、*Bordetella holmesii*、*Bordetella parapertussis*、百日咳菌 *Bordetella pertussis*、*Bordetella trematum* の 6 種からなっている。

A. 百日咳菌 *Bordetella pertussis*＊＊

1 形態・性状

百日咳菌は偏性好気性、グラム陰性の小さな球桿菌である。本菌は乾燥により死滅しやすく、且つ発育が遅いので、分離培養には検体採取後直ちに

Bordet-Gengou 培地などに接種して 3〜7 日間培養する必要がある。

2 疫学

百日咳菌は世界中に広く分布しており、人にのみ感染する。本菌は感染力が極めて強く、人から人へ飛沫感染する。不顕性感染は稀で、通常は罹患後に終生免疫を獲得する。百日咳は 3〜5 年周期で流行がみられる。

ワクチン接種を受けていても抗体価が低下すると気管支炎を発症することがある。近年、百日咳菌は思春期〜成人の whooping を伴わない遷延性咳嗽性疾患の病原として注目されている。この百日咳菌による気管支炎患者は未感染小児への感染源となる。

3 病原因子

百日咳菌は繊毛や繊維状赤血球凝集素で気道の繊毛上皮細胞に付着して増殖し、毒素類を産生して局所粘膜に傷害を起こすが、全身性拡散は起こらない。

本菌が産生する毒素には種々の生物学的活性を示す百日咳毒素のほか、皮膚壊死毒素や気管細胞毒素、adenylate cyclase toxin、hemolysin などがある。

リポ多糖体 LPS は内毒素活性を有する。

4 臨床像

百日咳の典型例では 1〜2 週間の潜伏期の後、1〜2 週間のカタル期を経て、本症に特徴的な吸気時に笛音 whoop を発する痙咳期となる。これが 2〜4 週間続いた後回復期に入るが、再燃しやすい。

成人では笛音を欠く非発作性の咳が 2 週間以上続く気管支炎が起こる。

5 化学療法剤感受性・治療

鼻咽頭から百日咳菌を根絶するには erythromycin、tetracycline、chloramphenicol、ST 合剤が有効であるが、臨床的には erythromycin が最適である。この理由として erythromycin は血清中濃度が高く、気道粘膜への移行性が良好な点が挙げられている。通常は再発防止をも考慮して erythromycin を 2 週間連用する。従来、化学療法はカタル期に開始しなければ臨床経過は不変と信じられてきたが、痙咳期に化学療法を開始しても重症度と期間が軽減することが近年明らかにされた。

B．その他の *Bordetella* 属

Bordetella parapertussis は百日咳に似た軽症の気管支炎を、*Bordetella bronchiseptica* はごく稀に免疫不全者や動物との接触者に慢性呼吸器感染症を起こす。

Bordetella hinzii は cystic fibrosis 患者から、*Bordetella holmesii* は敗血症から、*Bordetella trematum* は創傷感染症と耳感染症から分離されている。

Ⅳ．Genus *Brucella*

Brucella 属は現在 *Brucella abortus**、*Brucella canis*、*Brucella melitensis**、*Brucella suis* の 4 種からなっている。これら 4 種のいずれによっても起こる人のブルセラ症 brucellosis は人獣共通感染症の 1 つで、波状熱、地中海熱、Malta 熱、Gibraltar 熱、Cyprus 熱など多くの異名がある。

Brucella 属の中で *B. melitensis* は毒力が最も強く、世界的に最も多いブルセラ症の病原菌である点を除くと、種の如何にかかわらず臨床的に大差はないので 4 種を一括して記述する。

1　形態・性状

Brucella 属は好気性、グラム陰性の小さな球桿菌～短桿菌で、分離培養には炭酸ガス存在下で 1～3 週間培養する必要がある。乾燥した土の中では 40 日間、湿った土ではさらに長期間生存し、凍結では死滅しない。

Brucella 属は細胞内寄生性で、好中球やマクロファージ内で増殖する。

2　疫学

B. melitensis による人のブルセラ症は主として山羊、羊、ラクダから、*B. abortus* によるものは牛から、*B. canis* は犬から、*B. suis* は豚から感染する。

人の感染は罹患動物との接触により経皮、経結膜、吸入、あるいは汚染した未殺菌乳とその製品や生肉の摂取などで起こる。また経胎盤、あるいは授乳や性交による人-人感染もある。

【法規】　ブルセラ症は感染症新法で届け出が必要な4類感染症に指定されている。

【Memo】　*Brucella*は古典的な生物兵器の1つである。

3 病原因子

*Brucella*属の主要な病原因子はリポ多糖体LPSである。

4 臨床像

ブルセラ症はあらゆる臓器・組織を傷害し得る全身性感染症で、急性型、慢性型および限局型がある。

潜伏期は1〜3週間〜数カ月と不定で、急激に、あるいは緩徐に発症する。間欠熱、悪寒、発汗、頭痛、関節・筋肉痛、リンパ節腫脹、肝脾腫などがしばしば認められる。

心内膜炎(本症による死因の第1位)のほか、肺炎、肺膿瘍、膿胸、肝・脾膿瘍、回腸炎、大腸炎、副睾丸・睾丸炎、付属器炎、骨・関節炎などが比較的多くみられる。髄膜炎その他の中枢神経系病変は稀であるが重症である。

5 化学療法剤感受性・治療

ブルセラ症に治療では細胞内移行性が良好な薬剤の併用が原則である。最も有効な治療法としてdoxycycline内服とアミノグリコシド系薬AGs(gentamicin、streptomycin、netilmycin)筋注または静注を4週間併用した後、doxycyclineとrifampicinを内服で4〜8週間併用する方法が推奨されている。またdoxycyclineとAGsあるいはdoxycyclineとrifampicinの8〜12週間併用も有効である。重症患者にはdoxycycline、AGs、rifampicin 3剤併用も行われている。

β-lactam系薬はin vitroでは抗菌活性を示すが細胞内へ移行しないので臨床的には無効である。

V. Genus *Capnocytophaga*

Capnocytophaga 属には現在のところ人の口腔から分離される *Capnocytophaga gingivalis*、*Capnocytophaga ochracea*、*Capnocytophaga sputigena* などと、犬の口腔に存在してる *Capnocytophaga canimorsus* など 7 種が記載されている(表 4-23)。この *Capnocytophaga* 属はあまり知られていないが、免疫不全者のみならず免疫正常者にも比較的重症の感染症を惹起することがあるので今後注目を要する。

表 4-23. ***Capnocytophaga* 属**

Capnocytophaga canimorsus
Capnocytophaga cynodegmi
Capnocytophaga gingivalis
Capnocytophaga granulosa
Capnocytophaga haemolytica
Capnocytophaga ochracea
Capnocytophaga sputigena

1　形態・性状

Capnocytophaga 属は菌端が尖った細長いグラム陰性の桿菌である。古い培養菌では形・大きさが多型性を呈する。通性嫌気性であるが、至適発育、特に初代分離には 5～10%の炭酸ガス環境を要求する。集落形成には 2～4 日を要し、集落の周囲に滑走性運動による指状の突起を生じる特徴がある。

A. ***Capnocytophaga ochracea**** ***Capnocytophaga sputigena**および** ***Capnocytophaga gingivalis****

1　疫学

C. ochracea、*C. sputigena*、*C. gingivalis* は主として人の口腔内、特に歯肉溝に定着しているが、女性性器からも分離される。

2 病原因子

C. ochracea、*C. sputigena*、*C. gingivalis* は歯周病の進展に与る alkaline phosphatase や immunoglobulin A protease あるいは trypsin 様酵素など各種の酵素産生能を有する。さらに好中球の遊走を抑制し、血清の殺菌活性に抵抗することも認められている。

3 臨床像

C. ochracea や *C. sputigena*、*C. gingivalis* は血液や髄液、眼、鼻咽頭、喀痰、胸水、膿瘍、骨、腟、羊水など広範囲な臨床材料から分離され、歯周病にのみならず、子宮内感染症や未熟児の感染症で病原的役割を果たしている。

免疫不全者では敗血症が最も多く、特に急性骨髄性白血病、急性リンパ性白血病、固形癌、多発性骨髄腫、急性骨髄線維症などで顆粒球が減少し口腔粘膜に炎症・潰瘍を有する患者で起こりやすく、致命率が高い。

免疫正常者では敗血症は稀である反面、若年性歯周病などの歯周感染症で病原的役割が認められている。さらに、菌血症や心内膜炎、心外膜膿瘍、縦隔炎、肺膿瘍、膿胸、横隔膜下膿瘍、腹膜炎、腹腔内膿瘍、角膜炎、角膜潰瘍、結膜炎、副鼻腔炎、甲状腺炎、頸部リンパ節炎、骨髄炎などから、他菌とともに複数菌感染の一員として分離されている。

4 化学療法剤感受性・治療

C. ochracea、*C. sputigena*、*C. gingivalis* は概して clindamycin、erythromycin、tetracycline、chloramphenicol、imipenem およびキノロン系薬に感性であるが、アミノグリコシド系薬と ST 合剤には耐性である。β-lactamase 産生株が増加しているのでペニシリン系薬、セファロスポリン系薬、aztreonam、vancomycin、metronidazole に対する感受性はさまざまである。

B. *Capnocytophaga canimorsus* および *Capnocytophaga cynodegmi*

1　疫学

C. canimorsus と *C. cynodegmi* は犬の口腔常在菌の一員であるから、主として犬による咬傷やひっかき傷に関連した感染症から分離されている。稀に猫や兎との接触による感染例もある。

2　病原因子

いまだ明らかでない。

3　臨床像

C. canimorsus 感染症としては菌血症のほか髄膜炎、心内膜炎、肺炎、角膜潰瘍、関節炎、蜂巣炎などが報告されている。摘脾者やアルコール中毒者、ステロイド剤使用者では病変が電撃的に重症化し致命率が高い傾向がある。

C. cynodegmi 感染症は比較的まれであり、かつ軽症である。

4　化学療法剤感受性・治療

C. canimorsus はペニシリン系薬、第3世代のセファロスポリン系薬、imipenem、erythromycin、clindamycin、chloramphenicol、doxycycline、vancomycin、rifampicin、キノロン系薬に感性であるが、aztreonam には耐性である。

C. canimorsus 感染症の治療ならびに犬に咬まれた摘脾患者の予防的治療にはペニシリン系薬か amoxicillin/clavulanate が推奨されている。

Ⅵ. Genus *Eikenella*

1958年に Eiken が命名した *Bacteroides corrodens* には偏性嫌気性菌と通性嫌気性菌が混在していた。前者は現在 *Bacteroides ureolyticus* と呼称されているものである。後者に対しては新たに *Eikenella* 属が設けられ、現在本属に所属する菌は *Eikenella corrodens* のみである。

A. *Eikenella corrodens**（旧名 *Bacteroides corrodens*）

1 形態・性状

E. corrodens は通性嫌気性、グラム陰性の小桿菌であるが、球桿菌状あるいは多形性を呈することがある。寒天培地上では corroding あるいは pitting と表現される陥没した集落を形成するのが特徴的である。

本菌は感染性心内膜炎の病原菌分離にあたって、炭酸ガス環境で比較的長期間培養する必要がある **HACEK 群**の一員である。

2 疫学

E. corrodens は人の口腔、上気道その他の粘膜面に常在している。

本菌の分離頻度が高い臨床材料は頭頸部感染症、呼吸器感染症、人咬傷などで、通常は複数菌感染の一員として連鎖球菌などとともに分離される場合が多いが、本来無菌的な部位から純培養状に分離されることもある。

3 病原因子

いまだほとんど解明されていない。

4 臨床像

E. corrodens は菌血症、心内膜炎、髄膜炎、脳膿瘍、硬膜下膿瘍、頭頸部の軟部組織感染症、肺炎、膿胸、子宮内装具に関連した感染症、骨髄炎、関節炎などを起こす。

本菌感染巣の膿には嫌気性菌感染症と紛らわしい**悪臭**が認められる場合が多い。

5 化学療法剤感受性・治療

E. corrodens 感染症には ampicillin、piperacillin、第2〜3世代のセファロスポリン系薬、テトラサイクリン系薬が有効である。本菌は erythromycin、 clindamycin、metronidazole に耐性で、アミノグリコシド系薬にもしばしば耐性を示す。β-lactamase を産生する株も稀にあるが、clavulanate や sulbactam が有効である。なお、in vitro では新キノロン系薬にも感性である。

Ⅶ. Genus *Francisella*

Francisella 属には野兎病菌 *Francisella tularensis* と *Francisella philomiragia*（旧名 *Yersinia philomiragia*）の２種が記載されているが、ここでは臨床的に重要な野兎病菌について概説する。

A. 野兎病菌 *Francisella tularensis**
（旧名 *Pasteurella tularensis*、*Bacterium tularense*）

1　形態・性状

F. tularensis は偏性好気性で多形性を示す小さなグラム陰性の球桿菌である。野生株は莢膜を有する。本菌は感染力が極めて強く、検査室内感染の危険性が高い。細胞内寄生性で、マクロファージその他の宿主細胞内で増殖し、網内系で長期間生存する。

2　疫学

F. tularensis は頑健な菌で、土、水、動物の死体では長期間生存する。

保菌動物は野兎、リス、鼠、鹿、羊、牛や犬、猫などの哺乳動物のほか、鳥類、両生類、魚類など広汎に亘る。ダニ、蚤、蚊、アブなどの吸血性昆虫がベクターとなり、野兎病流行地では野兎とダニが人への主要な感染源となる。菌はダニの糞便中に多いが、唾液中には少ない。

経皮的あるいは経気道感染の場合は 50 個以下の少数の菌量でも感染が起こるが、経口感染では 10^8 個以上の菌量が必要である。

わが国では野兎病は東北・関東・信越地方で主として林業従事者や狩猟者でみられ、人から人への感染は稀である。

3　病原因子

F. tularensis は内毒素を産生する。

4　臨床像

野兎病は本来野生動物の感染症で、人は保菌動物やベクターとの接触によって偶発的に感染する人獣共通感染症である。

F. tularensis は感染部位で増殖した後、所属リンパ節へ達し、さらに菌血症を起こして遠隔臓器へ拡散して種々の臨床像を呈する。

幸いにもわが国に存在している野兎病菌は北米のものに比して弱毒で、病変は初感染病巣と所属リンパ節に限局し、予後は良好である。

a．リンパ節型・潰瘍リンパ節型

わが国における野兎病の大半はリンパ節型か潰瘍リンパ節型である。3〜7日の潜伏期の後、感染部位の皮膚に有痛性の小潰瘍を形成し、所属リンパ節の有痛性腫脹が起こる。無治療では弛張熱が続き、リンパ節は塊状に融合して化膿・自潰し、あるいは肉芽腫へと進展する。

b．眼リンパ節型・口腔咽頭型

稀ながら眼、鼻、扁桃が菌侵入門戸となると局所の激しい炎症と頸部リンパ節腫脹が起こる。

c．内臓型

主として欧米でみられる内臓型は脳、脊髄、肺、肝、腸などに強い炎症が起こり、重症である。

肺型は本菌を含むエアロゾル吸入のみならず菌血症によっても起こり、致命率が高い。

5　化学療法剤感受性・治療

野兎病の治療には streptomycin か gentamicin が第 1 選択薬となる(しかし tobramycin は無効である)。

Chloramphenicol やテトラサイクリン系薬は急性期には有効であるが再発率が高い。新キノロン系薬も有効と思われる。

F. tularensis は細胞内寄生菌であるから β-ラクタム系薬は無効である。

Ⅷ. Genus *Kingella*

Kingella 属には現在 *Kingella denitrificans*、*Kingella kingae*、*Kingella oralis* の 3 種が記載されている。

近年 *Kingella* 属は人の病原菌として注目されるようになった病原菌の 1 つである。従来は *Moraxella* 属あるいは *Neisseria* 属と誤って同定されていたと思われる。

A. *Kingella kingae*（旧名 *Moraxella kingae*、*Moraxella kingii*）

1　形態・性状

K. kingae はグラム陰性の球菌状ないし短桿菌状を呈し、発育が遅い。本菌はグラム染色では脱色されにくいのでグラム陽性菌と誤認される可能性がある。

【Memo】　関節液から *K. kingae* を分離するにあたって、検体を固形培地に接種しても菌が増殖しない場合が多い反面、血液培養ボトルに接種すると菌が増殖し検出可能となることが指摘されている。

2　疫学

K. kingae は、*M. catarrhalis* や *S. pneumoniae* と同様に、6 カ月〜4 歳の小児の咽頭に高率に定着しており、*K. kingae* 感染症の約 90％は 4 歳以下の小児で起こっている。本菌感染症は秋から冬に好発する。

3　病原因子

いまだ明らかにされていない。

4　臨床像

a. 骨格感染症

K. kingae は若年小児の骨格系感染症を起こす傾向が強い。膝や肘など荷

重がかかる大関節の関節炎が最も多い。

本菌はまた下肢骨の骨髄炎や、血行性撒布による腰椎の椎間板炎を起こす。

b．心内膜炎

K. kingae は、分離・同定が比較的困難な心内膜炎の病原菌として知られている**HACEK群**の一員として、主として高齢小児と成人に心内膜炎を起こす。患者の大多数は既存の弁膜疾患を有しているが、本菌は人工弁のみならず正常弁をも侵し、脳血管障害や心不全などの合併症を起こす頻度が高い。

c．菌血症

K. kingae 菌血症の小児の約半数が感染源として骨格系の感染巣を有する。髄膜炎菌敗血症でみられるような出血性皮疹を生じることがある。

d．その他

K. kingae による髄膜炎、眼感染症、喉頭蓋炎、肺炎などが報告されている。

5 化学療法剤感受性・治療

K. kingae は ampicillin、第2〜3世代のセファロスポリン系薬、新キノロン系薬、マクロライド系薬、clindamycin、vancomycin、ST合剤に感性である。しかし β-lactamase 産生株が増加しているので感受性検査を行うべきで、empiric therapy としては ampicillin/sulbactam か ceftriaxone が推奨されている。

B．その他の *Kingella* 属

K. oralis は歯周病の有無にかかわらず大多数の人のプラークや歯の表面に存在している。

K. denitrificans は *K. kingae* と同様に心内膜炎を惹起することが知られている。

Ⅸ．Genus *Legionella*

Legionella 属には肺炎の主要な病原菌の一員として近年にわかに注目さ

れるようになった *Legionella pneumophila***のほか 41 種が記載されている。これらの中で人に感染症を惹起するものは *L. pneumophila* 以外に *Legionella micdadei*、*Legionella bozemanii* など 18 種が知られている(表 4-24)。

表 4-24. 人に病原性が認められている *Legionella* 属

Legionella pneumophila
Legionella micdadei
Legionella bozemanii
Legionella dumoffii
Legionella longbeachae
Legionella wadsworthii
Legionella hackeliae
Legionella maceachernii
Legionella oakridgensis
Legionella feeleii
Legionella birminghamensis
Legionella cincinnatiensis
Legionella jordanis
Legionella gormanii
Legionella anisa
Legionella tucsonensis
Legionella sainthelensi
Legionella lansingensis
Legionella parisiensis

1　形態・性状

Legionella 属は好気性の細いグラム陰性桿菌である。通常使用されている培地では発育せず、分離には特殊な BCYE 培地を必要とし、集落を形成するまでに 4〜7 日間の培養を必要とする。本属の菌はグラム染色では染まり難いのでヒメネス染色かギムザ染色、鍍銀染色などの特殊染色法が行われる。

Legionella 属の臨床的に極めて重要な特性は細胞内増殖性であり、マクロファージなどの貪喰細胞内で殺菌されず増殖する点である。

2　疫学

Legionella 属は土や湖水・小川などの自然界に広く分布しているのみならず、クーリングタワーや給水システムの水中などでも 25〜42°C で増殖し、湯

垢、沈殿物、藻などで増殖が促進される。

Legionella 感染はエアロゾル吸入によって成立する。自宅発症例では砂埃、温泉、循環式プールや24時間風呂など、院内発症例では給水系、加湿器、ネブライザー、レスピレーター、気管内チューブの汚染などが感染源となる。

レジオネラ症のリスクファクターとして新生児、高齢者、喫煙、慢性肺疾患、アルコール中毒、AIDS、誤嚥、気道操作、免疫抑制剤、臓器移植などが挙げられている。

レジオネラ症の80〜90%は *L. pneumophila* に因るものであり、その過半数をserogroup 1が占めている。院内発症例はserogroup 6による感染が多く、概して予後不良である。

【Memo】 *Legionella* 属は自宅発症肺炎の病原菌として *Streptococcus pneumoniae*、*Haemophilus influenzae*、*Chlamydia pneumoniae* に次いで第4位を占めるとの報告がある。今後わが国でも本菌に対する認識と検査法の早急な普及が望まれる。

【法規】 レジオネラ症は感染症新法で4類感染症に指定されているので届け出が必要である。

3 病原因子

Legionella 属の病原因子は未だほとんど解明されていない。

L. pneumophila serogroup 1のsurface epitopeが病原性との関連性を指摘されている。また *Legionella* 属の病原株でheat shock proteinの産生が認められている。

Legionella 属が産生するprotease、phosphatase、lipase、nucleaseなども宿主細胞に傷害を与えるものと思われる。

4 臨床像

Legionella 感染症は2つの著しく異なった病型；ポンティアック熱とレジオネラ肺炎に分けられる。

a．ポンティアック熱 Pontiac fever

大量の菌を吸入して起こる急性の感冒様疾患で、潜伏期は1〜2日と短く、肺炎を起こさず、対症療法のみで1週間以内に治癒する。

b．レジオネラ肺炎（在郷軍人病 Legionnaires' disease）

軽症から劇症肺炎まで多彩で、潜伏期は2～10日と比較的長い。軽症例では軽い咳と微熱程度であるが、重症例では高熱、広範囲の肺炎像と低酸素血症、意識障害、多臓器不全をきたし、早期に適切な化学療法を開始しないと急速に増悪し致命率が高くなる。消化器症状や肝障害、血小板減少、低Na・P血症、血尿などもみられる。本菌による肺炎患者は他の菌による肺炎患者よりもICU入室の適応となる頻度が高い。

レジオネラ肺炎の致命率は早期に適切な治療を行えば10%以下であるが、無治療では30%を越える。

c．肺外レジオネラ症

レジオネラ症患者の38%で菌血症を認め、剖検例の半数で肝、脾、腎、リンパ節に菌を認めたとの報告がある。

主として免疫不全者で *Legionella* 属による副鼻腔炎や膵炎、腹膜炎、腎盂腎炎、肛門周囲膿瘍、蜂巣炎などが、また院内感染として心内膜炎、心筋炎、心外膜炎などが発生している。

【Memo】　尿中 *Legionella* 抗原検出法：*Legionella* 症の診断法としては菌の分離培養、直接蛍光抗体法、血清抗体価測定、PCR法などがある中で、尿中抗原検出法の有用性が注目されている。

本法は尿中に溶出している *Legionella* の lipopolysaccharide antigen を検出するもので、検体が得やすく、検査法が簡便で迅速性があり、特異性も高い。しかも発症後3日以後になれば、化学療法開始後でも、数週～数カ月間は検出可能である。唯一の欠点は *L. pneumophila* serogroup Ⅰのみしか検出できないことであるが、*L. pneumophila* 感染症の約80%を serogroup Ⅰが占めているので臨床的価値は極めて高い。

5　化学療法剤感受性・治療

Legionella 属は細胞内増殖菌であるから、細胞内への移行性が優れた薬剤を用いなければ臨床効果は得られない。

レジオネラ症の治療には azithromycin、clarithromycin などの新マクロライド系薬と、levofloxacin、ciprofloxacin などの新キノロン系薬が選択薬となる。テトラサイクリン系薬、rifampicin、ST合剤も有効である。

治療は原則として静注とするが、軽快後は内服に変更してもよい。治療期間は通常10日～2週間、重症例と免疫不全者では3週間が妥当である。

【Memo】　細胞内移行性が悪い β-ラクタム系薬とアミノグリコシド系薬はレジオネラ症には無効である。

X. Genus *Campylobacter*

1973年に新設された *Campylobacter* 属には急性腸炎の病原菌として有名な *Campylobacter jejuni***のほか、主として菌血症などの腸管外感染症を起こす *Campylobacter fetus**など17種が記載されている(表4-25)。

表4-25. ***Campylobacter*** **属**

菌　名	旧名・異名
Campylobacter coli	
Campylobacter concisus	
Campylobacter curvus	*Wolinella curva*
Campylobacter fetus ssp. *fetus*	*Vibrio fetus*
Campylobacter fetus ssp. *veneralis*	
Campylobacter gracilis	*Bacteroides gracilis*
Campylobacter hyointestinalis	
Campylobacter jejuni ssp. *doylei*	
Campylobacter jejuni ssp. *jejuni*	
Campylobacter lari	*Campylobacter laridis*
Campylobacter mucosalis	
Campylobacter rectus	*Wolinella recta*
Campylobacter showae	
Campylobacter sputorum ssp. *sputorum*	
Campylobacter sputorum ssp. *paraureolyticus*	
Campylobacter upsaliensis	
Campylobacter ureolyticus	*Bacteroides ureolyticus*

1　形態・性状

Campylobacter 属はコンマ状を呈する湾曲した微小なグラム陰性桿菌であるが、48 時間以上培養した菌は球桿菌状を呈する。微好気性で酸素を 5〜10% 含む環境で最もよく増殖する。*C. jejuni* は 42℃で最も旺盛に発育するが、この温度は他の *Campylobacter* spp. の検出には不適である。

Campylobacter 属は発育が遅いので、糞便からの分離培養には Skirrow 培地や Butzler 培地などの特殊な培地が必要である。

***C. jejuni* は乾燥と冷凍に弱い。**

2　疫学

Campylobacter 属の諸菌は鶏、アヒル、七面鳥などの家禽類や牛、豚、羊を含む多くの食用動物および鳥や犬、猫を含む多くの家庭内で飼育するペットの消化管に非病原菌として常在している。わが国では牛の 5〜20%、豚の 30〜70%、鶏の 20〜50% から *C. jejuni* を検出したとの報告がある。

人は多くの場合、生ないし加熱不十分な食品の摂取あるいは保菌動物との直接接触によって *Campylobacter* に感染する。先進国における *Campylobacter* 感染症の 50〜70% は加熱が不十分な汚染家禽食品の摂取によって起こっている。因みにわが国には市販鶏肉の 30〜70% が *C. jejuni* で汚染されていたとの報告がある。また、生水や生乳の摂取、感染ペットとの接触、発展途上国への旅行などによっても感染する。

C. jejuni 腸炎はありふれており、*Salmonella* や *Shigella* 感染症よりもはるかに多く、夏から初秋にかけて多発する傾向がある。

C. jejuni 感染症の発症率は幼児〜若年成人で高く、散発例や家族内多発例のみならず集団食中毒も起こっている。これに対して *C. fetus* 感染率は乳児と高齢者で高く、*C. fetus* による全身感染症のリスクファクターとして悪性腫瘍、肝疾患、糖尿病、ステロイド剤使用、低ガンマグロブリン血症、AIDS などの免疫不全および妊婦が挙げられている。

3　病原因子

Campylobacter 属の病原因子はいまだ十分には解明されていない。

Campylobacter の外膜は endotoxin 活性を有するリポ多糖体 LPS を含んでいる。多くの *C. jejuni* の O antigen はシアル酸を含む構造を有している。

これは人の gangliosides と酷似しており、Guillain-Barré 症候群患者からの分離株に存在することから、病原的役割が想定されている。

Campylobacter でも微量ながら細胞毒性を有する細胞外毒素や enterotoxin が発見されているが、病原的意義は疑問視されている。

菌血症を起こす傾向が大な *C. fetus* は、血清の殺菌活性に敏感な *C. jejuni* と異なって、血清の殺菌活性に抵抗する。*C. fetus* は莢膜の如く作用する surface(S)-layer protein で覆われている。実際にすべての臨床分離株は S-layer protein を有し、C 3 b を完全に破壊する。本菌の血清・貪喰抵抗性は C 3 b との結合欠如によるもので、S-layer protein が腸管外病変の主要な病原因子と思われている。

4 臨床像

a．*C. jejuni* 感染症

①腸炎：*Campylobacter* 腸炎の大多数は *C. jejuni* に因るものであるが、*C. fetus* や *C. coli*、*C. hyointestinalis*、*C. lari*、*C. upsaliensis*、*C. doylei* も稀ながら腸炎を起こす。*Campylobacter* 腸炎の臨床像は、菌種の如何を問わず酷似している。

1〜7 日(平均 2〜4 日)の潜伏期の後、**発熱、頭痛、筋肉痛、倦怠感などの前駆症状で発症し、下痢は 12〜48 時間遅れて出現する**。下痢の程度は軟便から肉眼的血便までさまざまで、1 日 10 回以上に及ぶことが多い。通常、排便で軽減する腹部全体の痙攣性腹痛を伴う。適切な治療を行わないと 10〜20%の患者では症状が 1 週間以上続き、未治療患者の 5〜10%で再発が起こる。

稀ながら「しぶり」tenesmus をきたす大腸炎や、虫垂炎と紛らわしい腹痛を主徴とする腸管膜リンパ節炎、消化管出血のみの症例もある。

> 【Memo】　持続する高熱が *C. jejuni* 腸炎の唯一の初発症状である症例も珍しくないので、臨床医は常に本症を念頭において診療にあたる必要がある。

②菌血症：菌血症がみられるのは *C. jejuni* 感染症の 1%以下であるが、乳幼児と高齢者では比較的多い。腸炎全治後に菌血症が存在していたことが判明し、無治療で治まってしまうものから、化学療法に反応する血清抵抗株による持続的な菌血症、長期の化学療法を要する血清感性株による腸炎を欠く免疫不全者の持続的菌血症まである。

③Guillain-Barré 症候群：Guillain-Barré 症候群は *C. jejuni* 感染症の稀

な後遺症として、2,000例に1例の頻度でみられている。すなわち、本症の20〜50%が *C. jejuni* 腸炎の2〜3週間後に発生しており、両者の密接な関連が注目されている。

④その他： *C. jejuni* は局所的拡散により稀に胆嚢炎や膵炎、膀胱炎、流産のどを起こすことがある。また肝炎や腎炎、骨髄炎、関節炎、丹毒様皮膚病変などを合併することもある。

b．*C. fetus* 感染症

C. fetus は *C. jejuni* と同様な腸炎のみならず、原発巣不明の遷延性・再発性の菌血症を起こし、電撃的で致命的な経過をとることもある。

本菌は血管系に親和性があり心内膜炎や心外膜炎、腹部大動脈の動脈瘤、血栓性静脈炎を起こすことがある。

妊婦が *C. fetus* に感染すると肺炎や菌血症を起こし、しばしば胎児が死亡する。

新生児と成人では *C. fetus* による髄膜脳炎のほか脳膿瘍、くも膜下出血もみられる。

そのほか *C. fetus* による肺膿瘍、膿胸、胆嚢炎、腹膜炎、卵管炎、尿路感染症、骨髄炎、関節炎など各種の感染症が報告されている。

c．その他の *Campylobacter* による感染症

人の口腔、腸管に常在している *C. sputorum spp. sputorum* は肺膿瘍や腋下膿瘍、鼠径部膿瘍、肛門周囲膿瘍から分離されている。

C. upsaliensis は健常者に腸炎を、免疫不全者に菌血症や乳腺膿瘍を起こす。

C. coli や *C. lari*、*C. hyointestinalis* は主として腸炎を、稀に菌血症を起こす。

免疫不全者では各種の *Campylobacter* spp. によって蜂巣炎が起こる。

5　化学療法剤感受性・治療

In vitro で *C. jejuni* は erythromycin、テトラサイクリン系薬、アミノグリコシド系薬、chloramphenicol、キノロン系薬、clindamycin に感性である。

Campylobacter 腸炎の治療には erythromycin 内服が最適である。マクロライド系の clarithromycin や azithromycin および tetracycline も有効と思われる。新キノロン系薬には耐性株が出現している。

Campylobacter による全身感染症の治療はまず empirical に

gentamicin、imipenem、chloramphenicolのいずれかで開始するのが望ましい。

大多数の*C. jejuni*と*C. coli*は概してペニシリン系薬とセファロスポリン系薬に耐性であるが、clavulanic acidを配合したamoxicillinあるいはticarcillinには感受性を示す。

*C. fetus*による全身感染症にはgentamicin静注が最適で、感受性があればampicillinや第3世代のセファロスポリン系薬かchloramphenicolを2〜4週間使用する。Erythromycinは必ずしも奏功するとは限らない。

XI. Genus *Helicobacter*

1982年に人から分離された当初*Campylobacter pyloridis*と称されていた*Helicobacter pylori*は周知の如く胃十二指腸潰瘍や胃癌、胃MALTリンパ腫の病因として重視され、精力的に研究が行われている。この*Helicobacter*属には現在21の種が知られているが、人から分離された9種を表4-26に示す。

表4-26. *Helicobacter*属

菌　名	旧名・異名
Helicobacter bizzozeronii	
Helicobacter canis	
Helicobacter cinaedi	*Campylobacter cinaedi*
Helicobacter fennelliae	*Campylobacter fennelliae*
Helicobacter heilmannii	*Gastrospirillum hominis*
Helicobacter pullorum	
Helicobacter pylori	*Campylobacter pyloridis* *Campylobacter pylori*
Helicobacter rappini	
Helicobacter westmeadii	

A. *Helicobacter pylori*＊＊

1　形態・性状

Helicobacter 属の菌は小さな螺旋状のグラム陰性桿菌で、*Campylobacter* 属に酷似しているので最初は *Campylobacter* 属に含まれていた。5〜10%O_2 環境でよく発育する微好気性菌である。嫌気環境や長期間の培養、抗菌薬との接触などで球菌状 coccoid となる。

Urease 産生能が強く、尿素を分解して ammonia を生じる。

2　疫学

H. pylori は世界中の人から分離され、人が唯一の保有宿主とみられている。土壌を含む自然環境からは検出されない。

感染経路としては糞便-口および口-口伝播が有力視されている。注意すべきは、**内視鏡を介した感染**が起こっているので、1患者ごとに使用後完全に洗浄・殺菌する必要がある。

H. pylori 感染率は年齢とともに上昇し、わが国では50歳未満は30〜50%であるが、50歳以上では70〜80%と高い。

3　病原因子

a. VacA サイトトキシン

大多数の株が培養細胞の空胞化を起こす空胞化毒素(VacA)を産生するが、この病原的意義はいまだ明確ではない。

b. CagA と cagPaI

過半数の株が免疫原性が強い蛋白 CagA を encode する cagA 遺伝子その他多くの病原遺伝子が存在している cag pathogenicity island(cag PaI)と称する領域も病原因子として注目されている。CagPaI 陽性株は胃・腸上皮細胞のアポトーシスを誘導するとともに、IL-8 の産生を誘導することが明らかにされている。

c. その他

H. pylori の urease には胃上皮細胞障害性があり、catalase と superoxide dismutase には抗貪食作用がある。また、熱ショック蛋白には付着因子としての作用と IL-8 産生誘導能が認められている。

4 臨床像

H. pylori は急性胃炎、慢性胃炎、萎縮性胃炎、腸上皮化生、**胃・十二指腸潰瘍、胃癌、胃 MALT リンパ腫**との関連が明らかとなり、現在精力的な研究が進行中である。詳細は消化器病学の専門書に譲る。

5 化学療法剤感受性・治療

H. pylori は in vitro では amoxicillin、マクロライド系薬、テトラサイクリン系薬、アミノグリコシド系薬、nitromedazole、ビスマス塩などに感性である。しかし in vitro の感受性と臨床効果とは必ずしも直結せず、特に単剤療法では除菌できない。

わが国では主として proton pump inhibitor と amoxicillin、clarithromycin の 3 剤併用療法が行われている。欧米では metronidazole やビスマス塩、tetracycline を含む治療方式も採用されている。

B. その他の *Helicobacter* 属

H. heilmannii は約 1%の人の胃に存在しており、同じ人に *H. pylori* と共存していることもある。いまだ培養不可能であるため病原的役割は不明である。

H. fennelliae と *H. cinaedi* は *Campylobacter* 腸炎に似た下痢症を起こす。

XII. その他のグラム陰性桿菌

A. *Calymmatobacterium granulomatis* (旧名 Donovania granulomatis)

Calymmatobacterium granulomatis は鼠径肉芽腫 granuloma inguinale (granuloma venereum あるいは donovanosis とも称される)の病原体である。

1　形態・性状

C. granulomatis は莢膜を有し、多形性を示すグラム陰性桿菌で、*Klebsiella* 属に近似した性状を有する。細胞内寄生性である本菌が貪食細胞内で増殖したものを Donovan bodies と称し、診断に利用されている。通常の寒天培地では発育しないが、孵化鶏卵の卵黄囊や人の上皮細胞で培養可能である。本菌は人のみを宿主とする。

2　疫学

本症は Australia 中部、Papua New Guinea、India 南東部、Caribbean Sea 地帯にみられる地方病であるが、これら地域への旅行者も感染する可能性がある。性的接触以外でも感染するので性的感染症とみなすには異論がある。

3　臨床像

潜伏期は通常 1〜4 週間であるが 1 年以上の場合もある。病変の約 90%は性器に、10%が鼠径部に、約 5%が肛門周囲に、約 5%が性器外（口腔、骨など）にみられる。増殖性あるいは壊死性あるいは硬化性の肉芽腫性病変が 1〜数個生じ、陰茎その他の器官が完全に破壊されてしまうことがある。

4　化学療法剤感受性・治療

C. granulomatis は細胞内寄生菌であるからセフェム系薬は無効で、doxicycline が第 1 選択薬とされ、妊婦には erythromycin が使用されてきた。しかし近年 azithromycin が本症の治療には最適と推奨されている。重症例にはアミノグリコシド系薬が併用されている。

B. *Cardiobacterium hominis*

Cardiobacterium 属の菌は *Cardiobacterium hominis* のみである。

1　形態・性状

C. hominis は多形性を示すグラム陰性桿菌であるが、菌端が膨大し、グラム染色で脱色され難いことがある。本菌を分離するには 3〜5%の CO_2 を含む高湿度の環境で 2〜7 日間培養することが望ましい。

2 疫学

C. hominis は人の口腔・鼻咽頭に常在しているが、消化管から分離されることもある。

3 臨床像

HACEK 群の一員である *C. hominis* による心内膜炎の大多数は既存の弁膜疾患に発生したものであるが、約 10%は人工弁に起こっている。患者の多くは基礎疾患として重症の歯周病を有するか、歯科的処置を受けた既往がある。消化管内視鏡検査後に発症した症例も報告されている。経過は亜急性で、大きな vegetation や大血管の塞栓を生じやすい特徴があり、進行性の心不全をきたして弁置換術が必要となる症例が多い。本菌による髄膜炎や腹部膿瘍などもある。

4 化学療法剤感受性・治療

C. hominis は通常 β-ラクタム系薬、chloramphenicol、tetracycline に感性であるので、本菌による心内膜炎の治療には penicillin G が最も多く用いられている。1994 年に初めて報告された β-lactamase 産生株は β-lactamase inhibitor 配合剤には感性であった。

C. *Streptobacillus moniliformis*

鼠咬傷は *Streptobacillus moniliformis*（旧名 *Streptothrix muris ratti*）または後述の *Spirillum minus* のいずれかによって起こる全身性疾患である。この *S. moniliformis* は Haverhill fever の病原菌 *Haverhillia multiformis* と同一であることが判明している。

1 形態・性状

S. moliniformis は多形性を示すグラム陰性桿菌で、分離培養には 8〜10% CO_2環境を要求する微好気性菌である。自然にあるいは penicillin の存在によって penicillin 抵抗性の L 型菌に変異することがある。

2　疫学

野生および実験用鼠の50～100%の鼻咽頭に*S. moniliformis*が棲息している。人は本菌を保有する鼠や二十日鼠などの小齧歯類あるいはこれらを捕食する動物による咬傷や引っ掻き傷によって感染する。

米国における鼠咬傷の大多数は本菌によるものであるのに対して、日本を含むアジアの鼠咬傷は主として*S. minus*によるものである。

3　臨床像

3～10日の潜伏期の後、発熱、悪寒、頭痛、嘔吐、移動性の激しい関節・筋肉痛が突然出現し、次いで斑丘疹状皮疹が現れる。この頃までに咬傷や引っ掻き傷は既に治癒しているのが常である。

本菌で汚染した牛乳や水の摂取により感染して起こるHarverhill feverは嘔吐が激しく、咽頭炎が高頻度にみられる。

合併症として髄膜炎や心内膜炎、心筋炎、心外膜炎、肺炎、あらゆる実質臓器の膿瘍などが報告されている。

4　化学療法剤感受性・治療

*S. moniliformis*はペニシリン系薬に感性であるから、治療にはpenicillin Gの静注が最適である。Penicillin Vやampicillin、tetracyclineの内服も有効である。

●好気性グラム陰性球桿菌の要約●

菌	棲息部	病原因子	主要病態	治療
Bartonella henselae	猫	―	猫引っ掻き病	MLs
Bordetella pertussis	人	百日咳毒素	百日咳	EM
Brucella melitensis	山羊、羊 牛、豚、犬	LPS	ブルセラ症	DOXY＋AGs
Capnocytophaga ochracea	口腔	酵素類	歯周病 敗血症	MLs、QLs TCs、CP、IPM
Eikenella corrodens	口腔、上気道	―	肺炎	ABPC/SBT II～III CEPs
Francisella tularensis	野兎 吸血性昆虫	内毒素	野兎病	SM、GM
Legionella pneumophila	水、土	―	肺炎	AZM、CAM LVFX、CPFX
Campylobacter jejuni	家禽、家畜 ペットの腸	―	腸炎	EM
Helicobacter pylori	人	―	胃・十二指腸潰瘍 胃癌、胃リンパ腫	AMPC、CAM

第 6 章　嫌気性グラム陰性桿菌

嫌気性グラム陰性桿菌には多くの菌種があるが、ここでは臨床的に重要な ***Bacteroides*** 属（***Bacteroides fragilis*** 群とその他の ***Bacteroides*** 属に大別）、***Porphyromonas*** 属、***Prevotella*** 属、***Fusobacterium*** 属などについて概説する（表 4-27）。

表 4-27．嫌気性グラム陰性桿菌

［1］グラム陽性球菌
［2］グラム陰性球菌
［3］グラム陽性桿菌
［4］グラム陰性桿菌
1．腸内細菌科
2．ヴィブリオ科
3．パスツレラ
4．好気性グラム陰性桿菌
5．好気性グラム陰性球桿菌
6．嫌気性グラム陰性桿菌
Ⅰ．*Bacteroides fragilis* 群
Ⅱ．*B. fragilis* 以外の *Bacteroides* 属
Ⅲ．*Porphyromonas* 属
Ⅳ．*Prevotella* 属
Ⅴ．*Fusobacterium* 属
Ⅵ．その他の嫌気性グラム陰性桿菌
［5］スピロヘータ
［6］クラミジア
［7］リケッチア
［8］マイコプラズマ

Ⅰ．*Bacteroides fragilis* 群

Bacteroides fragilis 群には**臨床的に最も重要な嫌気性菌である *Bacteroides fragilis*** のほか *Bacteroides thetaiotaomicron*、*Bacteroides vulgatus*、*Bacteroides distasonis*、*Bacteroides ovatus* など 10 種が含まれている（表 4-28）。*B. fragilis* 群は 20％胆汁含有培地で増殖し、kanamycin

1,000 μg、vancomycin 5 μg、colistin 10 μg に耐性である点で他属の菌と鑑別される。

表 4-28. ***Bacteroides fragilis*** 群

菌名	旧名・異名
Bacteroides caccae	
Bacteroides distasonis	*Ristella distasonis*
Bacteroides eggerthii	
Bacteroides fragilis	*Bacteroides convexus* *Eggerthella convexa* *Fusiformis fragilis* *Ristella fragilis*
Bacteroides merdae	
Bacteroides ovatus	
Bacteroides stercoris	
Bacteroides thetaiotaomicron	
Bacteroides uniformis	
Bacteroides vulgatus	

A. ***Bacteroides fragilis*****
(旧名 ***Bacteroides convexus***、***Eggerthella convexa***、***Fusiformis fragilis***、***Ristella fragilis***)

1 形態・性状

B. fragilis は嫌気性菌の中では比較的耐酸素性があり、グラム陰性の桿菌であるが、球桿菌状や極染色性を呈することがある。

2 疫学

大腸の常在菌叢を構成している約400種の細菌の中で最も多いのが *B. fragilis* 群で、糞便1gあたり 10^{11} 個以上(大腸菌よりも1,000倍多く)生存している。数的には *B. vulgatus* と *B. thetaiotaomicron* が最も多く、以下 *B. distasonis*、*B. fragilis*、*B. ovatus* の順に少なくなる。臨床的に最も重要な *B. fragilis* はすべての人の大腸に常在しているものの、数のうえでは全常在菌の0.5%を占めるに過ぎないが大腸菌よりは多い(図 4-3)。

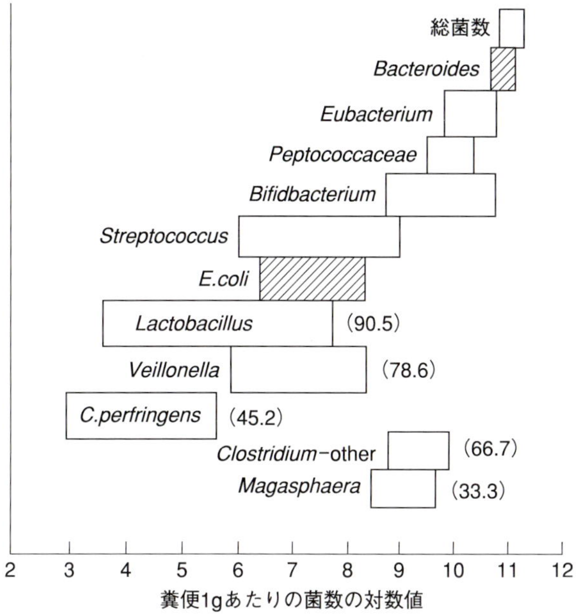

図4-3．健康成人の糞便菌叢(42例)
(　)内数字は検出率(%)、(　)のないものは検出率100%
(光岡知足，1994)

B. fragilis はまた2～4%の成人の腟からも分離される。

3　病原因子

B. fragilis は無芽胞嫌気性菌の中で病原因子が詳細に検討されているものの1つである(表4-29)。下記の病原因子はいずれも単独で特有の病理学的変化を起こすほど強力ではないので、複数の因子の協同作用によって病原性を発揮するものと思われている。

a．莢膜多糖体

B. fragilis の莢膜多糖体は上皮細胞へ付着する能力のほか、好中球などによる貪喰と opsonophagocytosis に抵抗して菌自身を防御する能力や膿瘍形成能を有している。

b．繊毛

B. fragilis の繊毛にも腸上皮細胞や粘液への付着能がある。

表 4-29. ***Bacteroides fragilis*** の病原因子

Virulence factor	Function
Capsular polysaccharide	Adhesion Antiphagocytic Abscess formation
Fimbriae(Pili)	Adhesion
Endotoxin ; Lipopolysaccharide	Antiphagocytic Abscess formation
Enterotoxin	Diarrhea
Enzymes :	
Superoxide dismutase	Aerotolerant
Heparinase	Tissue damage、Nutrient
Chondroitin sulfatase	Tissue damage、Nutrient
Hyaluronidase	Tissue damage、Nutrient
Neuraminidase(Sialidase)	Nutrient Resistance to host defence
β-Lactamase :	
Cephalosporinase	Resistance to antibiotics
Metabolic product :	
Succinic acid	Antiphagocytic Inhibit PMN chemotoxis

c. 内毒素

B. fragilis の内毒素 endotoxin ; lipopolysaccharide は、lipid A の構造が大腸菌のものと一部異なっているために endotoxin 活性は極めて弱いが、opsonophagocytosis を減弱させるとともに、膿瘍形成能をも有する。

d. Enterotoxin

B. fragilis の中には下痢を起こす enterotoxin を産生する株が存在することが近年明らかとなり注目されている。

e. 酵素

B. fragilis は病原因子となる各種の酵素を産生する。

前述の如く *B. fragilis* は嫌気性菌の中では酸素に比較的耐性である。本菌の superoxide dismutase は酸素が存在する環境で生き残ることを可能にする病原因子とみなされている。

B. fragilis は heparinase、chondroitin sulfatase、hyaluronidase などを産生し、多糖体を加水分解して宿主の細胞・組織を破壊するのみならず、分

解産物を栄養源として利用する。

また本菌が産生する neuraminidase(sialidase)には glycoprotein を分解して栄養源や発育因子を作り出す一方、IgG からシアル酸を分離して補体との結合能を弱めることにより宿主の感染防御能を低下させる作用がある。

B. fragilis 群が産生する β-lactamase は自身のみならず共存する他の細菌をも β-lactam 薬から護る病原因子とみなされている。

f．代謝産物

B. fragilis の代謝産物の 1 つである短鎖脂肪酸の succinic acid には好中球の殺菌活性を阻止して自身とともに共存菌をも貪喰・殺菌から護る作用がある。

4　臨床像

B. fragilis 群なかでも *B. fragilis* は大腸に多数常在している関係上、腹腔内感染症や糞便汚染に関連した各種の感染症の病原菌として大腸菌と並んで極めて重要な存在である(表 4-30)。

a．腹腔内感染症

B. fragilis は腹腔内膿瘍、穿孔性腹膜炎、虫垂炎、肝膿瘍、胆道感染症な

表 4-30．***Bacteroides fragilis*** による感染症

腹腔内感染症
腹腔内膿瘍
穿孔性腹膜炎
虫垂炎
肝膿瘍
胆道感染症
菌血症
心内膜炎
皮膚・軟部組織感染症
腸管術後感染症
毛巣嚢洞膿瘍
褥瘡潰瘍・糖尿病性潰瘍の感染
直腸・肛門周囲膿瘍
壊死性筋膜炎
Fournier 壊疽
骨・関節感染症
骨髄炎
関節炎

表 4-31. **Bacteria Isolated from Purulent Peritonitis and Intraabdominal Abscess***

Anaerobes	162(70%)
Bacteroides fragilis	23
Bacteroides thetaiotaomicron	9
Bacteroides ovatus	8
Bacteroides uniformis	7
Fusobacterium nucleatum	7
Prevotella intermedia	5
Prevotella denticola	5
Desulfomonas pigra	8
Peptostreptococcus micros	10
Peptostreptococcus anaerobius	9
Eubacterium lentum	12
Anaerobes	69(30%)
Escherichia coli	17
Pseudomonas aeruginosa	10
Enterococcus faecalis	8
Streptococcus anginosus	5
Total	231

*35 specimens ; 1994.

どから**大腸菌などとの複数菌感染の一員として**高頻度に分離され、極めて重要な病原的役割を果たしている。特に *B. fragilis* は**悪臭がある膿**を容れた膿瘍を形成する傾向が強い。

著者が勤務していた山口県立中央病院では適切な嫌気性菌検査により化膿性腹膜炎の膿から嫌気性グラム陰性桿菌、中でも *B. fragilis* が大腸菌よりも多数分離されている(表 4-31)。

b．菌血症

通常、全菌血症の 5～10%は嫌気性菌によるものであり、血液から分離される嫌気性菌の約70%を *B. fragilis* が占める。血液から分離された *B. fragilis* その他の嫌気性グラム陰性桿菌には原則として病原的意義が認められる。*B. fragilis* 菌血症において菌侵入門戸となる原発巣の 50～70%は腹腔内感染症であり(図 4-4)、5～10%は軟部組織感染症である。

c．心内膜炎

嫌気性菌による心内膜炎は比較的稀であるが、全症例の 1～16%を嫌気性菌が占めるとの報告がある。心内膜炎患者から検出される嫌気性菌として最も多いのは *Peptostreptococcus* 属で、*B. fragilis* がこれに次ぐ。

a.

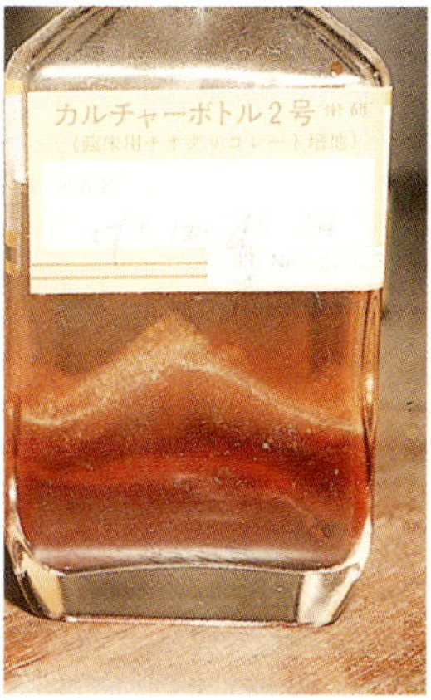

b.

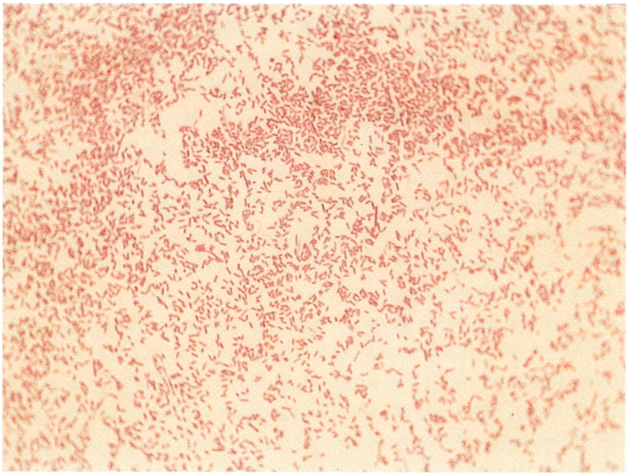

図 4-4. ***Bacteroides fragilis***

a. 膀胱癌患者(71 歳、男性)：回腸導管造設術の術前処置として DKB、CET、KM を使用；術後 DKB、CET、SBPC を併用中に発熱持続；動脈血培養で culture bottle の血球層で増殖した *Bacteroides fragilis* の集落。

b. 動脈血から純培養状に検出された *B. fragilis*：小型で球桿菌状を呈することもある多形性のグラム陰性桿菌(手術創の膿からも多数の *B. fragilis* と少数の *Escherichia coli* が分離された)。

B. fragilis による心内膜炎は大きな vegetation を生じ、全身性塞栓症を起こす頻度が高く、致命率も高い。

d. 皮膚・軟部組織感染症

腸管術後の感染症、毛巣嚢洞膿瘍、褥瘡潰瘍や糖尿病性潰瘍の感染、肛門・直腸周囲膿瘍、壊死性筋膜炎、Fournier 壊疽などは糞便による汚染の機会が多いことから *B. fragilis* 感染が多い。したがってこれらの感染症が蜂巣炎や骨髄炎、菌血症へ進展した場合にも *B. fragilis* がしばしば分離される。

e. 骨・関節感染症

深達性の褥瘡潰瘍や糖尿病性潰瘍の感染あるいは骨盤手術に続発した骨髄炎から検出される嫌気性菌の中では *B. fragilis* が最も多い。

【Memo】　1980 年代までの文献では口腔・上気道・肺・胸膜および女性性器の嫌気性菌感染症から口腔内には常在しない *B. fragilis* が稀ならず検出されると報告されていた。しかし最近になって *Prevotella* 属や *Porphyromonas* 属が *B. fragilis* と誤って同定されていたことが明らかになってきた。

5 化学療法剤感受性・治療

従来から *B. fragilis* をはじめとする *B. fragilis* 群の菌は、β-lactamase；cepalosporinase を産生するために、嫌気性菌の中では特に多くの化学療法剤に耐性であることが知られている。

B. fragilis 群に抗菌活性を有する化学療法剤としては chloramphenicol、clindamycin、imipenem、cefoxitin、metronidazole および β-lactam/β-lactamase inhibitor である。しかし近年は臨床材料から分離される *B. fragilis* には clindamycin、cefoxitin および抗緑膿菌用ペニシリン系薬に耐性の株が増加しているので注意を要する。

一方、アミノグリコシド系薬、大多数の第3世代のセファロスポリン系薬、モノバクタム系薬、キノロン系薬、ST 合剤は *B. fragilis* に対しては抗菌力が弱い。但し新キノロン系の trovafloxacin は *B. fragilis* を含むすべての嫌気性菌に高度活性を示すので、有用性が期待されている。

なお、嫌気性菌感染症の治療では原則として膿瘍の排膿と壊死組織の切除が不可欠であるが、例外的に脳膿瘍、肺膿瘍、卵管・卵巣膿瘍は排膿法なしに適切な化学療法のみで治療可能な場合が少なくない。

B. *B. fragilis* 以外の *Bacteroides fragilis* 群

B. fragilis 以外の *Bacteroides fragilis* 群としては *Bacteroides distasonis**、*Bacteroides ovatus**、*Bacteroides thetaiotaomicron**、*Bacteroides vulgatus**など9種がある(表4-28)。

大腸の常在菌叢の中で最優勢の菌は *B. thetaiotaomicron* で、これに次いで多いのが *B. vulgatus* と *B. distasonis* である。これらは**腸管内では外来性病原菌の定着を阻止する**ことによって宿主を防御するうえで重要な役割を果たしている。

B. distasonis 以外の *B. fragilis* 群の臨床分離株では莢膜が認められている。また *B. ovatus* は繊毛で腸上皮や粘液に付着することが明らかにされている。

腹腔内膿瘍や虫垂炎などの腹腔内感染症から *B. distasonis* や *B. thetaiotaomicron*、*B. ovatus*、*B. vulgatus* などが、*B. fragilis* より頻度はやや低いものの、しばしば検出される。

B. thetaiotaomicron は嫌気性グラム陰性桿菌菌血症患者の血液から *B. fragilis* に次いで分離される頻度が高く、分離株の大多数で病原的意義が認められている。

もともと各種の化学療法剤に耐性を示す *B. fragilis* 群の中では、*B. fragilis* が最も感性であり、*B. thetaiotaomicron* や *B. vulgatus* などはさらに耐性傾向が強い。治療に用いる化学療法剤は *B. fragilis* に準じる。

Ⅱ. *B. fragilis* 群以外の *Bacteroides* 属

B. fragilis 群以外の *Bacteroides* 属には *Bacteroides forsythus* や *Bacteroides ureolyticus* など 8 種が記載されている（表 4-32）。これらの中には将来、他の属へ移される可能性が高いものが含まれている。

表 4-32. ***B. fragilis* 以外の *Bacteroides* 属**

菌名	旧名
Bacteroides capillosus	
Bacteroides coagulans	
Bacteroides forsythus	
Bacteroides putredinis	
Bacteroides pyogenes	
Bacteroides splanchnicus	
Bacteroides tectus	*Bacteroides tectum*
Bacteroides ureolyticus	*Bacteroides corrodens*

*Bacteroides ureolyticus**（旧名 *Bacteroides corrodens* の一部）は口腔〜上気道、消化管、性器に常在しているので、種々の口腔感染症や肺・胸膜感染症からしばしば分離される。また、乳腺膿瘍や亀頭包皮炎、陰嚢膿瘍、鼠径部膿瘍、直腸肛門膿瘍、臀部膿瘍などから他の好気性菌や嫌気性菌とともに稀ならず分離される。本菌は膣からも 10〜20％の頻度で分離されるが、妊婦ではさらに高頻度に分離される。

Bacteroides forsythus は口腔に常在しており、*Prevotella melaninogenica*

や *Prevotella intermedia*、*Porphromonas gingivalis* とともに歯槽膿漏や歯肉炎を含む歯周病の重要な病原菌の一員とみられている。

Ⅲ. Genus *Porphyromonas*

1988年に *Bacteroides* 属から分けられた *Porphyromonas* 属には臨床的に重要な3種；*Porphyromonas asaccharolytica**、*Porphyromonas endodontalis**、*Porphyromonas gingivalis***のほか、動物由来の *Porphyromona macacae* など合計12種が記載されている(表4-33)。

表4-33. ***Porphyromonas*** **属**

菌名	旧名
Porphyromonas asacchrolytica	*Bacteroides asaccharolyticus* *Bacteroides melaninogenicus* ssp. *asaccharolyticus*
*Porphyromonas cangingivalis**	
*Porphyromonas canoris**	
*Porphyromonas cansulci**	
Porphyromonas catoniae	*Oribaculum catoniae*
*Porphyromonas circumdentaria**	
*Porphyromonas cervioricanis**	
Porphyromonas endodontalis	*Bacteroides endodontalis*
Porphyromonas gingivalis	*Bacteroides gingivalis*
*Porphyromonas gingivicanis**	
*Porphyromonas levii**	*Bacteroides levii* *Bacteroides melaninogenicus* spp. *levii*
*Porphyromonas macacae**	*Bacteroides macacae* *Porphyromonas salivosa*

*Animal isolates

1 形態・性状

Porphyromonas 属は小さな球桿菌状を呈する嫌気性グラム陰性桿菌であ

る。本属の培養は *Bacteroides* 属に比べると比較的困難で、溶血させた兎血液寒天培地で約１週間培養すると褐色～黒色の集落を形成する。

P. gingivalis は莢膜を形成する。

【Memo】　黒色色素を産生する *Porphyromonas* 属や *Prevotella* 属は臨床材料からの分離・同定が比較的困難であるので、これらが多数分離できるようになれば、嫌気性菌培養の技術が上達した証となる。

2　疫学

Porphyromonas 属は *Prevotella* 属とともに口腔内に常在する嫌気性菌の中で占める割合が高く、歯周病が起こった歯肉溝では全菌数の 10～20％を占める。

P. gingivalis は全年齢層の約 40％の口腔から分離される。本菌は同一家族内に定着しているので、家庭内伝播が想定されている。

P. asaccharolytica と *P. endodontalis* は閉経後の女性の腟に 10^3cfu/g 程度常在している。

3　病原因子

a．莢膜

P. gingivalis の莢膜は貪喰細胞による喰菌と細胞内殺菌から自らを保護するとともに、補体の活性化を阻止する。

b．繊毛

P. asaccharolytica と *P. gingivalis* の繊毛は粘膜上皮細胞への付着因子であり、後者の菌体表面に存在する赤血球凝集素も付着に関与する。

c．酵素

組織傷害に関与する酵素として *P. gingivalis* と *P. asaccharolytica* は hyaluronidase、chondroitin sulfatase、heparinase を、前者はさらに neuraminidase、cystein proteinase（gingivian）、fibrinogenase、collagenase、phospholipase A などを産生する。中でも *P. gingivalis* の gingivian と称される protease は各種の蛋白質を分解するので歯周病ならびに褥瘡潰瘍や糖尿病性壊疽などの病因として重視されている。

P. gingivalis、*P. asaccharolytica*、*P. endodontalis* は宿主の粘膜面における重要な防御因子である免疫グロブリン IgA、IgM、IgG や補体の溶菌成分

であるC3やC5を分解するproteaseを産生する。

d．細胞壁成分

*P. gingivalis*のLPSは血清のオプソニン活性を減弱させるとともに、宿主細胞からのcollagenase分泌を増加させ、かつ、collagen形成を減弱させて歯根周囲の骨吸収を誘導し歯牙脱落の原因となる。

*P. gingivalis*のLPS以外の細胞壁成分にはgingivianと同様に宿主細胞からIL-1とtumor necrosis factorを放出させて骨吸収を刺激する作用がある。

4 臨床像

*Porphyromonas*属は概して他の嫌気性菌や通性嫌気性菌とともに複数菌感染症の一員として分離されることが多い。

*P. asaccharolytica*は*Prevotella*属や*Fusobacterium*属とともに口腔および隣接部位の感染症の優勢な病原菌の一員である。本菌はまた腋窩膿瘍、乳腺膿瘍、亀頭包皮炎、陰嚢膿瘍、鼠径部膿瘍、肛門直腸膿瘍、臀部膿瘍、毛巣嚢洞膿瘍から*Prevotella bivia*や*Bacteroides ureolyticus*とともにしばしば分離される。

*P. endodontalis*は他の嫌気性菌とともにendodontic infectionに関与している。

*P. gngivalis*は*Prevotella*属と並んで歯槽膿漏や歯肉炎を含む歯周病の主要な病原菌である。

*Porphyromonas*属は*Prevotella melaninogenica*や*Fusobacterium nucleatum*とともに顔面骨の骨髄炎や人咬傷の主要な病原菌の一員である。

5 化学療法剤感受性・治療

*Porphyromonas*属にはいまだβ-lactamase産生株は出現していないので、95%以上の株がamoxicillin/clavulanate、imipenem、ceftizoxime、chloramphenicol、metronidazole、minocycline、clinafloxacin、trovafloxacinに感性、85%以上の株がclindamycinとciprofloxacinに感性である。

Ⅳ. Genus *Prevotella*

1990 年に *Bacteroides* 属から分離独立した *Prevotella* 属には臨床的に重要な *Prevotella intermedia*** や *Prevotella melaninogenica*** など 20 種が記載されている(表 4-34)。

表 4-34. ***Prevotella* 属**

菌名	旧名・異名
Prevotella bivia	*Bacteroides bivius*
Prevotella buccae	*Bacteroides buccae*
	Bacteroides ruminicola spp. *brevis*
	Bacteroides capillus
Prevotella buccalis	*Bacteroides buccalis*
*Prevotella corporis**	*Bacteroides corporis*
Prevotella dentalis	*Mitsuokella dentalis*
	Hellella seregens
*Prevotella denticola**	*Bacteroides denticola*
Prevotella disiens	*Bacteroides disiens*
Prevotella enoeca	
Prevotella heparinolytica	*Bacteroides heparinolyticus*
*Prevotella intermedia**	*Bacteroides intermedius*
	Bacteroides melaninogenicus spp. *intermedius*
*Prevotella loescheii**	*Bacteroides loescheii*
*Prevotella melaninogenica**	*Bacteroides melaninogenicus* spp. *melaninogenicus*
*Prevotella nigrescens**	
Prevotella oralis	*Bacteroides oralis*
Prevotella oris	*Bacteroides oris*
	Bacteroides ruminicola ssp. *brevis*
Prevotella oulorum	*Bacteroides oulorum*
	Prevotella oulora
*Prevotella pallens**	
*Prevotella tannerae**	
Prevotella veroralis	*Bacteroides veroralis*
Prevotella zoogleoformans	*Bacteroides zoogleoformans*

*Pigmented

1 形態・性状

Prevotella 属は小さな球桿菌状を呈する嫌気性グラム陰性桿菌である。*Prevotella* 属の中には、*Porphyromonas* 属と同様に、溶血させた兎血液寒天培地で約1週間培養すると褐色〜黒色色素を産生するもの(pigmented *Prevotella*)と、色素を産生しないもの(non-pigmented *Prevotella*)がある(表 4-34)。

P. melaninogenica は莢膜を形成する。

2 疫学

Prevotella 属は *Bacteroides* 属と並んで口腔、大腸、膣の粘膜面に優勢に常在している。

口腔内では *P. melaninogenica* は5歳児の 20〜40%、若年者の 100%の歯肉溝から検出される。さらに *P. oralis*、*P. disiens*、*P. oris*、*P. buccae* も歯垢や歯肉溝には生理的限界に近い 10^{12}/m*l* 程度存在している。また *P. denticola* や *P. intermedia*、*P. loescheii*、*P. zoogleoformans* も歯肉溝から分離される。

大腸には *P. oralis* や *P. buccae*、*P. oris* が優勢に存在している。

膣には健康な婦人の 30〜40%に *P. bivia* が、15〜35%に *P. melaninogenica* と *P. disiens* が常在している。

3 病原因子

a. 莢膜

P. melaninogenica の莢膜は好中球やマクロファージによる貪喰を阻止することによって膿瘍形成を促進するとともに、上皮細胞への付着を助長する。

b. 繊毛

P. melaninogenica と *P. loescheii* の繊毛は上皮細胞への付着因子となる。

c. 酵素

Prevotella 属は組織傷害にかかわる各種の酵素を産生する；*P. intermedia*、*P. melaninogenica*、*P. denticola* は hyaluronidase、chondroitin sulfatase、heparinase を産生する。また *P. intermedia* は phospholipase A や fibrinogenase を、*P. melaninogenica* も phospholipase A

や neuraminidase を、*P. loescheii*、*P. denticola* および *P. bivia* は neuraminidase を産生する。

さらに *P. intermedia* は IgA、IgG および C３を、*P. melaninogenica* は IgA を、*P. loescheii* は IgG を分解する protease を産生して宿主の防御反応に抵抗する。

4　臨床像

嫌気性菌感染症は概して常在菌叢の構成員による内因感染症であるから、病原菌となる嫌気性菌の菌種は感染部位・病態ごとに特徴があり、*Prevotella* 属感染症も例外ではない。

a．耳鼻咽喉科・歯科領域および肺・胸膜の感染症

口腔内に常在している *P. melaninogenica* や *P. intermedia* その他の pigmented *Prevotella* spp. や *P. buccae*、*P. oralis*、*P. oris* の感染が多い。

b．腹腔内および産婦人科領域の感染症

腹腔内感染症では *P. intermedia*、*P. bivia**、*P. disiens*、*P. oris* の、産婦人科領域の感染症では *P. intermedia* や *P. melaninogenica*、*P. bivia*、*P. disiens*、*P. oralis* の分離頻度が高い。

c．軟部組織感染症

腋下膿瘍、乳腺膿瘍、亀頭包皮炎、陰嚢膿瘍、肛門直腸膿瘍、毛巣膿瘍、臀部膿瘍、鼠径部膿瘍などからは *P. bivia*、*P. buccae*、*P. disiens*、*P. intermedia*、*P. melaninogenica*、*P. oralis* などが検出される。

人咬傷からは *P. buccae*、*B. disiens*、*P. intermedia*、*P. loescheii*、*P. melaninogenica*、*P. oralis*、*P. oris* が、犬咬傷からも *P. buccae*、*P. intermedia*、*P. melaninogenica*、*P. oris* が分離される。

d．その他

P. melaninogenica は脳膿瘍、硬膜下膿瘍、菌血症、心内膜炎、骨髄炎、関節炎から、*P. oralis* は脳膿瘍や心内膜炎からも分離されている。また稀ながら血液から *P. oris*、*P. buccae*、*P. intermedia* などが分離されている。

5　化学療法剤感受性・治療

P. intermedia や *P. melaninogenica* などの pigmented *Prevotella* spp. と *P. bivia*、*P. buccae*、*P. disiens*、*P. oralis*、*P. oris* には β-lactamase 産生株が増加しつつある。

臨床材料から分離された *Prevotella* 属の 95%以上に抗菌力を有する薬剤としては amoxicillin/clavulanate、ceftizoxime、imipenem、chloramphenicol、clindamycin、metronidazole、clinafloxacin、trovafloxacin が挙げられる。

V. Genus *Fusobacterium*

Fusobacterium 属には臨床的に重要な *Fusobacterium nucleatum*** や *Fusobacterium necrophorum** など 12 種が記載されている(表 4-35)。

表 4-35. *Fusobacterium* 属

菌名	旧名・異名
Fusobacterium alocis	
Fusobacterium gonidiaformans	
Fusobacterium mortiferum	
Fusobacterium naviforme	
Fusobacterium necrogenes	
Fusobacterium necrophorum	
Fusobacterium nucleatum	
Fusobacterium periodonticum	
Fusobacterium russii	
Fusobacterium sulci	
Fusobacterium ulcerans	
Fusobacterium varium	*Fusobacterium pseudonecrophorum*

1 形態・性状

紡錘菌とも称される *Fusobacterium* 属は細長く、菌体中央が膨大し、菌端が尖った嫌気性グラム陰性の桿菌であるが、多形態性で球桿菌状のものからフィラメント状を呈するものまである。

2　疫学

Fusobacterium 属は鼻咽頭、口腔、腸管、下部尿道、腟に常在している。

F. nucleatum と *F. necrophorum* は口腔内とくに歯肉溝に優勢に常在しており、上気道や腸管にも通常存在している。

F. naviforme は歯肉溝から、*F. gonidiaformans* は腸管と泌尿生殖器から、*F. varium*、や *F. russii*、*F. mortiferum*、*F. necrogenes* は腸管から分離されることがある。

3　病原因子

F. nucleatum の付着因子として lectin と coaggregation が知られている。

Fusobacterium 属の LPS は、*Bacteroides* 属のものとは異なって、lipid A を含んでいるので endotoxin 活性が強い。

F. necrophorum は白血球とマクロファージを破壊する毒素 leukocidin を産生する。

4　臨床像

Fusobacterium 属の中で臨床材料からの検出頻度が最も高い *F. nucleatum* は口腔・歯性感染症とこれらが周囲組織に波及した蜂巣炎や壊死性筋膜炎および誤嚥性肺炎、肺膿瘍、膿胸の主要な病原菌の一員である。本菌はまた脳膿瘍や慢性副鼻腔炎、顔面骨の骨髄炎、人咬傷などからも分離される。

F. necrophorum は従来、扁桃周囲膿瘍や Ludwig angina などの咽頭〜頸部〜縦隔の壊死性病変・膿瘍の病原菌として重視され、随伴する菌血症によって転移性膿瘍を続発する傾向が強い点で注目されてきた。本菌はまた嫌気性グラム陰性桿菌による心内膜炎の病原菌としても *B. fragilis* に次いで第2位を占めている。

F. varium は上気道感染症や腹膜炎から、*F. gonidiaformans* や *F. naviforme*、*F. mortiferum* は種々の感染症から分離されている。

5　化学療法剤感受性・治療

F. nucleatum、*F. mortiferum*、*F. varium* には β-lactamse 産生株が出現しており、臨床材料から分離した *Fusobacterium* spp. の 40%弱が

β-lactamase 産生株であったとの報告がある。

F. nucleatum の 95%以上の株に抗菌力がある薬剤としては amoxicillin/clavulanate、ceftizoxime、imipenem、chloramphenicol、clindamycin、minocycline、metronidazole、clinafloxacin、trovafloxacin などがある。

F. mortiferum と *F. varium* の 95%以上の株に抗菌力がある薬剤は少なく imipenem、chloramphenicol、metronidazole、minocycline、trovafloxacin に限られる。

Ⅵ．その他の嫌気性グラム陰性桿菌

前記の *Bacteroides* 属、*Porphyromonas* 属、*Prevotella* 属および *Fusobacterium* 属以外に臨床材料から分離される嫌気性グラム陰性桿菌としては *Bilophila wadsworthia*、*Dialister pneumosintes*（旧名 *Bacteroides pneumosintes*）、*Leptotrichia buccalis*、*Sutterella wadsworthensis*、*Campylobacter gracilis*（旧名 *Bacteroides gracilis*）、*Campylobacter rectus*（旧名 *Wolinella recta*）、*Desulfomonas pigra* などがある。これらの中で近年臨床的に重要性が認識されるようになった *Bilophila wadsworthia* について概説する。

Bilophila wadsworthia は 1989 年に初めて記載された新種で、発育が遅く集落形成に約 1 週間を要する。

B. wadsworthia は下部消化管に常在しており、糞便中には $10^{5\sim6}/g$ 存在している。また唾液や腟からも分離されている。

B. wadsworthia は壊疽性～穿孔性虫垂炎の約半数から分離されるのみならず、菌血症や心外膜炎、膿胸、肝膿瘍、関節炎、軟部組織感染症などからも分離されている。

B. wadsworthia は β-lactamase を産生するので治療薬は *B. fragilis* に準じる。

嫌気性グラム陰性桿菌の要約

菌	棲息部	病原因子	主要病態	治療
Bacteroides fragilis	大腸	莢膜多糖体 酵素類	腹腔内感染症	CLDM、IPM β-lactams/β-lactamase inhibitors
Porphyromonas gingivalis	口腔	莢膜 酵素類	歯周病 歯・口腔感染症	同上 CZX、MINO、CPFX
Prevotella melaninogenica	口腔	莢膜 酵素類	耳・鼻・歯感染症 肺・胸膜感染症	AMPC/CVA CZX、IPM、CLDM
Fusobacterium nucleatum	口腔	LPS	歯・口腔感染症 肺・胸膜感染症	AMPC/CVA、CZX IPM、CLDM、MINO

第５編

スピロヘータ科

本編ではスピロヘータ科 ***Spirochaetaceae*** の中で人に病原性を示す ***Borrelia*** 属、***Leptospira*** 属、***Treponema*** 属、および分類学上正式な位置づけがなされていない ***Spirillum*** 属について概説する。

［1］グラム陽性球菌
［2］グラム陰性球菌
［3］グラム陽性桿菌
［4］グラム陰性桿菌
［5］スピロヘータ科 ***Spirochaetaceae***
Ⅰ．***Borrelia*** 属
Ⅱ．***Leptospira*** 属
Ⅲ．***Treponema*** 属
Ⅳ．***Spirillum*** 属
［6］クラミジア
［7］リケッチア
［8］マイコプラズマ

Ⅰ. Genus *Borrelia*

現在 *Borrelia* 属に記載されている25種の中で人に病原性を示すものを表5-1に示す。これらの中で *Borrelia burgdorferi* はわが国にも存在するライム病の病原体として特に重要な存在である。

表5-1. 人に病原性を示す *Borrelia* 属

Borrelia afzelii
Borrelia burgdorferi
Borrelia caucasica
Borrelia crocidurae
Borrelia duttonii
Borrelia garinii
Borrelia hermsii
Borrelia hispanica
Borrelia latyschewii
Borrelia mazzottii
Borrelia parkeri
Borrelia persica
*Borrelia recurrentis**
Borrelia turicatae
Borrelia venezuelensis

*シラミ媒介

A. *Borrelia burgdorferi***

Borrelia burgdorferi は1975年に米国Connecticut州のLyme地方で発見されたLyme病の病原体である。

1 形態・性状

B. burgdorferi は長さ20～30 μm、螺旋はゆるく、グラム陰性、ギムザ染色で紫色に染まる。形態の観察には墨汁法や暗視野顕微鏡が用いられる。微好気性で、BSK培地では33℃で最もよく発育するが、臨床材料からの分離は困難である。

2 疫学

B. burgdorferi の保有宿主 reservoir である鹿や鼠を吸血するマダニが vector として人を吸血した際に人が感染する。

人に病原性がある広義の *B. burgdorferi* は北米で分離される狭義の *B. burgdorferi* と、ヨーロッパとアジアで主として分離される *B. garinii* および *B. afzelii* に分けられている。このような分布の相違は vector となるダニの種類と密接に関連している；*Ixodes scapularis* が米国の北東部と中西部の、*Ixodes pacificus* が北米西部の主要な vector である。一方、欧州の vector は *Ixodes ricinus*、日本を含むアジアの vector は *Ixodes persulcatus* である。なお、**これらのダニは Lyme 病と似た臨床像を呈する ehrlichiosis なども媒介する**ので鑑別診断上注意を要する。

日本の患者は vector となる *I. persulcatus*（シュルツェ・マダニ）と *I. ovatus*（ヤマト・マダニ）が棲息する中国以北の山地でみられ、特に北海道に最も多く、春から初夏に多発している。患者の多くはハイキング、キャンプ、狩猟など森林地帯居留歴がある。

3 病原因子

B. burgdorferi の病原因子の詳細はいまだ不明に近い。

4 臨床像

B. burgdorferi 感染による Lyme 病は皮膚病変のみならず、血行性播種による多彩な全身性病変が出没して慢性に経過する。本症の臨床経過は 3 期に分けられているが、必ずしもこの通りに進行するとは限らない（表 5-2）。

表 5-2．ライム病の病期と臨床像

病期	感染後の経過期間	臨床像
第 1 期	感染後＜1 カ月	発熱、頭痛、関節・筋肉痛 遊走性紅斑（**EM**）
第 2 期	EM 発症後数日〜数週間	髄膜炎、脳炎、脳神経炎 多発神経炎、房室ブロック 心筋炎、心外膜炎、虹彩炎 関節・筋肉痛
第 3 期	発症後数カ月〜数年	慢性関節炎、神経病変

日本のLyme病は概して軽症で、第2期以降に進展する症例は少ない。これは病原体が狭義の *B. burgdorferi* ではなく *B. garinii* か *B. afzelii* であるためと思われる。

①**第1期**：3〜32日の潜伏期の後、マダニ刺咬部に生じた**遊走性紅斑** erythema migrans(EM)が遠心性に拡大して輪状紅斑となる。これは無治療でも数週〜数カ月後に自然に消褪する。発熱、頭痛、筋肉痛、関節痛などを伴うことが多い。

②**第2期**：EM発症後数日〜数週間以内に血行性播種により髄膜炎、脳炎、脳神経炎、多発性神経炎などの神経病変、房室ブロック、心筋炎、心外膜炎などの心病変、虹彩炎、関節・筋肉痛などが起こる。これらが再発を繰り返して慢性化することがある。

③**第3期**：発症数カ月〜数年後に慢性関節炎や神経病変が出没する。

5　化学療法剤感受性・治療

B. burgdorferi はin vitroではテトラサイクリン系薬、ペニシリン系薬、erythromycin、第3世代セファロスポリン系薬に感性であるが、病態に応じた最適の化学療法を行う必要がある。

a. EM、関節炎、1〜2度房室ブロック、顔面神経麻痺にはdoxycyclineかamoxicillinを20〜60日間内服させる。前者は妊婦と小児には禁忌である。

b. 慢性期の神経病変、3度房室ブロックその他の心病変、内服薬無効の関節炎に対してはceftriaxone、cefotaxime、penicillin Gのいずれかを30日間以上静注する。

B. 回帰熱ボレリア

回帰熱にはシラミが媒介する *Borrelia recurrentis* による流行性回帰熱と、ダニが媒介する少なくとも15種の *Borrelia* による地方病性回帰熱がある。

1　形態・性状

病原性 *Borrelia* は長さ8〜30 μm、3〜8個の螺旋はゆるく、活発に運動する。

2 疫学

a．シラミ媒介性回帰熱

シラミ媒介性回帰熱は人のシラミ *Pediculus humanus* によって人から人へ伝播する *B. recurrentis* のみによって起こる。*B. recurrentis* はシラミの唾液や糞便中に排泄されないので、シラミを潰すことによって *B. recurrentis* が健康な皮膚や粘膜を穿通して感染する。人は *B. recurrentis* の唯一の宿主である。

シラミ媒介性回帰熱は通常は戦争や飢饉などの大災害の際に流行するが、中央・東アフリカ高地や南米アンデス地方には地方病的に残存している。

b．ダニ媒介性回帰熱

ダニ媒介性回帰熱は *Ornithodoros* 属のダニが媒介する *B. duttonii* その他の少なくとも 15 種の *Borrelia* によって惹起される。多くの齧歯類やフクロウ、トカゲなどの小動物がこれら *Borrelia* の保有宿主で、人は *Borrelia* を含むダニの唾液や糞便によって感染する。

回帰熱は日本には常在していない。

3 病原因子

Borrelia 属の病原因子はいまだ明らかでない。

4 臨床像

発熱期と解熱期を繰り返す回帰熱の臨床像は vector の如何にかかわらず酷似している；高熱と激しい頭痛、筋肉痛、関節痛、嗜眠などで突然発症し、結膜充血、点状出血、肝・脾腫、腹部圧痛などが認められる。発熱期には血中に *Borrelia* が存在し、頻脈と頻呼吸を伴う。解熱前には体幹に点状出血、斑丘疹などの皮疹がみられる。約 30%の患者で昏睡、脳神経麻痺、片麻痺、髄膜炎などの中枢神経系病変が起こる。高熱が 3〜6 日間続いた後突然解熱する際に致死的な低血圧・ショックをきたすことがある。最も多い死因は不整脈を伴う心筋炎、脳出血、肝不全である。

概してシラミ媒介性回帰熱はダニ媒介性よりも発熱期間、無熱期間が長く、再発回数は少ないが、重症で致命率が高い。

5 化学療法剤感受性・治療

回帰熱の治療にはtetracycline、chloramphenicol、erythromycin、penicillin Gが有効である。

シラミ媒介性回帰熱にはtetracycline 0.5 g内服1回が最適で、妊婦と小児にはerythromycin 0.5 g内服1回が同等に有効である。

ダニ媒介性回帰熱にはtetracyclineかerythromycinを5〜10日間用いる。

髄膜炎や脳炎にはpenicillin G、cefotaxime、ceftriaxoneのいずれかを静注で2週間以上使用する。その際はJarisch-Herxheimer反応の出現に注意する必要がある。

Ⅱ. Genus *Leptospira*

レプトスピラ科*Leptospiraceae*の中で人に病原性を示すものは*Leptospira*属のみである。伝統的に本属は人・動物に病原性を示す*Leptospira interrogans*群と、非病原性で水性自然環境中に棲息している*Leptospira biflexa*群に分けられている。前者には従来Weil病と呼ばれていたレプトスピラ症leptospirosisの病原体である黄疸出血性レプトスピラ*Leptospira interrogans* serovar *icterohaemorrhagiae***を含む7種がある(表5-3)。これらはさらに抗原構造によって臨床・疫学の面で実用的な200以上の血清型serovar；23の血清群serogroupに分けられている。

表 5-3. 人に病原性を示す *Leptospira* 属

Leptospira borgpetersenii		
Leptospira inadai		
Leptospira interrogans	serovar	*australis*
	serovar	*autumnalis*
	serovar	*ballum*
	serovar	*bataviae*
	serovar	*canicola*
	serovar	*copenhageni*
	serovar	*grippotyphosa*
	serovar	*hebdomalis*
	serovar	*icterohaemorrhagiae*
	serovar	*pomona*
	serovar	*pyrogenes*
Leptospira kirschneri		
Leptospira noguchii		
Leptospira santarosai		
Leptospira weilii		

1 形態・性状

Leptospira は長さ 6〜20 μm、螺旋は極めて微細で、両端または一端が屈曲して鉤状を呈する。グラム陰性であるが、形態と活発な運動性は暗視野顕微鏡で観察される。

好気性であり、培養はスピロヘータ科の中で最も容易である。Kortof 培地や Fletcher 培地などを用い、発育至適温度 28〜30℃で 1〜3 週間培養する。

血清学的には感染後 2〜3 週間で高値となる凝集抗体価を顕微鏡的凝集反応(Schuffner-Mochtar 法)で測定する。近年、血清中の IgM、IgG 抗体を測定する ELISA 法が開発された。また、臨床材料中の *Leptospira* DNA を検出するための PCR 法がある。

2 疫学

レプトスピラ症は全世界に分布する**人獣共通感染症**の 1 つで、齧歯類、特に**鼠が最も重要な保菌動物**であり、その他の野生動物や家畜、犬、鳥なども保菌している。

Leptospira の伝達は感染動物の尿、血液、組織との直接接触によって、あるいは汚染した水などへの暴露によって間接的に起こる。

Leptospira は尿中に排泄され、水中では数カ月間生存するので、水は重要な媒介物である。

Leptospira は皮膚擦過部のみならず、健全な粘膜からも感染する。したがって獣医や農業従事者、下水労働者、屠殺場労働者、水産加工業者など汚染した尿や水、土と接触する職業、あるいはペット飼育者や水泳その他レクリエションで水中活動する者は感染の機会が多い。

患者の大多数は男性で、夏から秋に多いので秋疫とも称されてきた。

3　病原因子

Leptospira の病原因子はいまだほとんど解明されていない。

4　臨床像

レプトスピラ症の臨床像は多彩で、不顕性感染者が 15〜40％あり、発症者の 90％以上は髄膜炎の有無にかかわらず比較的軽症で黄疸を呈しない。感染者の 5〜10％は重症で高度な黄疸をきたす(Weil 病)。

a．Weil 病；Weil 症候群；黄疸出血性レプトスピラ症

Weil 病は *L. interrogans* serovar *icterohaemorrhagiae* あるいは *L. interrogans* serovar *copenhageni* によるものが多く、1〜2 週間の潜伏期の後、発熱、頭痛、筋肉痛、結膜充血が出現する(第 1 期 acute leprospiremic phase)。4〜9 日後症状は軽快するが、髄膜炎や黄疸、腎不全、出血傾向が現れ(第 2 期 immune leptospiruric phase)、重症例では循環不全、成人呼吸促迫症候群、多臓器不全をきたして死亡する(致命率約 10％)。

【Memo】 *Leptospira* は発症後 1 週間は血液中に、その後は尿中に存在している。したがって *Leptospira* の検出に供する臨床材料は病期によって適切に選択する必要があり、第 1 期には血液で、第 2 期以降は尿で検査する。

b．秋疫

黄疸を欠くインフルエンザ様の秋疫：秋季レプトスピラ症が地方病として各地に存在している。4〜9 日の潜伏期の後、発熱、頭痛、筋肉痛、結膜充血、蛋白尿をきたすが、軽症で死亡することはない。感染源はハタネズミとアカネズミである。わが国でみられるのは；

①**秋疫 A**：*L. interrogans* serovar *autumnalis* による静岡県の秋疫、長崎県の波佐見熱、岡山県の作州熱。

②秋疫 B：*L. interrogans* serovar *hebdomalis* による福岡県の七日熱、静岡県の秋疫。

③秋疫 C：*L. interrogans* serovar *australis* による静岡県の用水熱。

C．その他

沖縄でドブネズミが感染源の *L. interrogans* serovar *pyrogenes* によるレプトスピラ症が報告されている。

また、本来は犬の病原体である *L. interrogans* serovar *canicola* は人にも病原性があり、九州や四国で髄膜炎の散発例が発生している。感染源は鼠ではなく犬である。

5　化学療法剤感受性・治療

重症例には penicillin G、amoxicillin、ampicillin、erythromycin のいずれかを静注する。

軽症例には tetracycline、doxycycline、ampicillin、amoxicillin のいずれかを内服させる。

重症例では血液透析が必要な場合がある。

Ⅲ．Genus *Treponema*

Treponema 属には 13 種が記載されているが、健康人の口腔、腸管、泌尿生殖器から分離される *Treponema* の大多数は非病原性である。人に病原性を示すものは *Treponema pallidum* の 3 亜種と *Treponema carateum* のみである（表 5-4）。

表5-4. ***Treponema*** 属

菌名	旧名・異名
Treponema amylovorum	
*Treponema carateum**	
Treponema denticola	
Treponema maltophilum	
Treponema medium	
Treponema minutum	
Treponema pallidum ssp. *endemicum**	*Treponema pallidum*
Treponema pallidum ssp. *pallidum**	*Treponema pallidum*
Treponema pallidum ssp. *pertenue**	*Treponema pertenue*
Treponema pectinovorum	
Treponema phagedenis	
Treponema refringens	
Treponema skoliodontum	
Treponema socranskii	
Treponema vincentii	

*人に病原性あり

A. ***Treponema pallidum*****

1 形態・性状

T. pallidum は長さ6〜15 μm、螺旋状で、活発に運動する。偏性嫌気性〜微好気性、至適発育温度は16〜18℃であるが、in vitro では培養できない。グラム染色では染まり難いので、暗視野顕微鏡による観察が推奨されている。

2 疫学

人が *T. pallidum* の唯一の宿主である。

T. pallidum による梅毒の大多数は性的接触による性感染症であるが、感染母体からの経胎盤感染による先天梅毒のほか、稀には輸血や医療事故による非性的感染もある。

T. pallidum は感染後速やかに健全な粘膜或いは皮膚の微細な擦過傷部を穿通してリンパ流或いは血流に入り、全身に播種される。

3 病原因子

T. pallidum の病原因子はいまだ不明である。

4　臨床像

慢性の経過をとる梅毒の臨床像の概要を表 5-5 に示す。

潜伏期は平均 3 週間であるが、3～90 日に及ぶことがある。潜伏期間内であっても感染者の血液中には *T. pallidum* が存在するので感染源となる。

①第 1 期：感染後 3 カ月まで。

感染部位に生じた硬結が硬性下疳 hard chancre と呼ばれる無痛性潰瘍；となる。続いて所属リンパ節が無痛性に腫脹した無痛性横痃 indolent bubo が出現する。病変部には多数の *T. pallidum* が存在するので感染源として重要である。硬性下疳は 3～4 週間で自然治癒する。

【Memo】　梅毒血清反応は感染後 4 週間以後陽性となる。

②第 2 期：感染後 3 カ月～3 年。

T. pallidum がリンパ流あるいは血流によって全身に拡散する。全身の皮膚・粘膜にバラ疹、扁平コンジローマ condyloma latum その他多彩な皮疹・粘膜疹が出没する。これらの病変部には *T. pallidum* が多数存在するので感染源として危険である。

なお、輸血梅毒は第 2 期から始まる。

③第 3 期：感染後 3～10 年。

T. pallidum が親和性のある心血管系、肝臓、骨、皮膚などにゴム腫 gumma を形成し、大動脈瘤や皮膚潰瘍などが生じる。

④第 4 期：感染後 10 年以後。

中枢神経系に変性病変が起こり、脊髄癆 tabes dorsalis や進行性麻痺

表 5-5．梅毒の臨床像

病期	感染後の期間	臨床像	伝染性
潜伏期	3 週間	−	＋
第 1 期	＜3 カ月	硬性下疳 無痛性横痃	＋＋＋
第 2 期	3 カ月～3 年	バラ疹、粘膜疹 扁平コンジローマ	＋＋＋
第 3 期	3～10 年	ゴム腫、大動脈瘤 皮膚潰瘍	＋
第 4 期	10 年＜	脊髄癆、進行性麻痺	＋

progressive paralysis となり、種々の精神・神経症状を呈する。

5 化学療法剤感受性・治療

梅毒の治療には penicillin G が絶対的適応である。病態により筋注か静注で用い、有効な血中濃度を維持する目的で probenecid の併用を考慮する。

ペニシリン・アレルギー患者には tetracycline か doxycycline を使用する。

B. その他の *Treponema* 属

T. pallidum ssp. *pertenue* は熱帯地方でみられる非性病性皮膚病であるイチゴ腫 yaws(フランベジア frambesia)の病原体である。主として思春期前に皮膚の外傷部から感染し、多彩な皮膚病変とゴム腫様の骨病変が生じる。治療には penicillin G が著効を奏する。

T. pallidum ssp. *endemicum* はアフリカとアラビア半島でみられる endemic syphilis(bejel)の病原体である。非性病性で、食器による伝染も多く、小児に扁平コンディローマやゴム腫様の病変を生じる。Penicillin G が有効である。

T. carateum は中南米地方のピンタ pinta と呼ばれる皮膚病の病原体である。外傷部の皮膚から感染し、再発性で、晩期には色素脱失ををきたす。本症にも penicillin G が有効である。

Ⅳ. Genus *Spirillum*

*Spirillum minus**(異名 *Spirillum minor*；旧名 *Spirocheta morsus muris*：1915年に二木が発見)は、既述の *Streptobacillus moniliformis* と並んで鼠咬傷(鼠毒)を惹起する病原菌の1つである。

1 形態・性状

S. minus は長さ3〜5 μm の太くて短い螺旋状で、グラム陰性、鞭毛で突進運動をする。人工培地では培養困難で、暗視野顕微鏡で観察する。

2 疫学

S. minus は鼠の 3〜25%が保菌しており、猫、犬、モルモットなどからも検出される。人は感染動物による咬傷によって感染する。

日本を含むアジアの鼠咬症は主として *S. minus* 感染によるものである。

3 病原因子

S. minus の病原因子はいまだ明らかにされていない。

4 臨床像

咬傷部は一旦速やかに治癒するが、5〜14 日の潜伏期の後、咬傷部の疼痛、帯紫色の腫脹、下疳様の潰瘍形成、所属リンパ管・リンパ節炎を起こし、頭痛、発熱、悪寒を伴う。

Streptobacillus moniliformis 感染の場合と異なって関節痛と筋肉痛は稀である。40°C近い高熱が 3〜4 日続いた後解熱・軽快するが、無治療では 3〜9 日ごとに再発を繰り返す。有熱期には紫赤褐色の斑状皮疹が出現する。

心内膜炎や心筋炎、髄膜炎、胸膜炎、肝炎、腎炎などを合併することがある。

【Memo】　半数近い患者が血清梅毒反応偽陽性を示す。

5 化学療法剤感受性・治療

S. minus 感染症には penicillin G、tetracycline、streptomycin が有効で、通常は penicillin G を 10〜14 日間使用する。

スピロヘータ科とスピリルムの要約

菌	棲息部	病原因子	主要病態	治療
Borrelia burgdorferi	V：マダニ R：鹿、鼠	―	Lyme 病	DOXY、AMPC、PCG
Leptospira interrogans	R：鼠(尿)	―	Weil 病 秋疫	PCG、ABPC、AMPC EM、DOXY
Treponema pallidum	人	―	梅毒	PCG、DOXY
Spirillum minus	鼠	―	鼠咬症	PCG

V：vector、R：reservoir

第6編

クラミジア科

従来大型ウィルスとして分類されてきた *Chlamydia* は、**DNA** と **RNA** をもち、細胞壁があり、リボソームが存在し、2分裂で増殖し、抗生物質に感受性がある点から、リケッチアと同様な偏性細胞内寄生性細菌であることが明らかにされた。

Chlamydiaceae 科は *Chlamydia* 属のみである。

[1] グラム陽性球菌
[2] グラム陰性球菌
[3] グラム陽性桿菌
[4] グラム陰性桿菌
[5] スピロヘータ

[6] クラミジア科 *Chlamydiaceae*
I. *Chlamydia* 属

[7] リケッチア
[8] マイコプラズマ

Ⅰ. Genus *Chlamydia*

現在*Chlamydia*属は人に病原性を示さない*Chlamydia pecorum*と、人に病原性を発揮する*Chlamydia pneumoniae***(TWAR agent)、*Chlamydia psittaci***、*Chlamydia trachomatis***の4種で構成されている。*C. trachomatis*はさらに3つの生物型;viovar lymphogranuloma venerum、viovar mouse、viovar trachomaに分けられている(表6-1)。ここでは人に病原性を示す3種について一括して述べる。

表6-1. ***Chlamydia*属**

Chlamydia pecorum
Chlamydia pneumoniae
Chlamydia psittaci
Chlamydia trachomatis
biovar lymphogranuloma venerum
biovar mouse
biovar trachoma

1 形態・性状

*Chlamydia*が他の細菌と異なる最大の特徴は特異な増殖環を有することである。すなわち、感染性がある直径約0.3 μmの基本小体elementary body(EB)は、貪食された食胞phagosome内で殺菌を免れ、増殖能がある直径0.5〜2.0 μmの網様体reticulate body(RB)に変わり、2分裂を繰り返して増殖し、中間体intermediate form(IF)を経て再びEBに成熟する。この*Chlamydia*の増殖の場である食胞が、以前はProwazek小体と呼ばれていたクラミジア封入体であり、Macchiavello染色やGimsa染色によって光学顕微鏡で観察できる。

*Chlamydia*は生きた細胞内でしか増殖できない偏性細胞内寄生菌である。すなわち*Chlamydia*はエネルギー産生系をもたず、専ら宿主細胞のATPなどの高エネルギー燐酸化合物に依存して蛋白を合成するenergy parasitesである。

Chlamydia の培養には HeLa 細胞などの株化細胞が用いられている。

2　疫学

a. *Chlamydia pneumoniae*

C. pneumoniae の自然宿主は人で、飛沫感染による人-人伝播で呼吸器感染症（院外感染性肺炎の 6～12%、気管支炎の 5～7%）を起こすありふれた病原菌の一員である。学童期に初感染が急増し、幼稚園や保育園、小学校、家庭などの小集団～地域で流行する傾向がある。わが国の成人の抗体保有率は 60～70% と高率である。

b. *Chlamydia psittaci*

C. psittasi は鳥類と人を含む哺乳類に**オウム病** psittacosis を起こす**人獣共通感染症**の病原体である。

人のオウム病の感染源としてはオウム、セキセイインコ、小型インコなどのオウム科の鳥が最も多いが、鳩、アヒル、七面鳥、鶏、カナリア、ジュウシマツ，その他の鳥との接触による発症も少なくない。

オウム病はまたペットショップ従業員、家禽業者、鳩愛好者、獣医、動物剥製業者などの職業病でもある。

C. psittaci は感染鳥の唾液、鼻分泌液、糞便、羽、組織中に存在している。無症状の保菌鳥も多く、菌を長期間放出し続けている。

人への感染様式は主として乾燥した糞便を含む粉塵の吸入による経気道感染であるが、口移し与餌や鳥咬傷による感染も稀に起こっている。なお、排菌患者から医療従事者が感染した例が報告されているので、院内感染の可能

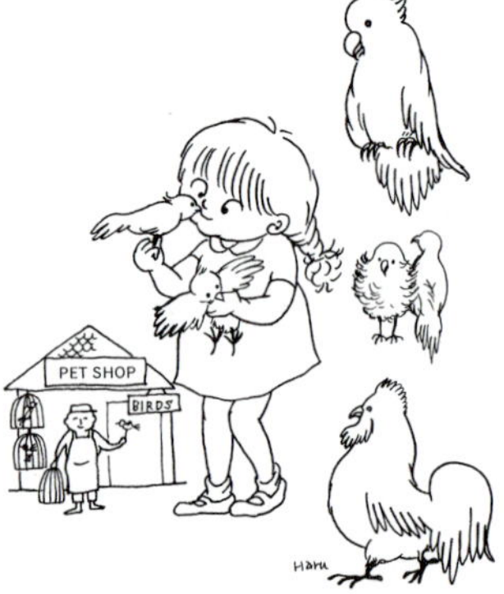

図 6-1. オウム病の感染様式

性も考慮しなければならない(図6-1)。

c. *Chlamydia trachomatis*

記述の如く *C. trachomatis* は3生物型に分けられ、さらに18の血清型に分けられている。

血清型A、B、Ba、Cによるトラコーマは日本ではほとんど発生していないが、開発途上国で流行しており、失明者が多い。手指や洗面具の共用により人から人へ接触伝染する。

血清型D〜Kは産道感染による新生児の封入体結膜炎と肺炎、ならびに成人の性感染症の首位を占める非淋菌性尿道炎、子宮頸管炎、子宮内膜炎、卵管炎、卵巣炎、骨盤内感染症、前立腺炎、副睾丸炎や封入体結膜炎を起こす。

血清型Lは熱帯〜亜熱帯地方で流行している性感染症の1つである性病性リンパ肉芽腫を起こす。本症は日本には常在しないが、輸入感染症として注意を要する。

3 病原因子

Chlamydia の病原因子はいまだほとんど解明されていない。

Chlamydia は毒素を産生せず、増殖の場が封入体膜で覆われているため、宿主の炎症反応が起こりにくい。

4 臨床像

a. *Chlamydia pneumoniae* 感染症

C. pneumoniae は主として若年成人に急性の咽頭炎、副鼻腔炎、気管支炎を、50歳以上の高齢者に肺炎を起こす。潜伏期は3〜4週間とみられている。

肺炎は概してオウム病より軽症で、無熱〜微熱の場合が多く、*Mycoplasma pneumoniae* 肺炎に似て遷延する乾性咳嗽が特徴的である。高齢者では重症化することがある。

近年、*C. pneumoniae* の持続感染と動脈硬化症、あるいは成人発症の喘息や関節炎、皮膚筋炎、サルコイドーシスなどの自己免疫反応との関連が注目されている。

b. オウム病

C. psittaci は上気道から侵入し、血流によって主として肺胞と肝・脾の細網内皮細胞に定着して発病する。

オウム病の潜伏期は通常1〜2週間であるが、さらに長い症例もある。臨床像と経過は著しく多彩で、異型肺炎型と敗血症型があり、突然高熱で発症する場合と、徐々に発病する場合がある。後者では頭痛が顕著で、乾性咳嗽や全身性筋肉痛、髄膜炎と紛らわしい項～背部硬直、鼻出血、羞明、比較的徐脈がしばしばみられる。重症例では嗜眠その他の精神症状が出現することがあり、高齢者では致命率が高い。

肺外病変として髄膜炎、心内膜炎、心筋炎、心外膜炎、肝炎、膵炎、関節炎などが起こることもある。

C．*C. trachomatis* 感染症

①トラコーマ：結膜の慢性炎症の結果、瘢痕形成による睫毛乱生と眼瞼内反が起こり、これが角膜上皮を擦過し、潰瘍形成、瘢痕化へと進展して角膜表面に血管が侵入しパンヌスを形成して失明に到る。

②封入体結膜炎：新生児の産道感染によるものと、成人の性感染症とがあり、いずれも急性濾胞性結膜炎で、耳介前リンパ節腫脹を伴う。トラコーマより軽症で、失明することはない。

③非淋菌性尿道炎 non-gonococcal urethritis(NGU)：NGU の約半数は *C. trachomatis* によるもので、性感染症の主要な疾患である。

潜伏期は 1～3 週間で、症状は淋疾に比し軽微である。淋菌との混合感染も多い。男性では前立腺炎や副睾丸炎へ、女性では子宮頸管炎から上行性に子宮内膜炎、卵管炎、骨盤内感染症へと進展し、不妊や子宮外妊娠の原因となる。また、Fitz-Hugh-Curtis 症候群と称される肝周囲炎の約 30％は本菌によるものである。

④新生児クラミジア肺炎：*C. trachomatis* 感染妊婦から産道感染し、生後 1～3 カ月後に発症する間質性肺炎で、発熱はみられないが、経過は遷延することが多い。

⑤性病性リンパ肉芽腫：3 日～3 週間の潜伏期の後、感染部に一過性で無痛性の水疱、丘疹、潰瘍を生じる。次いで鼠径・大腿部リンパ節が腫脹し、有痛性で、軟化して瘻孔を形成し膿汁を排出するようになる。

5　化学療法剤感受性・治療

細胞内寄生性の *Chlamydia* 感染症の治療には、種の如何にかかわらず、テトラサイクリン系薬あるいはマクロライド系薬が第一選択となる。一部の新キノロン系薬も有効である。

再発を防止するために解熱後 1～2 週間連用する。

クラミジア科の要約

菌	棲息部	病原因子	主要病態	治療
Chlamydia pneumoniae	人	ー	急性上気道炎 肺炎 自己免疫疾患*	TCs、MLs
Chlamydia psittaci	人	ー	オウム病； 異型肺炎型 敗血症型	TCs、MLs
Chlamydia trachomatis	人	ー	トラコーマ 非淋菌性尿道炎 新生児肺炎 性病性リンパ肉芽腫	TCs、MLs

*動脈硬化症、気管支喘息、関節炎、皮膚筋炎、サルコイドーシス

第７編

リケッチア科

　本編ではリケッチア科 ***Rickettsiaceae*** の中で人に病原性を有する ***Coxiella***、***Ehrlichia***、***Orientia***、***Rickettsia*** の４属について概説する。

　発疹チフスや発疹熱、日本紅斑熱、恙虫病、**Q** 熱などの病原体である ***Rickettsiaceae*** の諸菌は ***Chlamydia*** と同様に細胞内でのみ増殖する偏性細胞内寄生性の小型の細菌である。

［１］グラム陽性球菌
［２］グラム陰性球菌
［３］グラム陽性桿菌
［４］グラム陰性桿菌
［５］スピロヘータ
［６］クラミジア
［７］リッチケアア科 ***Rickettsiaceae***
　Ⅰ．***Coxiella*** 属
　Ⅱ．***Ehrlicha*** 属
　Ⅲ．***Orientia*** 属
　Ⅳ．***Rickettsia*** 属
［８］マイコプラズマ

Ⅰ. Genus *Coxiella*

Coxiella 属に所属する菌は *Coxiella burnetii* のみである。

A. *Coxiella burnetii**

1 形態・性状

Q熱の病原体である *C. burnetii* は多形性を示す小桿菌で、グラム陰性桿菌類似の細胞壁を有し、リポ多糖体 LPS が存在する。偏性細胞内寄生性であり、宿主細胞の喰胞内で増殖する。芽胞を形成する能力があるので抵抗性が強く、感染の伝播には必ずしも vector を必要としない。

2 疫学

Q熱は世界中に分布する人獣共通感染症の1つで、感染している牛、羊、山羊などの家畜が人への主要な感染源であるが、猫、犬、兎からの感染もある。*C. burnetii* は妊娠している哺乳類の乳腺と子宮に集中する特性があるので、人への伝播は主として感染家畜の乳汁、尿、糞、出産時の胎盤を介して、あるいは血液のエアロゾルや粉塵の吸入で起こる。したがって屠殺業者や獣医その他の感染動物と接触する機会が多い人はQ熱に罹患するリスクが高い。家族内感染や剖検後あるいは輸血後の感染も報告されている。

3 病原因子

C. burnetii の病原因子はいまだ解明されていない。

4 臨床像

C. burnetii 感染によるQ熱（この病名は Query fever 疑問熱の名で初めて報告されたことに由来する）の臨床像はインフルエンザ様、遷延性発熱、肺炎、肝炎、心外膜炎、心筋炎、髄膜脳炎など多彩で、急性型が多いが、稀には慢性型もあり、感染者の約半数は不顕性感染で終わる。

Q熱の潜伏期は2〜3週間、症状は非特異的で発熱、悪寒、激しい前頭部痛、高度の倦怠感、関節痛、筋肉痛などが突然起こる。

慢性型の多くは心内膜炎で、基礎疾患として心弁膜異常や免疫不全、腎不全を有する患者に起こる。

【Memo】　培養陰性の心内膜炎患者では常にQ熱を疑うべきである。

【法規】　Q熱は感染症新法で届け出を要する4類感染症に指定されている。

5　化学療法剤感受性・治療

Q熱の治療には通常 doxycycline 100 mg を1日2回、2週間使用する。キノロン系薬も有効である。

心内膜炎には doxycycline と rifampicin の併用が推奨されている。至適治療期間は未確定で、18カ月〜3年間の長期継続を要するとの見解がある。

Ⅱ. Genus *Ehrlichia*

Ehrlichia 属の中で人に病原性が認められている4種；*Ehrlichia chaffeensis*、*Ehrlichia ewingii*、*Ehrlichia phagocytophilia*、*Ehrlichia sennetsu**（旧名 *Rickettsia sennetsu*）について一括して述べる。

1　形態・性状

Ehrlichia 属は直径約0.5 μm の小さな球状のグラム陰性菌で、宿主の単球や顆粒球などの貪喰細胞内で増殖する**偏性細胞内寄生菌**である。顆粒球内で増殖した菌が充満したファゴゾーム（桑の実状の **morula** と称する封入体）が患者の末梢血塗抹標本で観察される。

【Memo】　*E. sennetsu* は1953年に福田、操らによって発見され、*Rickettsia sennnetsu* と命名されていたものである。

2 疫学

a. *Ehrlichia chaffeensis*

北米とアフリカでみられる *E. chaffeensis* による human monocytotropic ehrlichiosis（HME）の vector はダニ *Amblyomma americanum* で、主要な保菌宿主は鹿であるが、犬も重視されている。患者はダニとの接触歴があり、5〜7月に多発している。

b. *Ehrlichia phagocytophilia*

欧米のライム病発生地域でみられる *E. phagocytophilia* による human granulocytotropic ehrlichiosis（HGE）の保菌宿主は鹿、vector は *Ixsodes scapularis* その他のダニである。年間を通じて発生するが、5〜7月に多発する。

c. *Ehrlichia sennetsu*

西日本、特に中国、四国、九州でみられる腺熱リケッチア症の病原体 *E. sennetsu* の保菌宿主と媒介動物は未だ不明である。人から人への伝播はない。

3 病原因子

Ehrlichia 属の病原因子はいまだ解明されていない。

HME の病原体 *E. shaffeensis* は主として組織中の単核食喰細胞と血中の単核球に感染する。これに対して EGH の病原体 *E. phagocytophilia* は骨髄系細胞に感染する。

4 臨床像

a. Human monocytotropic ehrlichiosis（HME）

8日間の潜伏期の後、*E. chaffeensis* 感染者の約1/3が発症する。臨床像は非特異的で、発熱、頭痛、筋肉痛、倦怠感が主で、稀に消化器症状や皮疹、咳嗽などもみられる。当初はリンパ球減少症を、次いで好中球減少症を呈し、血小板減少症、GOT、GPT の上昇が認められる。重症例もあり、致命率2%程度である。

b. Human granulocytotropic ehrlichinosis（HGE）

4〜8日間の潜伏期の後、*E. phgaocytophilia* 感染者のごく一部のみが発症する。臨床像は HME と同様である。末梢血塗抹標本を入念に観察すると

20〜75%の患者で好中球内に morula を証明できる。

なお、従来は犬の granulocytotropic ehrlichiosis の病原体として報告されていた *Ehrlichia ewingii* が、人にも ehrlichiosis を惹起することが近年明らかになった。

C．腺熱リケッチア症

E. sennetsu による腺熱リケッチア症は従来、**鏡熱**(熊本県)、**日向熱**(宮崎県)などと呼ばれていた地方病の１つである。

18〜19 日の潜伏期の後発症し、発熱、圧痛のある全身性リンパ節腫脹、単核球増加を主徴とする。臨床的には EB virus による伝染性単核球症と類似し、末梢血中のリンパ球増加と異形リンパ球の出現が認められる。予後は良好で、約１カ月で回復する。

5 化学療法剤感受性・治療

Ehrlichia 感染症の治療にはテトラサイクリン系薬、中でも doxycycline が有効である。妊婦には rifampicin が推奨されている。

Ⅲ. Genus *Orientia*

Orientia 属に所属する菌は恙虫病の病原体 *Orientia tsutsugamushi* のみである。

A. *Orientia tsutsugamushi***
(旧名 *Rickettsia tsutsugamushi*)

1 形態・性状

O. tsutsugamushi は従来 *Rickettsia* 属に含まれていたが、細胞壁に peptidoglycan や LPS がないことから *Orientia* 属として独立した。小さな**偏性細胞内寄生菌**である。

2 疫学

恙虫病はアジア、オーストラリア、太平洋諸島に分布している。日本ではかつて秋田、山形、新潟 3 県の河川流域で比較的重症の**古典型恙虫病**が発生していたが、近年は北海道と沖縄県を除く日本全国で**新型恙虫病**がみられるようになっている。

日本における古典型は vector であるアカツツガムシ *Leptotrombidium akamushi*（ダニの一種）が初夏に孵化して幼虫が吸血するので、7〜8 月に多発する。東南アジアでは草原熱 scrub typhus と呼ばれ、vector は *Leptotrombidium deliense* である。

新型は vector のフトゲツツガムシ *Leptotrombidium scutellare* とタテツツガムシ *Leptotrombidium pallidum* が初秋に孵化して吸血するので、秋〜冬に多発し、寒冷地では 4〜5 月頃にも発生する。

なお、これらのツツガムシは *O. tsutsugamushi* の vector であるばかりでなく reservoir でもある。

3 病原因子

O. tsutsugamushi の病原因子はいまだ解明されていない。

4 臨床像

恙虫病は軽症で自然治癒するものから致命的なものまでさまざまである。

潜伏期は通常 8-10 日で、発熱、頭痛、関節痛、咳嗽、消化器症状などで突然発症する。ツツガムシの**刺し口**は診断的価値があり、周囲に発赤を伴った直径約 1 cm の黒色痂皮として、腹部や陰部など皮膚が軟らかい部位に認められる。古典型では所属リンパ節腫脹や、躯幹に出現し全身に及ぶ斑丘疹もしばしばみられる。

重症例では脳炎や間質性肺炎などが起こり、DIC で死亡することもある。致命率は日本では地域差があり 10〜40％と報告されている。

【法規】　恙虫病は感染症新法で届け出が必要な 4 類感染症に指定されている。

5 化学療法剤感受性・治療

恙虫病の治療にはテトラサイクリン系薬が第1選択薬であり、劇的に奏功する。小児や妊婦には rifampicin、ciprofloxacin が用いられている。

Ⅳ. Genus *Rickettsia*

Rickettsia 属には発疹チフスの病原体である *Rickettsia prowazekii* や日本紅斑熱の病原体 *Rickettsia japonica** など12種が記載されている(表7-1)。

表7-1. ***Rickettsia* 属**

Rickettsia africae
Rickettsia akari
Rickettsia australis
Rickettsia conorii
Rickettsia felis
Rickettsia honei
Rickettsia japonica
Rickettsia prowazekii
Rickettsia rickettsii
Rickettsia sibirica
Rickettsia slovaca
Rickettsia typhi

1 形態・性状

Rickettsia 属は多形性を示す小型の球桿菌〜短桿菌で、細胞壁に peptidoglycan や LPS が存在し、細胞壁表面には莢膜様物質がある。宿主細胞内でのみ増殖可能な偏性細胞内寄生菌である。

2 疫学

a. 発疹チフス群

①*R. prowazekii* 感染による発疹チフスは貧困、戦争、飢饉あるいは難民

キャンプや刑務所など衛生状態が悪い環境で、reservoir である *R. prowazekii* 既感染者から、vector であるコロモジラミ *Pediculus humanus* によって媒介される。人は感染シラミが吸血する際に排泄した大量の *R. prowazekii* を含む糞便で汚染された皮膚を掻くことによって傷口から感染する。なお、米国ではムササビ蚤による感染も報告されている。

発疹チフスは近年、日本には存在しないが、1997 年以後も Burundi や Russia、Algeria、Peru で発生している。

②*R. typhi* による発疹熱は reservoir である野生ラット（*Rattus rattus* と *Rattus norvegicus*）に寄生するノミ（*Xenopsylla cheopis*）が vector となって人が感染する。人は主として病原菌を含むノミの糞便で汚染された皮膚の掻き傷から感染する。稀にはノミの刺咬自体あるいはエアロゾル化したノミの

表 7-2．紅斑熱群の疫学

疾患	病原菌	媒介動物	保菌宿主	発生地域
日本紅斑熱	*R. japonica*	マダニ	?	日本、東南アジア
ロッキー山紅斑熱	*R. rickettsii*	マダニ	齧歯類、犬	北・中・南米
Boutonneuse fever*	*R. conorii*	マダニ	齧歯類、犬	南欧、南・西・中央アジア・地中海黒海沿岸、アフリカ
シベリアマダニチフス	*R. sibirica*	マダニ	齧歯類	シベリア、中国蒙古、パキスタン
クイーンズランドマダニチフス	*R. australis*	マダニ	齧歯類 有袋類	オーストラリア
フリンダース島紅斑熱	*R. honei*	マダニ	?	フリンダース島
アフリカダニ咬熱	*R. africae*	マダニ	?	アフリカ、カリブ諸島
異型ライム病	*R. slovaca*	マダニ	?	フランス
リケッチア痘瘡	*R. akari*	ダニ	イエネズミ	北米、南欧 南アフリカ、韓国 ウクライナ スロベニア

*地中海紅斑熱、マルセーユ熱、ケニアダニチフス、インドダニチフス

糞便の吸入によっても感染する。

発疹熱は世界的な人獣共通感染症であるが、主として北米と南米で夏から秋にかけて多発している。

③*Rickettsia felis* による人の murine typhus が近年北米で報告されている。コモリネズミが reservoir で、猫ノミ *Ctenocephalides felis* が vector である。

b．紅斑熱群

各種の *Rickettsia* による紅斑熱が世界各地に存在しており、種々の疾患名で呼ばれている。これらの疫学的事項を表 7-2 に示す。

日本紅斑熱は西日本を中心にかなり広範囲に存在している。

3 病原因子

Rickettsia 属の病原因子はほとんど解明されていない。

R. rickettsii は rOmpA と rOmpB と称する蛋白を有し、前者によって宿主の内皮細胞に付着することが判明している。

4 臨床像

a．発疹チフス群

①発疹チフス epidemic typhus：1〜2 週間の潜伏期の後、発熱、激しい頭痛、筋肉痛などで突然発症し、発症後 5 日以内に皮疹を顔面と手掌、足の裏を除く全身に生じる。咳嗽や羞明、眼痛、錯乱、昏睡もしばしばみられる。致命率は無治療では 7〜40%；加齢とともに高くなる。

【法規】　発疹チフスは感染症新法で届け出が必要な 4 類感染症に指定されている。

②Brill-Zinsser 病：過去に発疹チフスに罹患した人の体内に潜伏していた *R. prowazekii* が 10〜20 年後に再燃したものである。軽症で発疹は稀であり、経過は短く、致命率は低い。しかし本病患者は新たな発疹チフス流行の感染源となる。

③発疹熱：6〜14 日の潜伏期の後、悪寒、発熱で突然発症する。病初期には悪心、嘔吐もある。皮疹を生じる頻度は低いが、間質性肺炎による乾性咳嗽が比較的多い。概して発疹チフスより軽症で、病期も短く、致命率は 1%以下である。

b．紅斑熱群

①日本紅斑熱（東洋紅斑熱）：潜伏期は2〜10日で、悪寒、発熱、頭痛で急激に発症する。露出部の皮膚にマダニの刺し口が認められる。小さな紅斑が四肢末端から全身に拡がり、出血性になりやすい。肝機能障害が認められる。

【法規】　日本紅斑熱は感染症新法で4類感染症に指定されているので届け出が必要である。

②ロッキー山紅斑熱：本症は *Rickettsia* 感染症の中で最も重症である。潜伏期は2〜14日で、発熱、悪寒、激しい頭痛と筋肉痛で突然発症する。皮疹が急速に全身に拡がり、しばしば出血性となる。中枢神経障害や間質性肺炎、消化器障害、肝・腎障害も起こる。致命率は6%から70%にも達すると報告されている。

③Boutonneuse fever：本症は発生地帯によってMediterranean spotted fever 地中海紅斑熱、Kenya tick typhus、Indian tick typhus、Israeli spotted fever、Astrakhan spotted fever、Marseilles fever など異なった名称で呼ばれている。高熱と皮疹、ダニ咬傷部の痂皮が特徴的である。糖尿病やアルコール中毒、心不全を基礎疾患として有する患者では重症化し、致命率が50%に達する。

④リケッチア痘瘡：10日の潜伏期中に、ダニ咬傷部に生じた丘疹の中心が水疱化し、紅暈を伴った直系1〜2.5 cmの黒色痂皮となり、所属リンパ節が腫脹するが、患者は気づかぬことが多い。悪寒、発熱、頭痛、筋肉痛、倦怠感で発症する。2〜6日後に斑状の皮疹が出現し、丘疹、水疱、痂皮となる。本症は致命的ではない。

5　化学療法剤感受性・治療

すべての *Rickettsia* 感染症に対してテトラサイクリン系薬が著効を示す。通常はdoxycyclineを1〜2週間使用するが、妊婦や小児にはchloramphenicolやciprofloxacinを代用する。

なお、細胞内寄生性の *Rickettsia* に対しては β-ラクタム系薬とアミノグリコシド系薬は無効である。

リケッチア科の要約

菌	棲息部	病原因子	主要病態	治療
Coxiella burnetii	家畜、犬、猫、兎	—	Q熱	TCs
Ehrlichia sennetsu	R：不明、V：不明	—	腺熱	TCs
Orientia tsutsugamushi	R、V：ツツガムシ	—	恙虫病	TCs
Rickettsia prowazekii	R：既感染者 V：シラミ	—	発疹チフス	TCs
Rickettsia japonica	V：マダニ	—	日本紅斑熱	TCs

R：reservoir 保菌宿主、V：vector 媒介動物

第 8 編

マイコプラズマ科

人や動物から分離されるマイコプラズマ科 ***Mycoplasmataceae*** には ***Mycoplasma*** 属と ***Ureaplasma*** 属がある。

Ⅰ. Genus *Mycoplasma*

人から分離される *Mycoplasma* 属には 14 種が記載されている(表 8-1)。

Mycoplasma 属は自己の代謝により人工培地で増殖し得る最小の微生物(150〜250 nm)である。*Mycoplasma* 属は**細胞壁を欠く**ので、多形性を示し、グラム染色では染まらず、**β-lactam 薬の影響を受けない**。通性嫌気性で、人工培地上の集落は 0.1〜0.2 mm と小さく、顕微鏡で観察すると、目玉焼き状を呈する。例外的に *M. pneumoniae* の集落は桑実状である。増殖速度は通常の細菌よりも遅く、generation time は 1〜9 時間である。

Mycoplasma 属は in vivo では細胞外寄生菌として感染症を惹起するが、**細胞内で生存する能力もあり**、有効な化学療法によって臨床症状が改善した後も数週間にわたって臨床材料から分離可能である。

なお、*Mycoplasma* 属は組織培養細胞のありふれた汚染菌であり、しかも根絶が困難であることが知られている。

表 8-1. *Mycoplasma* 属

菌　名	旧名・異名
Mycoplasma buccale	
Mycoplasma faucium	
Mycoplasma fermentans	*Mycoplasma incognitus*
Mycoplasma genitalium	
Mycoplasma hominis	
Mycoplasma lipophilum	
Mycoplasma orale	
Mycoplasma penetrans	
Mycoplasma pirum	
Mycoplasma pneumoniae	Eaton's agent PPLO*
Mycoplasma primatum	
Mycoplasma salivarium	
Mycoplasma spermatophilum	

*Pleuropneumonia-like organism

A. *Mycoplasma pneumoniae***

1 形態・性状

M. pneumoniae は 10×200 nm の短桿菌で、好気環境を好み、エネルギー源としてブドウ糖を発酵し、酸を産生する。6 時間以上の分裂時間をかけて 2 分裂で増殖する。

2 疫学

M. pneumoniae の宿主は人のみである。

M. pneumoniae による呼吸器感染症は世界中で高頻度に起こっている。毎年 1,000 人に 1 人が *Mycoplasma* 肺炎に罹患し、肺炎以外の呼吸器感染症はその 10〜20 倍多いとの疫学的調査報告がある。

罹患率が最も高い年齢層は 5〜20 歳である。*Mycoplasma* 肺炎は高齢になるに従って少なくなるが、全年齢層で起こり、新生児では重症となることがある。

【Memo】　高齢者では *M. pneumoniae* 肺炎は起こらないと断言する呼吸器専門医が存在するが、これを信用してはならない。筆者は高齢者の *M. pneumoniae* 肺炎を治療した経験がある。

大多数の *M. pneumoniae* による呼吸器感染症は散発的に、あるいは家族内で発生する。自衛隊の兵舎や全寮制学校などの閉鎖的集団では肺炎の小流行が起こる。散発例では季節的変動はほとんどみられない。

M. pneumoniae 感染症は経気道感染すなわち咳嗽時に飛散する気道分泌液のエアロゾル吸入によって起こる。感染成立には多量の菌数が必要であり、成人の *M. pneumoniae* 感染症は患児との接触によるものが多い。

3 病原因子

M. pneumoniae の病原因子はいまだ十分には解明されていないが、上皮細胞への付着に関与する細胞小器官（P 1）を有し、溶血作用がある過酸化水素を産生することが明らかにされている。

Mycoplasma は T-cell と B-cell の活性化因子として作用し、*M. pneumoniae* は granulocyte-macrophage colony-stimulating factor や

interferon などの cytokine 誘導能を有する。

Mycoplasma 感染で生じる寒冷凝集素は oligoclonal IgM 抗体であり、溶血や Raynaud 現象、四肢の毛細血管閉塞、慢性腎不全との関連が指摘されている。この寒冷凝集素は、他の IgM 抗体と同様に、発病初期(7〜10日)に出現し、2〜3週頃ピークに達し、2〜3カ月間持続する。

4 臨床像

a. 呼吸器感染症

M. pneumoniae 感染症は3歳以下の小児では主として上気道感染症が起こるのに対して、5〜20歳では気管支炎と肺炎が起こる傾向があり、高齢者では肺炎が比較的多い。

2〜3週間の潜伏期の後、潜行性に発症する。感染者の5〜10%が気管支炎〜肺炎に進展し、頭痛と咳嗽が顕著で患者を苦しませる。喀痰は少なく非膿性で、発熱も軽い。この *M. pneumoniae* 肺炎はX線所見に比して聴診所見は軽微で、"walking pneumonia"と例えられる如く概して軽症である。しかし免疫能正常な若年成人の電撃的致死例も報告されている。

b. 肺外病変

M. pneumoniae 感染に関連した広範囲の肺外病変が知られている。

①**皮膚病変**：*M. pneumoniae* 感染者の7%、特に若年男性で、皮膚粘膜接合部に多形紅斑(Stevens-Johnson 症候群)がみられたとの報告がある。

②**心病変**：*M. pneumoniae* 感染に関連した伝導異常を伴う心筋炎や心外膜炎などの報告が皮膚病変に次いで多い。

③**中枢神経系病変**：*M. pneumoniae* 感染に関連した中枢神経系異常として脳炎、小脳失調症、Guillain-Barré 症候群、横断性脊髄炎、末梢神経障害などがある。

④**血液学的異常**：溶血性貧血や凝固傷害が知られている。鎌状赤血球貧血患者では肺炎が重症化しやすく、寒冷凝集素価が著しく高いと指の壊死が起こることもある。

5 化学療法剤感受性・治療

M. pneumoniae 肺炎は多くの場合自然治癒し、致命的にはならないが、適切な化学療法は病期を著しく短縮させ、咳嗽を軽減し、喀痰中の *Mycoplasma* 量を減少させるので接触者への伝播軽減に貢献する。

In vitro で *M. pneumoniae* に抗菌活性が強い薬剤は erythromycin、azithromycin、clarithromycin などのマクロライド系薬、ciprofloxacin、levofloxacin、sparfloxacin などの新キノロン系薬、tetracycline、doxycycline などのテトラサイクリン系薬である。

細胞壁を有しない *M. pneumoniae* に対しては、細胞壁合成阻害を作用機序とする β-lactam 薬は無効である。

M. pneumoniae による呼吸器感染症に対する化学療法の期間は 10〜14 日間が妥当である。

B. その他の *Mycoplasma* 属

Mycoplasma genitalium は培養困難であるが、PCR 法による検索により病原的意義が次第に明らかになりつつある。本菌は性的接触で伝播する非淋菌性尿道炎の病原菌の一員と認められており、子宮頸管炎との関連も指摘されている。

Mycoplasma hominis は後述の *Ureaplasma urealyticum* とともに性器で最も優勢な *Mycoplasma* である。産婦人科受診患者の 20〜50%から検出されているが、男性性器への定着率はこれよりやや低い。思春期後、性的接触によって定着し、細菌性腟症や性感染症としての子宮頸管炎、骨盤内感染症、産褥熱、流産・死産、腎盂腎炎との関連が強く疑われている。*M. hominis* はまた、開胸術後の胸骨感染巣や人工弁・人工関節の感染巣から検出され、分娩後発熱患者の血液から純培養状に分離されることもある。免疫不全者では *M. hominis* による関節炎や骨髄炎、腹膜炎、菌血症が、新生児では髄膜炎や脳膿瘍が報告されている。

Mycoplasma fermentans は 20%以上の成人の気道と性器に定着しているが、病原性を示す確証はいまだない。

M. genitalium と *M. hominis* は doxycycline などのテトラサイクリン系薬に感性である。

Ⅱ. Genus *Ureaplasma*

Ureaplasma は非常に小さな集落(直径 15〜60 μm)を形成するので、初めはT strains あるいはT mycoplasmas(tiny のT)と呼ばれていた。今日 *Ureaplasma* 属には5種が知られている(表 8-2)が、ここでは人から分離される *Ureaplasma urealyticum* のみについて概説する。

表 8-2. ***Ureaplasma* 属**

Ureaplasma cati
Urealyticum diversum
Ureaplasma felinum
Ureaplasma gallorale
Ureaplasma urealyticum

A. *Ureaplasma urealyticum*

1 形態・性状

U. urealyticum は直径 330 nm 以下の球〜球桿菌状、グラム陰性で、嫌気環境を好む。ウレアーゼ活性が強く、尿素を分解してアンモニアを産生する。

2 疫学

U. urealyticum は性経験がある無症状の成人の性器から *M. hominis* よりも高率に分離される。

3 病原因子

U. urealyticum の病原因子はいまだ不明である。

4 臨床像

U. urealyticum は *C. trachomatis* ほど高頻度ではないが、*M. genitalium* と並んで性感染症の1つである非淋菌性尿道炎の病原菌の一員である。本菌はまた細菌性腟症や子宮頸管炎、尿道・前立腺炎、副睾丸炎、不妊症、流・

死産、関節炎、Reiter 症候群などとの関連も指摘されている。

未熟児では *U. urealyticum* が肺炎や慢性肺疾患を起こすことが知られている。

5 化学療法剤感受性・治療

U. urealyticum はテトラサイクリン系薬(TCs)、erythromycin、chloramphenicol、アミノグリコシド系薬に感性である。TCs 耐性株には erythromycin が有効である。

マイコプラズマ科の要約

菌	棲息部	病原因子	病態	治療
Mycoplasma pneumoniae	気道	(過酸化水素) (寒冷凝集素)	肺炎 気管支炎 上気道炎	MLs、TCs、NQs
Ureaplasma urealyticum	性器	—	非淋菌性尿道炎	TCs、MLs

付録1　常在菌叢

人の皮膚・粘膜には常在菌叢 indigenous flora を構成する微生物が多数常在している。特に皮膚、口腔、鼻咽頭、下部消化管、下部尿道、腟には 400 種以上の細菌が常在し活発に増殖しており、これらの大部分は偏性嫌気性菌である。空気に絶えず曝されている皮膚、口腔、鼻咽頭において偏性嫌気性菌が生存し、かつ増殖できるのは、共存している通性嫌気性菌が酸素を消費すること、歯肉溝、扁桃腺窩、毛嚢など空気から比較的遮断された部位に定住していることなどによる。

常在菌叢を構成している微生物は通常、宿主に対して無害であるばかりでなく、有益でさえある。すなわち、常在菌は外来性病原菌を殺すバクテリオシンや病原菌に有害な代謝産物を産生し、pH を低下させ、栄養素を消費することなどによって、非常在性病原菌の定着の障壁となっている。

一方、常在菌の中には、皮膚・粘膜の破綻によって本来無菌的な部位に侵入すると、増殖して種々の内因感染症を惹起するものも少なくない。また、広域抗菌薬の長期連用によって常在菌叢が乱れると、MRSA や *Clostridium difficile* などが異常に増殖して重篤な菌交替症を続発するに至る。

人の粘膜面には嫌気性菌が好気性菌の 1,000 倍以上多く常在している。健康成人の常在菌叢を構成している主要な菌種と菌数の概要を表示する。内因感染症の病原菌を推定し、あるいは検査成績を正しく評価するには常在菌叢に関する十分な知識が不可欠であることを強調しておきたい。

表．健康成人の常在菌叢

菌　　種	皮膚	口腔	大腸・糞便	腟
Staphylococcus epidermidis	＋ $10^{2\sim6}/cm^2$	＋	＋	＋
Staphylococcus aureus	±	＋	＋	±
Streptococcus mitis	±	＋ $10^{6\sim8}/ml$	＋	±
Enterococcus faecalis		±	＋ $10^{3\sim8}/g$	＋
Peptostreptococcus spp.	±	＋ $10^{7\sim8}/ml$	卄 $10^{3\sim10}/g$	卄
Neisseria spp.		＋ $10^{5\sim7}/ml$		＋
Veillonella spp.		＋ $10^{7\sim8}/ml$	＋	＋
Lactobacillus spp.		＋	±	卄
aerobic *Corynebacterium* spp.	＋ $10^{5}/cm^2$	＋	±	＋
Propionibacterium spp.	± $10^{3\sim6}/cm^2$	＋	＋ $10^{4\sim9}/g$	＋
Clostridium perfringens etc.		±	＋ $10^{1\sim8}/g$	±
Bifidobacterium bifidum		＋	卄 $10^{7\sim11}/g$	±
Actinomyces israelii, etc.		＋	±	±
Eubacterium spp.	±	＋	卄 $10^{9\sim11}/g$	±
Escherichia coli		±	＋ $10^{5\sim8}/g$	＋
Klebsiella spp.		＋	＋	
Pseudomonas aeruginosa		±	±	
Haemophilus influenzae, etc.		＋		
Prevotella spp. ＋***Porphyromonas*** spp.		卄 $10^{8\sim9}/g$	＋	±
Bacteroides fragilis group		±	卄 $10^{9\sim12}/g$	±
Fusobacterium spp.		＋ $10^{6\sim7}/g$	±	±

±：60％以下　＋：通常存在　卄：極めて多数
太字：嫌気性菌

付録2 細胞内寄生菌

化学療法剤を合理的に選択するには、治療の目的とする病原菌が細胞内寄生菌であるか否かを区別することが極めて重要である。なぜなら、ペニシリン系薬とセフェム系薬は in vitro で抗菌活性を示しても、細胞内移行性が悪いので、原則として細胞内寄生菌に対しては臨床的に無効である。

著者は従来からこの点を逆用して、不明熱として紹介された患者の診断にあたって、病歴や身体所見とともに治療歴を詳細に調べて、ペニシリン系・セフェム系薬無効例ではまず細胞内寄生菌の感染を疑って検索して成果を上げてきた。

菌	疾患
Bartonella spp.	猫ひっかき病など
Brucella spp.	ブルセラ症
Calymmatobacterium granulomatis	鼠径肉芽腫
Francisella tularensis	野兎病
Legionella pneumophila	レジオネラ症
Listeria monocytogenes	リステリア症
Mycobacterium tuberculosis	結核
Mycobacterium avium complex	非結核性抗酸菌症
Mycobacterium leprae	らい
Salmonella spp.	腸チフス、食中毒など
Yersinia pestis	ペスト
Chlamydia spp.	オウム病など
Coxiella burnetii	Q 熱
Ehrlichia spp.	腺熱リケッチア症など
Orientia tsutsugamushi	恙虫病
Rickettsia spp.	日本紅斑熱、発疹チフス

付録3　主要な化学療法剤の略語一覧表
（日本化学療法学会制定）

略語	一般名
PCs	ペニシリン系
	penicillins
PCG	benzylpenicillin
	(penicillin G)
MCIPC	cloxacillin
ABPC	ampicillin
AMPC	amoxicillin
CEPs	セファロスポリン系
	cephalosporins
CEZ	cefazolin
CTM	cefotiam
CTX	cefotaxime
CZX	ceftizoxime
CAZ	ceftazidime
CTRX	ceftriaxone
	セファマイシン系
	cephamycins
CFX	cefoxitin
CMZ	cefmetazole
	オキサセフェム系
	oxacephems
LMOX	latamoxef
FMOX	flomoxef
	カルバペネム系
	cerbapenems
IPM/CS	imipenem/cilastatin
	モノバクタム系
	monobactams
AZT	aztreonam
	β-ラクタマーゼ・インヒビター
	β-lactamase inhibitors
CVA	clavulanic acid
SBT	sulbactam
TAZ	tazobactam
AGs	アミノグリコシド系
	aminoglycosides
SM	streptomycin
KM	kanamycin
GM	gentamicin
TOB	tobramycin
AMK	amikacin
ABK	arbekacin
MLs	マクロライド系
	macrolides
EM	erythromycin
CAM	clarithromycin
AZM	azithromycin
	リンコマイシン系
	lincomycins
CLDM	clindamycin
TCs	テトラサイクリン系
	tetracyclines
TC	tetracycline
DOXY	doxycycline
MINO	minocycline
	クロラムフェニコール系
	chloamphenicols
CP	chloramphenicol
N-QLs*	新-キノロン系
	new-quinolones
NFLX	norfloxacin
OFLX	ofloxacin
CPFX	ciprofloxacin
TFLX	tosufloxacin
LVFX	levofloxacin
GFLX	gatifloxacin
	ポリペプチド系
	polypeptides
CL	colistin
VCM	vancomycin
TEIC	teicoplanin
	その他
FOM	fosfomycin
ST	sulfamethoxazole-trimethoprim

*著者の創作

付録 4　感染症新法で届け出が規定されている感染症

	細菌	ウイルス、原虫など
1 類感染症	ペスト	エボラ出血熱 クリミア・コンゴ出血熱 マールブルグ病 ラッサ熱
2 類感染症	コレラ 細菌性赤痢 ジフテリア 腸チフス パラチフス	急性灰白髄炎
3 類感染症	腸管出血性大腸菌感染症	
4 類感染症*	オウム病 回帰熱 Q 熱 劇症型溶血性レンサ球菌感染症 髄膜炎菌性髄膜炎 炭疽 ツツガムシ病 日本紅斑熱 乳児ボツリヌス症 梅毒 破傷風 バンコマイシン耐性腸球菌感染症 ブルセラ症 発疹チフス ライム病 レジオネラ症	アメーバ赤痢 エキノコックス症 急性ウイルス性肝炎 黄熱 狂犬病 クリプトスポリジウム症 クロイツフェルト・ヤコブ病 後天性免疫不全症候群 コクシジオイデス症 ジアルジア症 腎症候性出血熱 先天性風疹症候群 デング熱 日本脳炎 ハンタウイルス肺症候群 B ウイルス病 マラリア

*これら以外に定点把握の対象となる 28 疾患が指定されている。

付録5　参考図書

本書ではもの足りずさらに詳しく知りたい読者、あるいは本書の記述では理解しにくい読者などのために、読む価値が大な図書を厳選して4点だけ紹介する：

1）**Harrison's Principles of Internal Medicine. Braunwald E, et al. ed. 15th ed. 2001, McGraw-Hill, New York.**

疫学、病原因子、病因論に関する記述が、和洋を問わず他の多くの微生物学、細菌学あるいは感染症の教科書よりも臨床的でありかつ充実している。なお、執筆者が交代している項目では旧版の方が優れていることもある。

2）**Mandell, Douglas, and Bennett's Principles and Practice of Infectious Diseases. 5th ed. 2000, Churchill Livingstone, Philadelphia.**

2巻からなる本書は感染症について深く知りたい読者に好適である。Vol. 1 に Principles と Syndrome が、Vol. 2 に Microbes と Problems が詳述されている。

3）**Medical Microbiology. Greenwood D, et al. ed. 16th ed. 2002, Churchill Livingstone, Edinburgh.**

1925年初版の長い歴史がある秀著である。臨床医向きの内容が充実しており、記述が簡潔で読みやすい。

4）**Medical Microbiology & Immunology. Levison W & Jawetz E. 7th ed. 2002, Lange Medical Books/McGraw-Hill, New York.**

主要菌の概要が簡潔にまとめてあり、受験前の復習に好適である。

あとがき

執筆にあたり、検査法の項目を設けるべきか否か、熟慮の末断念した。臨床検査の中で、細菌検査の能力・レベルほど施設間の格差が大きいものはない。すべてを外注している施設、あるいは好気培養のみ行っている病院から、嫌気培養を含む高度な分離・同定検査まで行っている病院までさまざまであり、標準的な検査法を規定することは容易ではないし現実的でもない。そこで、検査に関しては特別な配慮を要する点についてのみ Memo の欄で注意を喚起するに止めた。検査を依頼しても、簡易・迅速検査以外の結果が得られるまでにはかなりの日時を要するのが常である。したがって臨床の現場では病歴や疫学的事項、病態などから病原菌を推定して合理的な empiric therapy を開始することが最も肝要である。

本書に登場する細菌の臨床的重要度を表すために、菌名の右肩に＊印を付したものがある；＊＊は極めて重要な菌、＊は重要な菌を示す。有効に利用して頂ければ幸いである。

感染症に限らず比較的珍しい疾患・症候群を診断するには、幅広い知識とともに系統的な思考能力が必要である。臨床像の最後に、周知の菌による稀な病態を列挙した所以はここにある。因みに著者はこれまでに *Clostridium difficile* による菌血症や *Salmonella* による臀部膿瘍、赤痢菌による外陰腟炎、犬による猫ひっかき病などを経験している。

「敵を知り　己を知れば　百戦危うからず」　孫子

この格言は正しく感染症の治療にも当てはまる；感染症の敵である病原微生物の特性、疫学、病原因子、化学療法剤感受性などを熟知したうえで、自分の能力すなわち武器として使用する化学療法剤の抗菌スペクトル、病巣移行性、作用機序、副作用などを考慮して最適の薬剤を使用すれば、感染症の治療に成功する確率は極めて高くなる。

狩猟の名人が獲物をライフル銃で狙撃して一発の弾丸で仕留めるように、

感染症の治療においても狭域スペクトルの化学療法剤で治癒させる醍醐味を味わって頂きたい。狩りの素人が盲目的に散弾銃を連発するに等しい広域化学療法剤大量・長期使用の是正を切に願う次第である。

科学・医療技術の進歩に伴う感染症の変貌は急である。今後、改版の機会を与えられれば日進月歩の医学に対応するとともに、諸兄の御指摘を頂きながら不備を補っていきたい。

最後に、長年にわたり臨床細菌学・感染症の分野で二人三脚の相手を務めて頂いた山口県立中央病院中央検査部細菌検査室主任・国広誠子氏と、センス溢れるイラストを描いて下さった国立感染症研究所細菌第2部・加藤はる先生、ならびに本書の出版に多大の御尽力を下さった永井書店東京店編集長・高山静氏と制作担当・山本美恵子氏に深く感謝する。

中村　功

索 引

頁のあとの t は表中記載、s は要約表中記載

欧文索引

A

α-毒素……96
Abiotrophia 属……13
A. adiacens……13, 38s
A. defectiva……13
A. elegans……13
Achromobacter 属……164
A. piechaudii……165
A. xylosoxidans ssp. *denitrificans*……165
A. xylosoxidans……182s
A. xylosoxidans ssp. *xylosoxidans*……164
Acinetobacter 属……165, 180
A. baumannii……167, 182s
A. calcoaceticus……167
A. haemolyticus……166t
A. johnsonii……166t
A. junii……166t
A. lwoffi……167
A. radioresistens……166t
Act A……78
actinobacillin……185
Actinobacillus 属……184
A. actinomycetemcomitans……103, 184
A. equuli……186
A. hominis……186
A. lignieresii……186
A. suis……186
A. ureae……186
Actinomyces 属……102
A. israelii*……**102**, 114s
A. meyeri……102
A. naeslundii……102
A. odontolyticus……102
A. viscosus……102
actinomycosis……102
adenylate cyclase toxin……192
Aeromonas 属……144
A. allosaccharophila……145t
A. bestiarum……145t
A. caviae……144
A. enteropelogenes……145t
A. hydrophila*……**144**, 154s
A. jandaei……145t
A. media……145t
A. salmonicida……145t
A. schubertii……145t
A. troda……145t
A. veronii biovar *sobria*……144
A. veronii biovar *veronii*……145t
Alcaligenes 属……168
A. faecalis ssp. *faecalis*……168
alkaline phosphatase……41, 196
alkaline protease……176
ampicillin……18, 80
Anaerococcus prevotii……40
arbekacin……9
ASO 抗体……22
Astrakhan spotted fever……271
atypical *Mycobacterium*……84
A 群連鎖球菌……21

B

bacillary angiomatosis (BA)……189
***Bacillus* 属**……**65**
B. anthracis*……**65**
*B. cereus**……65, 68, 70, 89s
B. circulans……70
B. licheniformis……70
B. megaterium……70
B. pumilus……70
B. sphaericus……70
B. subtilis……65, 69, 70
B. thuringiensis……70
bacterial vaginosis (BV)……76
Bacteroides 属……41, 59, 118
Bacteroides fragilis 群……217
B. caccae……218t
*B. distasonis**……224
B. eggerthii……218t
B. fragilis……41, **218**, 235s
B. merdae……218t

*B. ovatus**……224
B. stercoris……218t
*B. thetaiotaomicron**……224
B. uniformis……218t
*B. vulgatus**……224
Bacteroides bivius……229t
Bacteroides corrodens……198, 225
Bacteroides forsythus……225
Bacteroides ureolyticus
……197, 206t, 225, 228
Bartonella 属……186
B. bacilliformis……186
B. clarridgeiae……186
B. henselae**……**186**, 216s
B. quintana……186
Bifidobacterium 属……105, 109
B. adolescentis……105
B. bifidum……105
B. dentium……105
B. infantis……105
Bilophila wadsworthia……234
biofilm……136, 137, 176
Bordetella 属……191
B. bronchiseptica……193
B. hinzii……193
B. holmesii……193
B. parapertussis……193
B. pertussis**……**191**, 216s
B. trematum……193
Borrelia 属……239
B. afzelii……240
B. duttonii……242
B. burgdorferi**……**239**, 251s
B. garinii……240
B. recurrentis……241
Boutonneuse fever……271
Branhamella catarrhalis……55
Brazilian purpuric fever……158
Brill-Zinsseγ 病……270
Brucella 属……193
B. abortus*……**193**
B. canis……193
B. melitensis*……**193**, 216s
B. suis……193
Burkholderia 属……169
B. cepacia*……**169**, 182s
B. mallei……172
B. pseudomallei*……**171**
b 型……156
B 群連鎖球菌……23

C

cag pathogenicity island (cag PaI)
……211
Calymmatobacterium granulomatis
……212
Campylobacter 属……206, 211
C. coli……208
C. concisus……206t
C. curvus……206t
C. doylei……208
C. fetus*……**206**, 208
C. gracilis……206t, 234
C. hyointestinalis……208
C. jejuni**……**206**, 208, 216s
C. lari……208
C. mucosalis……206t
C. pyloridis……210t, 210
C. rectus……206t, 234
C. showae……206t
C. sputorum spp. *sputorum*……209
C. upsaliensis……208
C. ureolyticus……206t
caogulase-negative staphylococci
(CNS)……9
Capnocytophaga 属……195
Capnocytophaga……103
C. canimorsus……197
C. cynodegmi……197
C. gingivalis*……**195**
C. ochracea*……**195**, 216s
C. sputigena*……**195**
Cardiobacterium hominis……213
Carrion 病……190
cat scratch disease (CSD)……187
catalase……211
cefazolin……8
cefotaxime……53
ceftriaxone……53
Chlamydia 属……255
C. pneumoniae**……204, **255**, 259s
C. psittaci**……**255**, 259s
C. trachomatis**……**255**, 259s
cholera toxin (CT)……150
chondroitin sulfatase
……30, 220, 227, 230
Chryseobacterium 属……173
C. gleum……173

C. indologenes……173
C. meningosepticum *……**173**, 182s
ciprofloxacin……67
Citrobacter 属……130
Citrobacter……121
C. amalonaticus……130
C. freundii *……130
C. koseri……130
clindamycin……23
***Clostridium* 属**……41, **90**
C. baratii……91, 101
C. bifermentans……101
C. botulinum *……**91**, 114s
C. butyricum……91, 101
C. difficile **……**93**, 114s
C. novyi……101
C. paraperfringens……101
C. perfringens **……**95**, 114s
C. ramosum……101
C. septicum……98
C. sordellii……101
C. sphenoides……101
C. sporogenes……101
C. tertium……101
C. tetani *……**99**, 114s
coaggregation……233
coagulase……139
collagenase……41, 96, 185, 227
condyloma latum……248
cord factor……82
Corynebacterium 属……71
C. amycolatum……75
C. diphtheriae *……**72**
C. jeikeium……75
C. minutissimum……74
C. pseudodiphthericum……75
C. pseudotuberculosis……74
C. striatum……74
C. ulcerans……74
C. urealyticum……75
C. xerosis……74
Coxiella 属……263
C. burnetii *……**263**, 272s
Cyprus 熱……193
cystein proteinase……227
cytotoxin……94

D

deoxyribonuclease……30, 96, 98
Desulfomonas pigra……234
dextran……35
Dialister pneumosintes……234
diamino-diphenyl sulfone (DDS)……86
diffusely adherent *E. coli* (DAEC)……122
DNase……22
Döderlein 桿菌……110
Donovan bodies……213
doxycycline……67, 150, 194, 213, 241, 264
DPT 3 種混合ワクチン……74
Druse……104

E

Eaton's agent……275t
E-cadherin……78
ecthyma gangrenosum……170, 177, 180
edema factor (EF)……66
Edwardsiella 属……125
E. hoshinae……125
E. tarda……125
Eggerthella 属……106
E. lentum *……**106**, 114s
Ehrlichia 属……264
E. chaffeensis……264
E. ewingii……264
E. phagocytophilia……264
Ehrlichia sennetsu *……**264**, 272s
ehrlichiosis……240
Eikenella 属……198
E. corrodens *……103, **198**, 216s
El tor 型……149
elastase……170, 176, 180
elementary body (EB)……255
emetic toxin……68
endemic syphilis (bejel)……249
endotoxin……139, 140, 185
Enterococcus 属……14
E. avium……15
E. casseliflavus……15
E. cecorum……15t
E. dispar……15t
E. durans……15
E. faecalis **……**14**, 38s
E. faecium……14
E. flavescens……15t
E. gallinarum……15
E. hirae……16
E. malodoratus……15t

E. mundtii ……15t
E. pseudoavium ……15t
E. raffinosus ……16
E. solitarius ……15t
enteroaggregative *E. coli* (EAggEC) ……122
Enterobacter 属……133
E. aerogenes*……**133**
E. agglomerans ……133
E. cloacae*……**133**
E. gergoviae ……133
E. sakazakii ……133
Enterobacteriaceae ……117
enterohaemorrhagic *E. coli* (EHEC) ……120
enteroinvasive *E. coli* (EIEC) ……122
enteropathogenic *E. coli* (EPEC) ……121
enterotoxigenic *E. coli* (ETEC) ……119
enterotoxin ……5, 94, 96, 145, 220
enterotoxin B ……7, 8
enterotoxin C ……7
enterotoxin F ……5
enterotoxins ……68
epidermolytic toxins ……5
epitheloid angiomatosis ……189
erythema migrans (EM) ……241
erythromycin ……73, 159, 192, 209
***Escherichia* 属**……**118**
E. coli**……**118**
ethambutol (EB) ……83
Eubacterium 属……107, 118
E. brachy ……108
E. combesii ……107t
E. contortum ……108
E. infirmum ……107t
E. lentum ……106
E. limosum ……108
E. minutum ……107t
E. moniliforme ……107t
E. nitritogenes ……107t
E. nodatum ……108
E. saburreum ……107t
E. saphenum ……107t
E. tenue ……107t
E. timidum ……108
E. yurii ……107t
exfoliatin ……5, 7
exoenzyme S ……176
exotoxin A ……176
extended-spectrum β-lactamase (ESBL) ……123, 131
extraintestinal pathogenic strains (ExPEC) ……122

F

F 1 抗原……139
fibrinogenase ……227, 230
fibrinolysin ……139
fibronectin ……34
filopods ……78
Finegoldia magna ……40
Fitz-Hugh-Curtis 症候群……49, 258
Flavobacterium meningosepticum ……173
fosfomycin ……129
Fournier 壊疽……223
frambesia ……249
Francisella 属……199
F. philomiragia ……199
F. tularensis*……**199**, 216s
Fusobacterium 属……41, 228, 232
F. gonidiaformans ……233
F. mortiferum ……233
F. naviforme ……233
F. necrogenes ……233
*F. necrophorum** ……232
F. nucleatum** ……103, 228, **232**, 235s
F. russii ……233
F. varium ……233

G

Gardnerella 属……76
G. vaginalis ……76
gelatinase ……41, 96, 170, 173, 180
Gemella 属……19
G. bergeri ……19
G. haemolysans ……19
G. morbillorum ……19
G. sanguis ……19
gentamicin ……200
Gibraltar 熱……193
gingivian ……227
glanders ……172
glycocalyx ……171
glucan ……35
Guillain-Barré 症候群……208

gumma……248

H

H_2-blocker……78
HACEK 群……159, 184, 198, 202, 214
Haemophilus 属……155
H. aphrophilus……159
H. ducreyi……159
H. haemolyticus……156t
H. influenzae**……79, **156**, 162s, 204
H. influenzae biogroup *aegyptius*……158
H. parahaemolyticus……156t
H. parainfluenzae……159
H. paraphrohilus……159
H. segnis……156t
Hafnia 属……134
H. alvei……134
Hansen's disease……86
hard chancre……248
Haverhill fever……214
Haverhillia multiformis……214
heat shock protein……204
Helicobacter 属……210
H. bizzozeronii……210t
H. canis……210t
H. cinaedi……212
H. fennelliae……212
H. heilmannii……212
H. pullorum……210t
H. pylori**……**211**, 216s
H. rappini……210t
H. westmeadii……210t
hemin (X 因子)……155
hemolysin……96, 98, 136, 170, 192
hemolytic-uremic syndrome (HUS)……120
heparinase……220, 227, 230
hippurate hydrolase……41
HIV 感染……159, 189
human granulocytotropic ehrlichiosis (HGE)……265
human monocytotropic ehrlichiosis (HME)……265
hyaluronidase……22, 30, 96, 98, 220, 227, 230
H 抗原……118

I

IgA protease……48, 51, 157, 196
Indian tick typhus……271
indigenous flora……283
indolent bubo……248
infective endocarditis (IE)……10
intermediate form (IF)……255
intermedilysin……30
internalin……78
isoniazid (INH)……83
Israeli spotted fever……271

J

Jarisch-Herxheimer 反応……243

K

K 1 莢膜抗原……122
Kenya tick typhus……271
Kingella 属……201
K. denitrificans……202
K. kingae……201
K. oralis……202
Klebsiella 属……131
*K. oxytoca**……132
K. pneumoniae**……**131**, 143s
Koch-Weeks bacillus……158

L

Lactobacillus 属……108
L. acidophilus……109
L. brevis……110
L. casei……109
L. catenaforme……110
L. crispatus……109, 110
L. fermentum……109, 110
L. gasseri……109t
L. iners……109t
L. jensenii……109
L. leichmannii……109t
L. oris……109t
L. paracasei……109t
L. paraplantarum……109t
L. plantarum……109
L. rhamnosus……109t
L. salivarius……109t
L. uli……109t
L. vaginalis……109t
lecithinase……68, 96, 98

Legionella 属……202
L. egionella pneumophila** ……**203**, 216s
Legionnaires' disease……205
leprosy……86
Leptospira 属……243
L. borgpetersenii……244t
L. inadai……244t
L. interrogans……251s
L. interrogans serovar *australis* ……246
L. interrogans serovar *autumnalis* ……245
L. interrogans serovar *canicola* ……246
L. interrogans serovar *copenhageni* ……245
L. interrogans serovar *hebdomalis* ……246
L. interrogans **serovar** ***icterohaemorrhagiae***** ……**243**
L. interrogans serovar *pyrogenes* ……246
L. kirschneri……244t
L. noguchii……244t
L. santarosai……244t
L. weilii……244t
leptospirosis……243
Leptotrichia buccalis……234
lethal factor (LF)……66
leukocidin……233
leukotoxin……185
lipase……204
lipooligosaccaride (LOS)……48, 56, 157
lipopolysaccharide (LPS) ……152, 176, 220, 233
Listeria 属……77
L. monocytogenes* ……**77**, 89s
listerolysin O……78
LT……150
Ludwig angina……233
Lyme 病……239

M

Malta 熱……193
Marseilles fever……271
Mediterranean spotted fever……271
melioidosis……171
methicillin resistant *Staphylococcus aureus* (MRSA)……4, 8
methicillin-sensitive *Staphylococcus aureus* (MSSA)……6, 8
metronidazole……95
Mobiluncus 属……110
M. curtisii……110
M. mulieris……110
Moraxella **属**……**55**
M. atlantae……58
M. canis……58
M. catarrhalis**……**55**, 61s, 158, 201
M. lacunata……58
M. nonliquefaciens……58
M. osloensis……58
Morganella 属……137
M. morganii……137
morula……264
murine typhus……270
Mycobacterium **属**……**80**
M. avium……85
M. chelonae……85
M. fortuitum……85
M. gordonae……85
M. intracellulare……85
M. kansasii……84
M. leprae*……**85**
M. marinum……84
M. scrofulaceum……84
M. shimoidei……85
M. simiae……84
M. szulgai……85
M. tuberculosis**……**81**
M. xenopi……85
Mycoplasma 属……275
M. buccale……275t
M. faucium……275t
M. fermentans……278
M. genitalium……278, 279
M. hominis……278
M. lipophilum……275t
M. orale……275t
M. penetrans……275t
M. pirum……275t
M. pneumoniae**……**276**, 281s
M. primatum……275t
M. salivarium……275t
M. spermatophilum……275t
M 蛋白……21

N

NAGヴィブリオ……148
Neisseria 属……41,**47**
　N. cinerea……54
　N. gonorrhoeae**……**47**,61s
　N. lactamica……54
　N. meningitidis**……**50**,61s,79
　N. mucosa……54
　N. sicca……54
　N. subflava……54
　N. weaveri……54
neuraminidase……27,96,221,227,231
Nocardia 属……87
　N. asteroides……87
　N. brasiliensis……87
　N. farcinica……87
　N. nova……87
　N. otitidiscaviarum……87
　N. pseudobrasiliensis……87
　N. transvalensis……87
nicotinamide adenine dinucleotide (V因子)……155
non-agglutinable _Vibrio_……148
non-gonococcal urethritis(NGU)258
non-typable strain……156
Nontuberculous _Mycobacterium_……84
nontypable _H. influenzae_……56,57
nuclease……204

O

O antigen……207
O1型コレラ菌……148
opacity protein(Opa)……49
Orientia 属……266
　O. rientia tsutsugamushi**……**266**,272s
Oroya fever……190
O抗原……118

P

PaP線毛……122
Parinaud症候群……188
Pasteurella 属……159
　P. aerogenes……159t
　P. bettyae……160
　P. canis……160
　P. dagmatis……160
　P. gallinarum……159t
　P. haemolytica……160
　P. multocida ssp. _gallicida_……159t
　P. multocida ssp. _multocida_*……**160**,162s
　P. multocida ssp. _septica_……160
　P. pneumotropica……159t
　P. stomatis……160
　P. tularensis……199
PCR法……244
peliosis hepais……189
penicillin G(PCG) 8,14,18,23,26,27,36,53,67,73,92, 98,101,104,110,215,249,250
penicillin intermediately resistant _S. pneumoniae_ (PISP)……27
penicillin resistant _S. pneumoniae_ (PRSP)……27
penicillin susceptible _S. pneumoniae_ (PSSP)……27
Peptococcus 属……44
　P. niger……44
Peptoniphilus asalcharolyticus……40
Peptostreptococcus 属……**40**,18
　_P. anaerobius_*……**40**,43,44
　P. asaccharolyticus……40,42,43,44
　P. hydrogenalis……40
　P. lacrimalis……40
　P. lactolyticus……40
　_P. magnus_*……**40**,41,42,43
　_P. micros_*……**40**,42,43
　P. morbillorum……19
　_P. prevotii_*……**40**,42,43,44
　P. tetradius……40
　P. vaginalis……40
phosphatase……204
phospholipase……176
phospholipase A……227,230
PIA……9
pinta……249
Plesiomonas 属……146
　P. shigelloides……146
pneumolysin……26
polysaccharide surface antigen (PS/A)……9
Pontiac fever……204
porin(Por)……49
Porphyromonas 属……226,230
　_P. asaccharolytica_*……226
　P. bivia……230

P. buccae ……230
P. denticola ……230
P. disiens ……230
*P. endodontalis** ……226
P. gingivalis** ……185, **226**, 235s
P. loescheïi ……230
P. macacae ……226
P. oralis ……230
P. oris ……230
P. zoogleoformans ……230
PPLO* ……275t
Prevotella 属 ……228
P. bivia ……228
P. buccalis ……229t
P. corporis ……229t
P. dentalis ……229t
P. enoeca ……229t
P. heparinolytica ……229t
P. intermedia** ……226, **228**
P. melaninogenica**
……41, 104, 225, **228**, 235s
P. nigrescens ……229t
P. oulorum ……229t
P. pallens ……229t
P. tannerae ……229t
P. veroralis ……229t
progressive paralysis ……249
Propionibacterium 属 ……111
*P. acnes** ……111, 114s
P. avidum ……111
P. granulosum ……111
protease ……96, 173, 204, 228, 231
protective antigen (PA) ……66
Proteus 属 ……136
P. mirabilis* ……**136**
P. morganii ……137
P. penneri ……136
P. rettgeri ……137
P. spp. ……143s
P. vulgaris ……136
Providencia 属 ……137
P. rettgeri ……137
P. stuartii ……137
Prowazek 小体 ……255
Pseudomonas 属 ……175
P. aeruginosa** ……**175**, 182s
P. alcaligenes ……175t
P. cepacia ……169
P. chlororaphis ……175t
P. fluorescens ……179
P. luteola ……175t
P. mallei ……172
P. mendocina ……175t
P. oryzihabitans ……175t
P. pertucinogena ……175t
P. pseudoalcaligenes ……179
P. pseudomallei ……171
P. putida ……179
P. stutzeri ……179
pyrazinamide (PZA) ……83

Q

Q 熱 ……**263**

R

R. typhi ……269
Reiter 症候群 ……141, 280
reticulate body (RB) ……255
Rickettsia 属 ……268
R. felis ……270
*R. japonica** ……268, 272s
R. prowazekii ……268, 272s
R. sennetsu ……264
R. tsutsugamushi ……266
rifampicin (RFP) ……83, 86
Ritter 病 ……5, 7
Rochalimaea 属 ……186

S

Salmonella 属 ……126
S. Choleraesuis* ……127
S. Dublin ……129
S. enterica ……126
S. Enteritidis** ……127
S. Enteritidis etc. ……143s
S. Paratyphi A* ……127
S. Typhi ……126, 143s
S. Typhimurum** ……127
Schuffner-Mochtar 法 ……244
serine dehydratase ……41
Serratia 属 ……135
S. liquefaciens ……135
S. marcescens* ……**135**, 143s
S. odorifera ……135
S. rubidaeae ……135
Shiga-like toxin-producing *E. coli* (STEC) ……120

Shiga-like toxin(SLT 2 と SLT 1) ……120
Shigella 属 ……121, 143s
S. boydii*[*] ……**123**
S. dysenteriae*[*] ……**123**
S. dysenteriae **type** 1 ……124
S. flexneri*[**] ……**123**
S. sonnei*[**] ……**123**, 146
Spirillum minus*[*] ……214, **249**, 251s
spontaneous peritonitis ……17
staphylococcal scalded skin syndrome (SSSS) ……5, 7
***Staphylococcus* 属** ……3
S. aureus*[**] ……**4**, 38s
S. auricularis ……4t
S. capitis ……4t
S. caprae ……4t
S. cohnii ……4t
S. epidermidis*[**] ……**9**, 38s, 41
S. haemolyticus ……4t, 9
S. hominis ……4t
S. hyicus[*] ……4t
S. intermedius[*] ……4t
S. intermedius group ……38s
S. lugdunensis ……4t, 9
S. pasteuri ……4t
S. saccharolyticus ……4t
S. saprophyticus ……4t, 12
S. schleiferi ……4t, 9
S. simulans ……4t
S. warneri ……4t
S. xylosus ……4t
Stenotrophomonas 属 ……179
S. maltophilia*[*] ……**179**
Streptobacillus moniliformis ……214, 249
streptococcal pyrogenic exotoxin (SPE) ……22
streptococcal toxic shock like syndrome (TSLS) ……22
Streptococcus 属 ……41
Streptococcus ……**19**
S. agalactiae[*] ……23, 38s
S. anginosus ……29
S. constellatus ……29
S. cricetus ……34t
S. crista ……34t
S. gordonii ……34
S. intermedius ……29
S. intermedius group[*] ……19, 29
S. milleri group ……29
S. mitior ……34t
S. mitis ……34
S. mitis group ……33
S. morbillorum ……19
S. mutans ……34
S. mutans group ……33
S. oralis ……34
S. parasanguis ……34t
S. pneumoniae*[**] ……**26**, 38s, 56, 57, 79, 158, 201, 204
S. pyogenes*[**] ……6, **21**, 38s
S. rattus ……34t
S. salivarius ……34
S. salivarius group ……33
S. sanguis ……34
S. sanguis group ……33
S. sobrinus ……34t
S. thermophilus ……34t
S. vesibularis ……34t
streptokinase ……22
streptolysin O ……22
streptomycin(SM) ……83, 139, 142, 200
succinic acid ……221
sulbactam ……168
superantigen ……5, 6, 21, 22
superoxide dismutase ……211, 220
surface(S)-layer protein ……208
Sutterella wadsworthensis ……234
S 繊毛 ……122

T

tabes dorsalis ……248
TDH-related hemolysin(TRH) ……151
teicoplanin ……8
tetanospasmin ……100
thermostable direct hemolysin (TDH) ……151
thrombotic thrombocytopenic purpura(TTP) ……121
toxic shock syndrome toxin-1 (TSST-1) ……5
toxic shock syndrome (TSS) ……6
Toxin A ……94
Toxin B ……94
trench fever ……191
Treponema 属 ……246
T. carateum ……249
T. pallidum*[**] ……**247**, 251s

T. pallidum ssp. *endemicum*……249
T. pallidum ssp. *pertenue*………249
TWAR agent……………………………255

U

Ureaplasma 属……………………………279
U. urealyticum…………278,279,281s
urease…………………………12,136,211

V

vancomycin……………8,12,18,29,95
vancomycin-resistant enterococci (VRE)………………………………18
Veillonella 属…………………………41,59
V. dispar…………………………………59
V. parvula………………………………59
Vero toxin-producing *E. coli* (VTEC)………………………………120
Vero toxin(VT 2 と VT 1)…………121
verruga peruana………………………190
Vibrio 属…………………………………148
V. alginolyticus…………………………153
V. carchariae…………………………148t
V. cholerae*…………………**148**,154s
V. cincinnatiensis……………………148t
V. damsela……………………………148t
V. fluvialis……………………………153
V. furnissii……………………………148t
V. hollisae……………………………153
V. metschnikovii……………………148t
V. mimicus……………………………153
V. parahaemolyticus** ·**151**,154s
V. vulnificus*……………………**152**,154s
viridans streptococci*……………33,38s
Vi 抗原……………………………………128
V・W 抗原……………………139,140,142

W

Warthin-Starry 染色…………………187
Waterhouse-Friderichsen 症候群…53
Weil 病……………………………………243
Wolinella recta………………………206t

X

Xanthomonas maltophilia…………179

Y

yaws………………………………………249
Yersinia 属……………………………138
Y. enterocolitica*…………**140**,143s
Y. pestis*…………………………**138**,143s
Y. pseudotuberculosis………………141

和文索引

あ

アカツツガムシ……………………………267
秋疫…………………………………245,246
——A………………………………………245
——B………………………………………246
——C………………………………………246
アルギン酸…………………………………176
悪臭…………………………………198,222
悪性外耳炎…………………………………177
悪性腫瘍……………………………………99

い

イチゴ腫……………………………………249
インフルエンザ菌……………………156
インフルエンザ様…………………………263
医原性感染症……………………………9,135
胃 MALT リンパ腫………………………212
胃・十二指腸潰瘍…………………………212
胃癌…………………………………………212
胃腸炎………………………………………128
異型肺炎型…………………………………258
硫黄顆粒……………………………………104
犬……………………………………………246
院内感染
黄色ブドウ球菌……………………………4
腸球菌属………………………………14,16
Moraxella catarrhalis………………………55
セレウス菌…………………………………68
clostridium difficile………………………94
Citrobacter 属……………………………131
Serratia 属…………………………………135
Achromobacter 属…………………………164
Burkholderia 属……………………………170
緑膿菌……………………………………176,178
Stenotrophomonas 属……………………180
院内集団発生………………………………17
院内肺炎……………………………………167

院内発症……146,204

う

ヴァンコマイシン耐性腸球菌……18
齲歯……35

え

壊死性気管支肺炎……176
壊死性菌膜炎
　黄色ブドウ球菌……6
　化膿性連鎖球菌……22
　Bacteroides fragilis 群……223
　Fusobacterium 属……233
壊疽性膿瘡……177

お

オウム病……257
オロヤ熱……190
黄色ブドウ球菌……4,98,123
黄疸出血性レプトスピラ……243
温泉……204

か

ガス壊疽……97
カテーテル
　表皮ブドウ球菌……9
　尿路感染症……16,178
　Enterobacter 属……134
　尿路カテーテル……137,180
　Achromobacter xylosoxidans ssp……165
　中心静脈カテーテル……166
　Stenotrophomonas maltophilia……180
化膿連鎖球菌……21
仮性結核菌……141
芽胞
　炭疽菌……65
　セレウス菌……68
　ボツリヌス菌……91
　Clostridium difficile……93
　Clostridium perfringens……95
　破傷風菌……99
　Coxiella burnetii……263
回帰熱……242
開口障害……67,100
潰瘍リンパ節型……200
外耳炎……177
角膜炎……177
拡散付着性大腸菌……122
関節炎……202,257
眼感染症……69
眼内炎……11,177

き

気管細胞毒素……192
気管支炎……277
基本小体……255
偽膜……73
偽膜性大腸炎……93
急性糸球体腎炎……23
急性中耳炎……27
急性副鼻腔炎……27,32
急性膀胱炎……12
急性リウマチ熱……23
胸骨骨髄炎……11
莢膜
　黄色ブドウ球菌……5
　化膿性連鎖球菌……21
　肺炎連鎖球菌……26
　Streptococcus intermedius Group……30
　髄膜炎菌……50,51
　炭疽菌……65
　枯草菌……69
　clostridium perfringens……95
　Klebsiella 属……132
　Enterobacter 属……133
　Vibrio vulnificus……152
　インフルエンザ菌……56
　Pasteurella multocida ssp.……160
　Acinetobacter 属……166
　Burkholderia pseudomallei……171
　Calymmatobacterium granulomatis……213
　Bacteroides pragilis 以外……224
　Porphyromonas 属……227
　Prevotella 属……230
莢膜多糖体……219
鏡熱……266
菌塊……104
菌血症
　表皮ブドウ球菌……10
　腸球菌属……16
　化膿連鎖球菌……23
　Streptococcus agalactiae……25
　肺炎連鎖球菌……27
　Streptococcus intermedius Group……31
　Peptostreptococcus 属……42
　髄膜炎菌……52
　Listeria monocytogenes……79

Clostridium difficile……95
Clostridium septicum……99
大腸菌……122
サルモネラ属……129
インフルエンザ菌……157
Achromobacter xylosoxidans ssp.
……165
Acinetobacter 属……167
Burkholderia 属……170
緑膿菌……177
Stenotrophomonas maltophilia……180
Kingella kingae……202
Bacteroides fragilis……222
Bacteroides fragilis 群以外……225

く

クラミジア封入体……255

け

劇症型A群連鎖球菌感染症……22
劇症型髄膜炎菌菌血症……53
血液培養時の（最もありふれた）汚染菌……10
血栓性血小板減少性紫斑病……121
結核菌……**81**,89s
結節性紅斑……141
犬咬傷……231

こ

コアグラーゼ……4
コアグラーゼ陰性……12
——ブドウ球菌……9
コレラ菌……**148**
コレラ毒素……150
コロモジラミ……269
コンタクトレンズ……177,181
ゴム腫……248
古典型(アジア型)……149
古典型恙虫病……267
枯草菌……69
誤嚥性肺炎……32,36,43,233
好塩性……148,151
抗酸性……81
抗生物質起因性大腸炎……93
抗緑膿菌薬……178
肛門・直腸周囲膿瘍……223
喉頭蓋炎……157
硬性下疳……248
黒色壊死性痂皮……67
黒色色素……227,230
骨・関節感染症……7
骨髄炎……59

さ

サルコイドーシス……257
刺し口……267,271
細菌性血管腫症……189
細菌性赤痢……124
細菌性腟症……76,111,278,279
細胞毒素……94
細胞内寄生菌
Listeria monocytogenes……78
結核菌……82
らい菌……85
サルモネラ属……127
ペスト菌……138
Brucella 属……193
野兎病菌……199
Legionella 属……203
Calymmatobacterium granulomatis
……213
Orientia tsutsugamushi……266
Rickettsia 属……268
常在菌叢……285
細胞内増殖性……203
在郷軍人病……205
作州熱……245
産道感染……258
塹壕熱……191

し

シュルツェ・マダニ……240
シラミ……189,191,241,242
ジフテリア菌……**72**,89s
ジフテリア毒素……73,176
子宮外妊娠……258
子宮頸管炎……278,279
志賀菌……124
志賀毒素……124
志賀様毒素……120
——産生大腸菌……120
歯周病……185,196,226,228
歯性感染症……233
歯性膿瘍……42
自己免疫疾患*……259s
若年性歯周病……196
秋季レプトスピラ症……245
集団食中毒……207

集団発生……………………120,145,147
循環式プール…………………………204
消毒剤に耐性………………164,169,180
猩紅熱……………………………………22
常在菌叢………………………………283
静脈内カテーテル感染…………………10
食事性ボツリヌス症……………………92
食中毒
黄色ブドウ球菌…………………………8
セレウス菌……………………………68
Listeria monocytogenes……………79
Clostridium perfringens……………98
サルモネラ属…………………………127
Plesiomonas 属………………………147
腸炎ヴィブリオ………………………151
その他の Vibrio 属……………………153
褥瘡潰瘍や糖尿病性潰瘍の感染……223
心筋炎……………………………………73
心毒性…………………………………151
心内膜炎…………………………………17
表皮ブドウ球菌…………………………10
Abiotrophia 属…………………………13
腸球菌属…………………………………17
Gemella 属………………………………19
Streptococcus agalactiae……………25
緑色連鎖球菌群…………………………35
Peptostreptococcus 属…………………42
その他の *Haemophilus* 属……………159
緑膿菌…………………………………177
Actinobacillus actinomycetemcomitans……………185
Capnocytophaga ochracea, C. sputigena, C. gingivalis……………196
Kingella Kingae………………………202
Campylobacter 属……………………209
Cardiobacterium hominis……………214
Fusobacterium 属……………………233
心病変…………………………………241
神経障害…………………………………73
神経毒素…………………………………92
神経病変………………………………241
進行性麻痺……………………………248
新型恙虫病……………………………267
新キノロン系薬………………205,278
新生児クラミジア肺炎………………258
新マクロライド系薬…………………205
人工血管の感染…………………………11
人工呼吸器……………………167,176
人工弁の IE………………………………10
人咬傷…………………………228,231
人獣共通感染症
炭疽菌……………………………………66
Listeria monocytogenes……………78
ペスト菌………………………………138
仮性結核菌……………………………141
Brucella 属……………………………193
野兎病菌………………………………200
Leptospira 属…………………………244
Chlamydia 属…………………………256
Coxiella burnetii……………………263
Rickettsia 属…………………………270
腎結核……………………………………83

す

スーパー抗原………………………………6
髄膜炎
黄色ブドウ球菌…………………………7
B 群連鎖球菌……………………………25
肺炎連鎖球菌……………………………27
髄膜炎菌…………………………………51
炭疽菌……………………………………67
Listeria monocytogenes……………79
大腸菌…………………………………122
インフルエンザ菌……………………157
Chryseobacterium 属………………174
緑膿菌…………………………………177
髄膜炎菌…………………………50, 202
髄膜脳炎…………………………79,209

せ

セレウス菌………………………………68
生物兵器…………………66,138,194
性感染症………………………247,258
性病性リンパ肉芽腫…………………258
赤痢菌属………………………………123
脊髄癆…………………………………248
赤血球凝集素…………………………192
先天梅毒………………………………247
腺熱リケッチア症……………………265
腺ペスト………………………………139
繊毛
淋菌………………………………………48
髄膜炎菌…………………………………51
Moraxella catarrhalis………………56
放線菌属………………………………103
大腸菌…………………………………122
コレラ菌………………………………150
インフルエンザ菌……………………157

その他の *Haemophilus* 属………160
緑膿菌……………………………………176
Bacteroides fragilis ………………219
Bacteroides fragilis 以外…………224
Porphyromonas 属…………………227
Prevotella 属…………………………230
全身性強直性痙攣……………………100
全身性破傷風…………………………100
喘息……………………………………257

そ

鼠咬傷………………………………214,249
鼠毒……………………………………249
増殖環…………………………………255
粟粒結核………………………………83

た

タテツツガムシ………………………267
ダッカ液………………………………150
ダニ……189,191,199,240,241,242,265
多剤耐性………………………………16
多剤耐性株……………………………12
多発関節炎……………………………141
太鼓ばち状……………………………99
耐熱性溶血毒…………………………151
胎児死亡………………………………79
胎児敗血症性肉芽腫症………………79
大腸菌…………………………41,98,**118**
大動脈瘤………………………………248
丹毒……………………………………22
炭疽……………………………………66
炭疽菌……………………………**65**,89s

ち

地中海熱………………………………193
中咽頭炭疽……………………………67
中間体…………………………………255
中耳炎………………………………56,158
虫垂炎様症候群………………………140
腸炎……………………………132,140,208
腸管外病原株…………………122,143s
腸管凝集付着性大腸菌………122,143s
腸管出血性大腸菌……………120,143s
腸管術後の感染症……………………223
腸管組織侵入性大腸菌………122,143s
腸管毒素………………5,94,96,122,140
腸管病原性大腸菌……………………143s
腸管病原性大腸菌(狭義)……………122
腸球菌…………………………………41
腸結核…………………………………83
腸炭疽…………………………………67
腸チフス………………………………128
腸炎ヴィブリオ…………………………**151**
腸球菌属…………………………………**14**
腸内細菌科…………………………59,117

つ

恙虫病…………………………………267

て

テトラサイクリン系薬
Vibrio vulnificus……………………153
オロヤ熱およびペルー疣……………190
Chlamydia 属………………………258
Orientia tsutsugamushi……………268
Rickettsia 属………………………271
Mycoplasma pneumoniae…………278
Ureaplasma 属………………………280
鉄………………………………………78
鉄過剰状態……………………………152

と

トラコーマ……………………………258
東洋紅斑熱……………………………271
等張性脱水……………………………150
頭部破傷風……………………………100
動脈硬化症……………………………257
毒素原性大腸菌…………119,143s,150
毒素性ショック症候群………………6
——毒素………………………………5

な

内因感染症……………………………231
内視鏡…………………………………211
内臓型…………………………………200
七日熱…………………………………246
軟性下疳………………………………159
——菌…………………………………159
軟部組織感染症………………………146

に

24 時間風呂……………………………204
ニキビ…………………………………112
ニューキノロン系薬…………………129
日本紅斑熱……………………………270
乳酸リンゲル…………………………150
乳児ボツリヌス症……………………92
尿中 *Legionella* 抗原………………205

尿路感染症……16,122

ね

猫ひっかき病……187
鼠……244
熱ショック蛋白……211

の

ノミ……138,187,189,269
脳脊髄液シャント感染……11
脳膿瘍……32,42
膿胸
　黄色ブドウ球菌……7
　Streptococcus intermedius Group……31
　Peptostreptococcus 属……43
　Pasteurella multocida ssp.
　　multocida……161
　Fusobacterium 属……233

は

ハンセン病……86
バイオフィルム……9
バラ疹……248
パラチフス……128
波佐見熱……245
波状熱……193
破傷風菌……99
破傷風毒素……100
肺・胸膜の感染症……231
肺炎
　黄色ブドウ球菌……7
　B 群連鎖球菌……25
　肺炎連鎖球菌……27
　Moraxella 属……56
　大腸菌……122
　Klebsiella 属……132
　インフルエンザ菌……157,158
　Pasteurella multocida ssp.……161
　緑膿菌……176
　Stenotrophomonas 属……180
　Chlamydia 属……257
　Mycoplasma pneumoniae……277
肺炎桿菌……131
肺炎連鎖球菌……26
肺結核……83
肺炭疽……67
肺膿瘍……32,43,233
肺ペスト……139
敗血症……96,146,152,196
　——型……258
梅毒……247
培養陰性の心内膜炎……14,264
白内障の手術後……11
発疹チフス……268
発疹熱……269
発熱毒素……22

ひ

ピンタ……249
日向熱……266
日和見感染症
　Enterobacter 属……133
　Serratia 属……135
　エロモナス属……145
　Acinetobacter 属……167
　緑膿菌……176
　Stenotrophomonas 属……179
皮膚・軟部組織感染症……161
皮膚壊死毒素……192
皮膚筋炎……257
皮膚炭疽……66
皮膚剝脱毒……5
非 O 1 型コレラ菌(non-O 1)……148
非結核性抗酸菌……84
非定型抗酸菌……84
非淋菌性尿道炎……258,278,279
鼻疽……172
百日咳菌……191
百日咳毒素……192
表皮ブドウ球菌……9

ふ

フトゲツツガムシ……267
フランベジア……249
ブドウ球菌性熱傷様皮膚症候群……5
ブドウ球菌性皮膚剝脱症候群……7
ブドウ球菌属……3
ブラジル紫斑熱……158
不妊……258
付着因子……30
付着性……170,180
封入体結膜炎……258
副鼻腔炎……56,158
腹膜炎……11,17
複雑性尿路感染症……132,137,178
腹腔内感染症
　Streptococcus intermedius Group……31
　Peptostreptococcus 属……43

大腸菌……122
Bacteroides fragilis……221
Bacteroides fragilis 以外……224
Prevotella 属……231

へ

ペニシリンG
黄色ブドウ球菌……8
Abiotrophia 属……14
腸球菌属……18
化膿連鎖球菌……23
Streptococcus agalactiae……26
肺炎連鎖球菌……27
髄膜炎菌……53
炭疽菌……67
ジフテリア菌……73
ボツリヌス菌……92
Clostridium perfringens……98
破傷風菌……101
放線菌属……104
Lactobacillus 属……110
Streptobacillus moniliformis……215
その他の *Treponema* 属……249
Spirillum 属……250
ベロ毒素……121
——産生大腸菌……120
ベンガル型コレラ……149
ペスト菌……138
ペルー疣……190
扁桃周囲膿瘍……32, 42, 233
扁平コンジローマ……248
偏性細胞内寄生菌……255, 263, 264
鞭毛……136

ほ

ボツリヌス菌……91
ポンティアック熱……204
放線菌症……102, 112
放線菌属……102
蜂巣炎
黄色ブドウ球菌……6
化膿連鎖球菌……22
Vibrio vulnificus……153
インフルエンザ菌……157
Stenotrophomonas 属……181
Bacteroides fragilis……223
Fusobacterium 属……233
紡錘菌……232

ま

マクロライド系薬
猫ひっかき病……188
細菌性血管腫症……189
Chlamydia 属……258
Mycoplasma pneumoniae……278
マダニ……271
慢性下気道感染症……177
慢性関節炎……241
慢性歯周病……42
慢性中耳炎……42
慢性副鼻腔炎……42

む

無痛性横痃……248

め

メチシリン感性黄色ブドウ球菌……6
メチシリン耐性黄色ブドウ球菌……4

も

毛巣嚢洞膿瘍……223
網様体……255

や

ヤマト・マダニ……240
野兎病菌……199

ゆ

輸血梅毒……248
遊走性紅斑……241

よ

ヨーグルト……110
用水熱……246
溶血性尿毒症性症候群(HUS) 120, 145

ら

らい……86
らい菌……85, 89s

り

リケッチア痘瘡……271
リポ多糖体……51, 59, 192, 194, 207
リンパ節型……200
リンパ節結核……83
流行性脳脊髄膜炎……52
旅行者の下痢症……122

緑色連鎖球菌群……………………………33
緑膿菌……………………………**175**, 180
淋菌………………………………**47**, 258
淋疾……………………………………**49**

る

類鼻疽…………………………………171

れ

レジオネラ肺炎…………………………205
レプトスピラ症…………………………243
連鎖球菌性毒素性ショック様症候群22
連鎖球菌属……………………………**19**

■著者略歴　中村　功（なかむら　いさお）

1959 年：長崎大学医学部卒業
1960 年：長崎大学医学部第 2 内科入局
1964 年：長崎大学大学院医学研究科（細菌学教室）修了：医学博士
1966 年：長崎大学医学部附属病院中央検査部細菌・血清検査室主任；助手→講師
1968 年：山口県立中央病院内科部長
2000 年：山口県立中央病院定年退職→非常勤、富山医科薬科大学医学部非常勤講師
2001 年：山口県職員診療所所長

学会役員（*前）
評 議 員：日本内科学会*、日本感染症学会、日本化学療法学会
日本臨床微生物学会、日本人間ドック学会
功労会員：日本臨床検査学会
運営委員：日本嫌気性菌感染症研究会

共著著書
最新内科学大系（中山書店）、内科学書　第 4〜6 版（中山書店）
今日の診断指針　第 4、5 版（医学書院）など 45 冊

臨床細菌学ガイド―合理的な化学療法のために
ISBN4-8159-1660-8 C3047

平成 15 年 4 月 1 日　第 1 版発　行

著　者 ―――― 中　村　功
発行者 ―――― 松　浦　三　男
印刷所 ―――― 三報社印刷株式会社
発行所 ―――― 株式会社 永　井　書　店
〒553-0003 大阪市福島区福島 8 丁目 21 番 15 号
電話(06)6452-1881(代表)/Fax(06)6452-1882
東京店
〒101-0062 東京都千代田区神田駿河台 2-4
電話(03)3291-9717(代表)/Fax(03)3291-9710

Printed in Japan